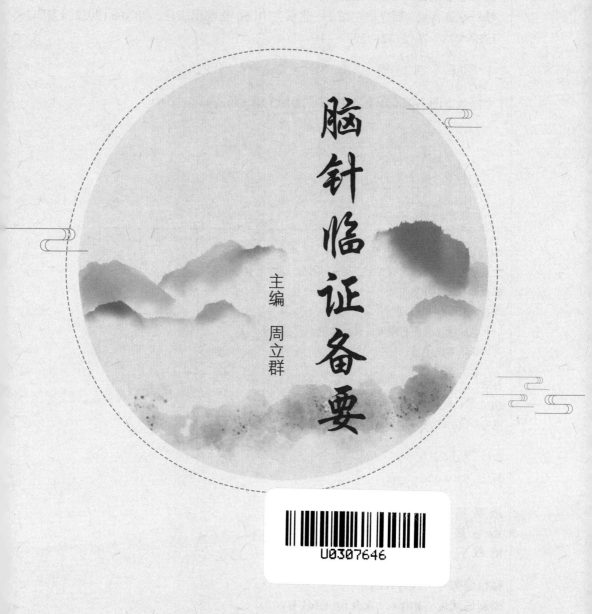

脑针临证备要

主编 周立群

中国中医药出版社

·北京·

图书在版编目（CIP）数据

脑针临证备要 / 周立群主编 . —北京：中国中医药出版社，2020.6（2022.4重印）

ISBN 978 - 7 - 5132 - 5907 - 1

Ⅰ.①脑… Ⅱ.①周… Ⅲ.①针灸疗法 Ⅳ.① R245

中国版本图书馆 CIP 数据核字（2019）第 270728 号

中国中医药出版社出版

北京经济技术开发区科创十三街 31 号院二区 8 号楼

邮政编码 100176

传真 010-64405721

河北省武强县画业有限责任公司印刷

各地新华书店经销

开本 710×1000 1/16 印张 14.25 字数 231 千字

2020 年 6 月第 1 版 2022 年 4 月第 3 次印刷

书号 ISBN 978 - 7 - 5132 - 5907 - 1

定价 58.00 元

网址 www.cptcm.com

服 务 热 线 010-64405510

购 书 热 线 010-89535836

维 权 打 假 010-64405753

微信服务号 zgzyycbs

微商城网址 https：//kdt.im/LIdUGr

官 方 微 博 http：//e.weibo.com/cptcm

天猫旗舰店网址 https：//zgzyycbs.tmall.com

如有印装质量问题请与本社出版部联系（010-64405510）

版权专有 侵权必究

《脑针临证备要》编委会

主　审：宫长祥

主　编：周立群

副主编：刘立安　郍　丽

编　委：（按姓氏笔画排序）

于爱兰　王一战　刘立安　刘贵江　李　霞

郍　丽　张宗旺　周　钰　周立群　赵学印

宫娜娜　郭　妍　梁成名

宫氏脑针发明人简介

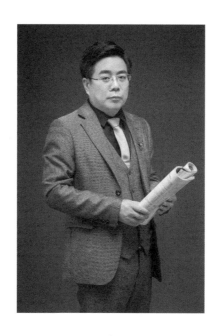

  宫长祥，汉族，山东济南人，生于1965年，毕业于原山东中西医结合大学，2011年9月获得中华人民共和国医师资格证书和执业证书。曾任济南市按摩医院业务副院长，兼任中国中医药研究促进会软组织疼痛分会委员。宫长祥是济南市天桥区十大拔尖人才，山东省最早开展臭氧、射频、等离子等微创技术治疗者之一。特别是其独创宫氏脑针神经调衡理论和宫氏脑针疗法，在长期临床实践中，治愈了无数投医无门的疑难病患者，成为享誉国内外的脑针医家。宫长祥系宫氏脑针医学理论和宫氏脑针疗法发明人，国家中医药管理局高新适宜技术首席推广人，现任中国中医药信息学会宫氏脑针分会终身名誉会长。

前　言

　　脑针疗法由宫长祥院长创立，北京中医药大学周立群教授命名，已经列入国家中医药管理局高新适宜技术推广项目，并写入全国高等中医药教育教材《针刀刀法手法学》。脑针疗法以其安全性、实效性而著称，在全国范围内推广，受益者已达 30 余万人。

　　传统针刺主要着眼于肢体刺激，而脑针疗法则独创性地把着眼点转到中枢调控方面，为中医治疗开辟了新思路，并在临床应用中取得了良好疗效，积累了丰富经验。北京中医药大学已牵头完成了"脑针治疗脑瘫临床疗效观察"课题，疗效确切，并以此为先导确立了脑针治疗优势病种群，有关自闭症、3 年以上脑卒中、重度哮喘等疾病的临床研究正在进一步展开。2019 年 8 月成立了中国中医药信息学会宫氏脑针分会，对脑针学术体系进行了初步总结，可以说脑针理论从临床角度挖掘了《素问》骨空体系及督脉理论，并探索了中医传统理论与西医神经、体液调节理论体系间的贯通。

　　随着脑针理论体系的建立、发展和临床实践，积累了大量的临床效案。本书选取全国各层次脑针学习及实践者的精彩案例，有较好的重复及实践性，可直接指导再临床。效案内容上着重选取发病率高、治疗有一定难度的病种，如 3 年以上脑卒中、脑瘫、自闭症、哮喘等，并报道部分疑难杂症，且兼顾传统的肢体痛症及内外妇儿常见病。所收病案在遵循基本病案书写原则下，尽量保持病案表达的原汁原味，以贴近读者。

本书可以作为广大脑针实践者摸索脑针门径的临诊手边书，也可以供相关临床科室医师的诊治参考，更可以为医学院校学生及广大医学爱好者学习脑针提供实践参照资料。

编　者

2020 年 1 月

目　录

第一章 脑针创立过程

——思考与发现

（宫长祥 述）

痴迷技术效难寻，众说纷纭无定论

我是一名普通的治疗颈肩腰腿痛为主的临床大夫。在 20 多年前，当我刚刚进入临床的时候，发现颈肩腰腿痛患者非常多，治疗需求很大，很有发展前途，于是我决定向这个方向发展。当时针刀技术刚刚开始培训，1997 年我报了针刀初级班，从此我开始了治疗颈肩腰腿痛的研究和探索。岂知此事下决心容易而坚持难，好在我二十年如一日地坚持下来了，其中的磕磕绊绊和酸甜苦辣只有自己才知道。

在我刚学针刀的时候，了解到四大基本理论即闭合性手术理论、慢性软组织损伤的病因学理论、骨质增生新的病因病理学理论、经络实质的学说。关于颈肩腰腿痛的其他病因学说还有颈、腰椎的椎间盘突出压迫或刺激神经根和软组织的无菌性炎症等。当然中医也有自己的诊断，如肾虚、血瘀、风寒暑湿燥火引起的经络不通等。在那个时代占主导地位的病因理论是颈、腰椎间盘的突出及颈、腰椎的骨质增生，还有四肢关节的骨质增生。治疗手段大多是以上述理论为指导，有传统的，有现代的，也有家传的，还有根据理论创新的，可以说各种治疗方法及技术百家争鸣，百花齐放。当时刚刚进入治疗颈肩腰腿痛领域的我，一没有家传，二没有现代化治疗条件，只有潜心学习各种容易实现的治疗技术。诚如古人所说：千方易得，一效难求。从此我走上了寻觅及学习各种治疗技术的漫漫长路。为什么说是漫漫长路？下面就简单介绍一下我的成长和探索过程。

1997 年我学习完针刀后，由于当时处于崇拜针刀的兴奋中，所以满腔热情地投入到了临床实践。热情归热情，现实就是现实，刚刚上手治疗的几个患者相继以失败告终，这个打击是巨大的，为什么没有效果呢？分析原因：第一，怀疑是自身技术问题，由于自己刚刚学习，对技术的掌握肯定存在问题；第二，对治疗部位的解剖结构不熟悉，所以可能操作不到位。于是我开始深入学习解剖学，同时仔细地研究操作技巧。经过一段时间的努力，解剖和操作基本没问题了，但疗效并没有明显提高。为了尽快提高治疗效果，接着我又学习了神经阻滞、封闭。同时为了解除肌肉痉挛，消除软组织的无菌性炎症，我引进了电脑中频、半导体激光、红光照射、腰椎牵引床、颈椎牵引椅等物理治疗设备。在20世纪90年代，针刀配合以上的物理治疗可以说是相当先进了，临床效果也有了一定的提高，但随着患者的增多，疗效不好或失败病例也越来越多，这使我不得不从病因上进行认真思考。因为当时主流的颈肩腰腿痛的病因学说是椎间盘突出，所以我的思考焦点都集中到了怎样使椎间盘复位的问题上。那时比较高端的仪器是电脑控制的三维正脊仪，号称3秒钟能使突出的椎间盘复位，当然设备价格也相当高，1台10万元。当时我想，只要能使突出的椎间盘复位，此类患者人群很大，不愁收不回成本。于是我就毫不犹豫地贷款购买了此设备。但很快我的幻想就破灭了，通过对椎间盘结构的学习，我终于认识到椎间盘突出的髓核是不会再回去的，也就是说椎间盘复位是不可能的。那么问题来了，既然突出的椎间盘不能复位，有椎间盘突出的颈肩腰腿痛患者就应该永远好不了，永远痛下去才对。可事实并不是这样，有些明确诊断为腰椎间盘突出的人不一定有腰腿痛症状，有的虽有腰腿痛症状但不经任何治疗也可以使症状消失，这些现象用椎间盘突出理论是无法解释的。

　　随着时间的推移，我逐渐接触到了关于椎间盘病变后引起颈肩腰腿痛的其他说法。椎间盘病变后不仅是神经受压引起颈肩腰腿痛，椎间盘只要纤维环破裂，在影像上没有髓核的突出也可引起疼痛，这叫椎间盘源性疼痛，所以说椎间盘病变引起的颈肩腰腿痛的机制还是相当复杂的。为了解决这个病因问题，2002年我又引进了臭氧消融和低温等离子，在C臂X线的引导下做椎间盘的髓核消融术，这种微创介入治疗在当时我是应用得比较早的，直到现在很多医院还作为治疗亮点来宣传。从2002年到2012年，共10年的时间，我以做微创治疗为主，以针刀、银质针及康复理疗为辅。自从引进了臭氧消融低温等离子，我治疗颈肩腰腿痛的水平可以说达到了当时的较高水平，即使是现在也应该是比较先进的。当我 2002 年就站在了治疗颈肩腰腿痛技术高点的时候，我认为大部分的腰腿疼痛类疾病应该都能解决了，可接下来的事实告诉我，事情没有想得那么简单，仍然有很多诊断明确的适应证并没有像预想的那样手到病除，有的虽有效但效微，有的根本无效甚或加重。这些现象促使我开始对理论问题进行思考，开始对以往的治疗只关注技术而忽视理论的情况进行反思，没有好的治疗效果，以前只认为是技术的问题，现在静下心来想一想，并非这么简单。

技术服从于理念，理念决定成败

人生 10 年不长也不短。我在这 10 年临床微创治疗颈肩腰腿痛的过程中，既有成功的喜悦，也有失败的沮丧。喜悦也罢，沮丧也罢，这些都是我成长的代价。正是因为这 10 年的微创治疗经历，我几乎每日都在 C 臂 X 线下进行椎间盘的穿刺操作，对脊柱的椎体、关节突及椎间盘的解剖可以说了然于心，针对椎间盘的各种指向性治疗可以精确到位，故对治疗后的疗效不理想就不再怀疑技术的问题，而是开始质疑治疗的合理性问题。在思想转变的过程中总是存在着几个关键的节点。

正当我在困惑中思考颈肩腰腿痛病因问题的时候，我相继阅读了几本很有思想的书，其中有宣蛰人著的《宣蛰人软组织外科学》、颜质灿的《慢性疼痛症的颜氏治疗法》、钟士镇主编的《脊柱外科临床解剖学》和《大脑可以改变》等。宣蛰人直接否定了椎间盘突出是颈肩腰腿痛的病因，宣氏认为椎管内外软组织的无菌性炎症对神经的刺激是颈肩腰腿痛的主要病因。若属椎管内的问题就归为神经根鞘膜外脂肪的无菌性炎症，若属椎管外的就是神经周围软组织的无菌性炎症。而无菌性炎症产生的原因，宣氏认为是慢性软组织的劳损。颜质灿的观点是神经自身出了问题造成颈肩腰腿痛，他的主要理论依据是"神经支配失调定律"，即"坎农定律"。这两本书承载的两种思想冲进了我的头脑之中，恰在这时，2006 年的一个典型病例彻底动摇了我以前的理念。

典型病例一，纪某，男，62 岁。以腰椎手术后腰骶部剧烈疼痛 2 年就诊。患者 2 年前因腰痛伴右下肢疼痛，并且有典型的间歇性跛行而住入济南某三甲医院。经腰椎 CT 诊断为：① L4/5、L5/S1 椎间盘突出，在 L4/5 平面伴有椎管狭窄；②腰椎退行性改变。患者间歇性跛行的临床表现与影像表现非常相符，所以医院专家建议手术治疗，患者很顺从地接受了手术。此患者病情是典型的手术适应证，按理说术后效果应该非常理想才对，无奈事与愿违，患者术后走进了痛苦的深渊。患者的原始症状没有缓解，在原有症状的基础上又新添了腰骶部固定部位的剧烈疼痛，不能下地走路，在床上不能随意翻身，否则疼痛加重。患者多次找到做手术的专家询问原因，专家分析最有可能的原因是手术后的软组织粘连。患者说既然找到了原因，那给我解除粘连不就好了。但专家告诉他，若用手术的方法解除粘连，还可能产生新的粘连，所以不建议手术松解粘连。患者听闻此种说法，动手术岂不陷入无尽的恶性循环之中，所以患者绝望了，就这样在床上躺了 2 年。2006 年 6 月，患者经人介绍到济南市天桥二院找我寻求微创治疗。因为我以前用微创方法成功治疗过腰椎手术失败的病例，故我答应患者可以用微创试一试，但不能保证疗效。由于患者也没有别的选择，最后决定接受我的微创治疗。我首先给患者做了 L4/5、L5/S1 的椎间盘髓核消融术，然后在 C 臂 X 线的引导下又做了原手术刀口的针刀松解，由于是在影像引导下的针刀松解，所以对关节突关节等部位的松解特别到位。我想这次治疗可以说做到了万无一失，肯定会有好的效果！这次治疗我和患者都充满了信心。但想象归想象，现实还是残酷的，患者治疗后一点效果都没有！唯一欣慰的是没有像上次手术那样增添新的症状。

此例患者的治疗失败，大大地出乎我的意料。从逻辑上分析，诊断没问题；从治疗上说，治疗技术应该更没问题。那么开放性手术和微创治疗都没有效果，原因何在呢？由于受到宣氏和颜氏思想的影响，我考虑到应该还是治疗的理念有问题，也就是说以上两种治疗的合理性是有问题的。患者腰骶部疼痛及间歇性跛行的病因是否就是宣氏所说的椎管内外软组织的无菌性炎症，还是坎农定律所说的神经自身出了问题，即神经支配失调了？当时虽然我还不能分清是宣氏对还是坎农定律对，但我至少认识到了治疗合理性是有问题的。若椎间盘突出、椎管狭窄是该患者的致病原因，那么按这种理念设计的开放性手术及后来的微创治疗应该是有效的，至少不应该是加重。另外，许多人做健康查体时查出有椎间盘突出或合并有椎管狭窄，却没有任何症状，这作何解释？再者，即使是有症状者，其椎间盘的突出程度及椎管狭窄的程度与症状也不成比例；更有甚者，有的腰腿痛患者在症状表现上完全符合腰椎间盘突出症的诊断，但影像学检查并没有椎间盘突出。正是因为这些矛盾现象无法解释，我开始认真研究宣蛰人的软组织外科理论及神经支配失调定律。同样是 2006 年的一个病例，使我的观点更倾向于神经支配失调定律。

典型病例二，刘某，男，64 岁。2006 年 8 月就诊。患者双膝关节疼痛 30 余年，近来腰痛伴双下肢无力就诊。该患者病情比较复杂，30 年前由于双膝关节外伤而从此落下膝痛的毛病。10 年前，曾在济南某三甲医院行右膝关节的胫骨截骨手术以纠正膝关节的力线，试图治愈膝痛，结果患者术后卧床 10 个月膝关节才重新长好，可膝痛依旧，所以左膝关节就没有再做胫骨的截骨手术。后又经过多种方法治疗，最后又去济南某三甲医院疼痛科住院半月无效，从此放弃治疗。患者 2 年前由于双下肢无力、双脚踩棉感，又去上个医院的脊柱外科做了颈椎的开放性手术，仍以失败告终。患者此次找我主要是治疗腰痛的，其他的就放弃治疗了。我与患者充分沟通后，他同意接受腰椎的微创治疗。结果患者治疗后，不但腰痛消失，奇怪的是双膝关节疼痛也消失了，这是患者和我都没有想到的。患者的腰痛治愈可以理解，但他 30 余年的双膝关节疼痛消失是很难理解的。他双膝关节的关节间隙严重变窄，髁间隆突变尖，髌骨严重退化增生，关节内外侧都有严重的退化增生，双膝关节严重变形呈罗圈状，双膝关节常年存在滑膜炎症、关节腔积液，曾经多次穿刺抽过积液。单凭以上这些改变，就现在的主流观点来看非做关节置换不可！我抓住这个意外的收获，仔细进行了分析。第一，患者膝关节的影像学表现应该不是膝痛的病因；第二，患者的膝关节变形也就是说力线不正也不是膝痛的病因（截骨手术的失败就说明这一点）；第三，患者的膝关节滑膜炎及关节腔积液也不是膝痛的原因。腰椎间盘的微创治疗有效，至少说明了膝痛的原因在腰，推而广之，一些慢性的顽固不愈的膝关节疼痛其病因也应该考虑腰椎的问题，进而应该联系到神经。为什么联系到神经？颜氏在论述膝关节疼痛时曾说："膝节疼痛时要检查 L2/3、L3/4、L4/5 的脊神经后内侧支是否敏感。"颜氏认为，神经功能出现失调后，脊神经分节段的前支和后支及后内侧支都可能出现敏感性的变化，即痛觉过敏或超敏。

通过以上的总结，我认识到膝关节的一些退行性改变即骨质增生、半月板损伤、膝关节的变形、滑膜炎及关节腔积液等这些以往认为是膝关节疼痛的主要因素，现在遭到了否定。从此病例开始，我的理念发生了很大的改变，也是从这个病例开始，我治疗膝关节疼痛不再治膝关节局部，虽不能使患者百分百痊愈，但疗效比以往有了很大的提高。正是因为有疗效，我对研究颈肩腰腿痛的病因理论越来越感兴趣，也越来越有信心。我开始涉猎一些有关神经病理性疼痛的知识。在 2010 年，我购买到黄宇光主编的《神经病理性疼痛临床诊疗学》，经过阅读研究，我认识到神经支配失调定律与神经病理性疼痛的理论有相似之处。神经支配失调的结果是神经的敏感性增高；神经病理疼痛的理论认为，神经出现病理性变化后的结果也是周围神经的敏感化和中枢神经的敏感化。而引起神经病理性改变的因素（也可以说神经支配失调的因素）就成了我的研究重点。恰在这时，2010 年的一个病例深化了我对神经支配失调理念的理解。

典型病例三，曾某，男，61 岁。因腰痛伴左下肢疼痛 3 个月入院治疗。患者 3 个月前不明原因出现腰腿疼痛，逐渐加重，遂到济南某三甲医院就诊，经腰椎 CT 检查，诊断为 L4/5、L5/S1 椎间盘突出，L4/5 相应平面椎管狭窄。先住院保守治疗，结果越治越痛。住院近 2 个月，牵引、针灸、封闭及口服消炎镇痛药物等都无济于事，且越来越重，最后医院专家建议手术治疗，患者由于惧怕手术，随后出院回家休息。后经人介绍到天桥二院咨询于我，看用微创方法能否治疗。我经过仔细研究患者的病史及治疗经过，认为可以用微创治疗。于是患者便入院接受了微创治疗。治疗后患者症状几乎消失，对治疗效果非常满意。谁知出院 7 日，患者忽然高热伴腰腿痛加重，又急入院，经查血沉增高，推测是椎间盘炎的问题。随之在 C 臂 X 线的引导下行椎间盘穿刺，结果在椎间盘内抽出了脓性液体，证实为感染性椎间盘炎，于是先做椎间盘冲洗，然后局部用抗生素封闭，接着再静脉滴注大剂量的抗生素抗感染。经过 3 日治疗后，患者体温逐渐恢复正常，腰腿疼痛也有所缓解。经过半个月的治疗，患者病情大大缓解，平躺、翻身没有问题，就是不能在床上跪起及下床，否则疼痛难忍。患者好像看不到希望了，常问我："宫大夫，我下半生是否就在床上度过了？"其实我心里也没底，也非常着急。我已经查过关于椎间盘炎的相关资料，椎间盘炎的最终结果是相邻椎体的融合，这个过程非常漫长，需要 3~5 年的时间，想到这样的结果，我能不着急吗？我无法给患者交待，所以我一边安慰患者，一边积极寻找好的治疗方法。当时没有好的治疗方法供参考，正在我陷入困境的时候，某日晚上闲着没事，我坐在患者床旁与他闲聊，患者忽然对我说："宫大夫，我认为我没有什么大问题了，你看在床上翻身蹬腿都可以，就是不能跪起和下床走路，一定是还有某个地方有病没有找到，若找到了，肯定一治就好。"我听毕感到好笑，心想"你不知道你的病有多厉害，我可知道"！但为了安慰患者，我还是让他趴在床上，从腰骶一直查到颈部，一个棘突一个棘突地查，不查不知道，一查吓一跳，他的腰骶部棘突均无压痛，包括有病变的 L4、L5 棘突。向上查到胸椎棘突时反而有几处压痛非常明显，这是我没有想到的，当时我想患者的病位是否就在压痛的胸椎？以前的治疗部位是否本身就不对？于是我用手按住压痛最明显的一个棘突，然后让患者试着在床上跪起，奇迹出现了，患者竟然毫不费力地跪起了。患者兴奋地说："宫大夫，你找到我的病根了。"是的，我终于找到他的病根了！我当时高兴极了，我告诉患者明日上午给他治疗。第二日给他在压痛明显的胸椎棘突旁行银质针治疗，一次治疗后症状明显改善，我悬着的心终于可以放下了！经过连续几次治疗，患者竟然可以下床走路了。又经过近半月的治疗，患者感觉没问题了，便要求出院回家休养。此患者的治疗过程可以说一波三折，最终结局圆满。

　　以上患者不仅结局圆满，对我的启发更是深远的。首先从最终的治疗部位和治疗结果看，将椎间盘突出及椎管狭窄看作是患者腰腿痛的病因是不对的，因此微创治疗有效还需要进一步探讨机理；其次患者的腰腿痛症状最终以治胸椎部位获效而结束，说明其病位在胸椎，如果按神经节段分，其病位在脊髓段，这样就可以解释为什么患者保守治疗腰椎时越治越重。那么患者的胸椎段到底出了什么问题而引起腰腿痛呢？患者能感觉到的是剧烈的腰腿疼痛而胸椎部位并无不适，这个问题让我百思不得其解！同时，该患者的情况也让我回想起 1999 年的一个相似病例。那位患者是一位 70 多岁的老太太，症状是右侧腰腿痛，特别是到了晚上 12 点以后，右腿如浇开水一样烫痛。我用尽当时所学没能治好，后来该患者回天津检查，认为是胸 3 椎体结核引起，那时我听到这个检查结果也没有多想就认为是对的，但对于为什么仅引起右侧腰腿痛这个问题，我没有深究，现在看来，脊髓的病理性改变也可以是腰腿痛的病因。有了这种认识以后，对腰腿痛的治疗我开始更多注意胸段的治疗，其治疗依据就是胸椎棘突压痛的敏感性。这样，在做腰椎微创的同时配合胸段的治疗，疗效上了一个大的台阶。所以在那段时间里，我非常兴奋也非常有成就感！在腰腿痛病因的探索上我似乎向真理更近了一步。高兴归高兴，我探索的脚步并没有停止，我深深地认识到必须在理论上能解释清楚才能走得更远，也就是说理论是指导治疗的灵魂，只知道治疗脊髓胸段可以解除腰腿痛只能说是一技之长。于是我对以前治疗失败的病例进行重新梳理，所有的失败病例都有非常明确的诊断，都非常符合微创治疗的条件，微创治疗后也都配合了一些其他的治疗手段如针刀、银质针及一些康复理疗措施，但最后还是失败，说明以椎间盘突出、软组织的无菌性炎症及软组织的粘连、周围神经的卡压为治疗依据是不正确的，至少是不完全正确。那么到底是什么因素引起的腰腿痛呢？之所以会有腰腿痛，其最终结果是周围神经的敏化或中枢神经的敏化，以前的那些条件既然不能成立，那么到底是什么因素引起了神经功能的改变？这样想，我的思路开始明晰起来。我开始反思以前治疗的指导思想本身就不对，其治疗只不过是与真理沾了点边，故有的有效，有的效差甚或无效。我初步认定某种因素致使神经功能出现病理性的变化才是腰腿痛的根本原因。就在这时，一个病例的治疗失误更加坚定了我的认识。

典型病例四，姬某，女，41 岁。2010 年 10 月就诊。患者因头晕目眩，四肢无力，行走不稳 1 个月而来就诊。患者 1 个月前无明显诱因出现头晕目眩、四肢无力，走路时有欲跌倒感而去省中医院就诊，经颈椎 CT 检查，诊断为颈椎间盘突出、颈椎管狭窄，专家建议手术治疗。患者担心手术有风险，自己还年轻，万一手术失败将悔恨终生。经人介绍，患者到天桥二院找我寻求保守治疗。经过沟通，患者入院治疗。最初几日先做颈椎的针刀治疗，患者病情改善很快，头晕目眩减轻，四肢开始有力，走路也稳多了，对治疗效果非常满意。接下来准备做一次颈椎的银质针治疗，结果选好点打麻药时，在颈椎棘突的左侧某个点误刺到了神经上，患者当时即感觉从颈椎扎针处有麻电感直达左手中指尖，接着从手指尖直麻到手腕上再没有往上麻，瞬间开始从左手中指尖向上疼痛，也是到手腕上一点为止，中指尖疼痛最为剧烈，并且中指末节肿起如球，中指末节皮肤也由正常肤色变为紫黑色，整个左手掌也开始肿胀，皮肤变为紫红，但没有中指末节明显。这一切都是在 15 分钟内的变化，真是太快太突然了，我知道惹祸了，赶紧向外稍退针，把 2mL 麻药推到了神经周围，但是没有阻止住患者的剧烈疼痛。后经过消炎、消水肿及保护神经等治疗，半个月才治愈，好在有惊无险，患者完全康复了。具体的治疗过程我就不说了，主要说此例误治后出现的症状给我的启示。

事后我痛定思痛，对患者被误刺神经后迅速出现的症状认真进行了分析总结。第一，由于误刺患者颈椎部的神经，在其肢体远端迅速出现了疼痛肿胀等炎症反应，说明了神经的近端某处出现病理性改变可以引起受该神经支配的远端软组织的红肿热痛；反过来说，身体某处软组织出现急性红肿热痛，若没有明确的损伤因素，应该考虑是近端神经的问题。这就很好地解释了一些找不到原因的身体某处或某个关节突然出现的红肿热痛现象。第二，此患者出现的症状也验证了神经支配失调定律的正确性。第三，推而广之，临床上常见的颈肩腰腿痛的病因有相当一部分应该是神经支配失调的问题或者说是神经病理性的疼痛。第四，周围软组织的无菌性炎症及宣氏所说的慢性软组织劳损引起的无菌性炎症应该属于神经源性的炎症。第五，此病例损伤的是感觉神经近端，从而引起了感觉神经末梢的神经源性炎症，很直观地看到了远端软组织的红、肿、热、痛，实践证明了神经源性炎症的存在。

通过以上的总结，我对软组织的无菌性炎症及软组织的瘢痕粘连等现象有了更加合理的认识，即神经源性炎症是最直接的病因，而神经源性炎症又是神经病理性改变的结果。至此，我对引起颈肩腰腿痛病因的认识更加倾向于神经支配失调。我一时好像找到了我以前苦苦追求的目标，豁然开朗，感觉前途无比光明！我找到了治疗颈肩腰腿痛的方向，以前的治疗之所以效果不满意，不单单是技术的问题，关键问题是在理念上，也就是说指导治疗的理念就不对，谈何疗效！即使有一点疗效也是碰上的。有了明确的目标，我下一步的主要任务就是探索和寻找引起神经病理性改变的主要因素，以便设计相应的治疗技术和治疗方案。在这个时期，我对微创治疗颈肩腰腿痛越来越没信心，感觉心情很矛盾，但一时又找不到符合我理念的治疗方法，只能在做微创的同时配合在胸段做针刀或银质针，就这样，疗效也有了质的提高。

要找到解决某个问题的方法，首先要找到一个突破口。我在梳理书上所列举的引起神经病理性疼痛的主要因素时，发现像细菌病毒的感染、放化疗对神经的毒性等都不是常见因素，大部分颈肩腰腿痛都是无明显诱因而发作的，这里面一定有一个普遍的因素存在，这个因素到底是什么？我突然想起 2008 年我在阅读《脊柱外科临床解剖学》时，看到腰骶部骨筋膜间室综合征一节，介绍了腰骶部骨筋膜间室的组成，若一侧间室内压增高可引起同侧腰骶部的疼痛。这使我直观地想到机体内力学环境变化可能是引起神经病理性改变的普遍因素。腰骶部骨筋膜间室是由腰背筋膜前叶在骶脊肌外缘向后反折，然后在棘突部汇合形成一个相对密闭的腔室。现在想来，这个腔室是不会存在独立的内部压力的，因为此腔室内的动静脉并不是独立存在的。通过间室减压的治疗方式有效地解决了腰腿痛症状，也给了我很大的启示：机体内力学环境的变化是影响神经功能的因素之一。按此推理，人体是一个整体，而机体内的力学环境的平衡是通过体液循环来实现的。如血液循环、淋巴循环、脑脊液循环等。最直接的证据就是颅内压增高者做脑脊液引流时的引流管是通到腹腔去的，也就是说，我们的颅压与腹压是相对平衡的。我们的神经系统要想正常工作，必须有适宜的力学环境，否则就会出现病理性的改变，最终引起中枢或周围神经的敏化，从而引起颈肩腰腿痛。这是我最初的推理和猜测，到底对不对，还需要临床的验证。于是，我开始设计腰骶部的腰背筋膜后叶的肌筋膜松解，以期实现释放筋膜内的张力，从而达到调整机体内的力学平衡，使神经在正常的力学环境中工作。最初是这样设计的：以 L5 棘突到双侧髂后上棘内上缘连线的中点，一边定一点，进行腰背筋膜后叶的纵行松解。经过一段时间的临床实践，疗效肯定。2012 年 3 月，我终于选到了 1 例合适患者，设计了一个彻底的肌筋膜松解治疗方案，从此也奠定了肌筋膜松解的理论基础。

典型病例五，孙某，男，51 岁。2012 年 3 月就诊。患者因双侧股骨头坏死四期，双髋关节并右踝关节疼痛 10 年入院。患者 10 年前查出双侧股骨头坏死即开始不间断地到处求医治疗，2009 年曾找我治疗过一段时间，疼痛虽有缓解但没有完全解决问题，他回家后又去了几个地方治疗也没有明显效果。时隔 3 年，他又给我打电话问有好的治疗方法了吗？我立即告诉他有好的治疗方法了，可以过来试一试。他闻讯很快便来到济南市按摩医院住院。我见患者情况大不如前，走路摇摆呈鸭步，右踝关节肿大已严重变形。他告诉我，病越来越严重，眼前不图能把股骨头坏死治好，只要不痛就行了，特别是踝关节痛得走路都成问题。我安慰他，现在解决痛这一症状应该不是问题，放心治就是。此患者是第一例按我设计的筋膜松解以释放筋膜内张力的思路治疗的，故其成败具有重大意义。治疗开始，我以患者腰椎棘突的连线为中线，在中线的两边各选了 15 个点做标记，皮肤消毒局部麻醉，然后以针刀为工具，逐点仔细操作，针刀透过皮肤、皮下脂肪到达腰背筋膜后叶，手下感觉是有韧性的肌筋膜组织，然后针柄、针杆与皮肤呈 30° 角左右纵行切开肌筋膜 1cm 左右，费了好长时间才做完 30 个点。检验效果的时刻到了，心情既兴奋又紧张，让患者下床走一走感觉一下效果。他刚下地时没有感觉到疼痛，然后穿上鞋后就向外走，走了几步还是不痛，他高兴地说："现在是不痛了，不知以后还痛不痛？可现在的感觉是从来没有过的，我认为以后也应该不会痛了。"就像他说的那样，以后也没有痛，只不过腰部的针眼痛了几日。

我成功了，我的猜想和理念得到了验证。我当时就开始整理思路，特别是对以前的一些想法重新归纳、梳理形成比较明确的思想。我归纳总结了以下几条：第一，颈肩腰腿痛的病因应该明确为神经支配失调的问题。第二，引起神经支配失调即引起神经病理性改变的最普遍的因素是机体内力学环境的改变。第三，感觉神经的传导是由周围传向脊髓 – 丘脑及大脑皮质的，而大脑皮质到丘脑到脊髓再到周围神经是自上而下进行调节的，所以神经支配失调可以出现在神经系统的不同层面上。在大脑皮质、丘脑、脊髓及周围都可以出现神经支配失调的问题。第四，通过筋膜松解的方式可以调节机体内力学环境的平衡，从而改变神经工作的力学环境，以恢复神经的正常工作状态。同时我也对一些容易引起混淆的问题进行了区分，最主要的是关于软组织的无菌性炎症问题，上面的典型病例四，误刺神经后的现象就说明了问题；其次，关于椎间盘突出、椎管狭窄、骨质增生的问题，上面的典型病例一、二、三都有力地进行了否定。至此，没有了疑问，明确了思想。以后的主要任务是丰富理论、优化治疗，所以说我以后的探索研究方向非常明确。就这样我带着新的理念开始了新的治疗，治疗效果也发生了质的改变，从此我治病的底气十足，随着经验的丰富，理念更加坚定，有了接治大病的勇气和想法。2013 年我在济南市按摩医院接治了一例截瘫患者，使我彻底告别了微创，走上了神经调衡之路。

典型病例六，张某，男，42 岁。以双下肢截瘫、大小便困难 7 日入院。患者 7 日前在工地上开挖掘机时，突然感觉双下肢无力，随之失去知觉，就诊于省立医院急诊，省立医院经腰椎 MRI 检查，诊断为 L4/5 的椎间盘突出、椎管狭窄，考虑是马尾神经受压，建议立即手术治疗，否则有马尾神经坏死之忧。患者由于惧怕手术风险，加之和我是老乡，知道我可用微创方法治疗椎间盘突出，所以赶紧给我打电话咨询，问我能否治疗这么严重的椎间盘突出？我告诉他有信心。患者对我很信任，随后来到济南市按摩医院住院。我一见患者，坐着轮椅，双下肢软弱无力，他说大小便也困难。我安慰他说好好治，没问题，他听了我的话激动地说："我就交给你了，上有老、下有小的，不敢动手术啊，万一失败，我的全家就没有希望了。"我听闻此言，突然感觉很沉重，是啊，我答应给他治疗，有能力治好吗？已经接手就没有退路了，好好给他治吧。我让患者先办好住院手续，准备下午开始治疗。

我回到办公室，仔细地研究了患者的病情，再认真地梳理我对这个病的认识，按我的理念分析不应该是马尾神经受压的问题，也不应该是椎间盘突出及椎管狭窄的问题，排除影像检查结果的干扰，坚定理念，认定是某种原因引起的机体内力学环境的变化所致。所以，我给自己打足了气，开始设计治疗方案，准备下午进行第1次的治疗。

到了下午2点，我让患者进入治疗室，按照预先设计好的治疗方案，先做腰骶部的筋膜松解，治毕用轮椅把患者送回病房，准备明日观察疗效。第2日上午我去他病房查看，询问恢复情况，患者告诉我："双下肢麻木无知觉的情况减轻，似乎大脑神经对腿有了支配，大小便无变化。"我听了他的汇报，悬着的心终于放下了。第1次的治疗就有了效果，说明我的理念和治疗方法是对的，患者的疗效增加了我的信心。第2日接着在胸椎选点治疗，第3日问其效，病情继续好转，主要表现在腰部开始感觉有力，双下肢麻木进一步减轻，小便较前顺畅。2次治疗就有如此明显的效果，患者满意，我也越来越有信心。同时，我把治疗选点及治疗技术在此患者身上进行优化和实践，使治疗的选点全部在中线棘突上，这样每个点的进针深度和松解范围容易控制。就这样，我边治疗、边总结、边探索和验证新的治疗技巧。患者的病情恢复得很快，半个月的时间便能扶着床边走路，大小便恢复正常。在某日下午将要下班回家时，我先到患者病房查看情况，他告诉我一个现象：在他平躺的时候，头不能向左侧扭转，否则双下肢有放电感。我听后，直觉就是患者的颈段脊椎可能有问题？他神经改变的部位难道在高位的颈段？于是，我又回到了办公室，坐在椅子上又过了遍患者的治疗过程及他每次治疗的恢复情况，现在患者对治疗的效果虽然满意，但我总感觉好像哪里没治到，看来是颈段的问题。那么颈段该怎么治疗呢？我思来想去，还是决定以项韧带为标准松解枕颈部筋膜。第2日我便在患者的颈椎项韧带上摸着相对较硬的地方选了2个点，进行了筋膜松解，结果治毕患者双下肢感觉顿时轻松，超过了以前的任何一次治疗，这又是一个发现。接下来在患者的颈枕部又做了几次治疗，从此患者进入了康复的快车道。只用23日的时间，患者康复出院。

因为该病属疑难病，治疗成功对我理念的形成和确定具有里程碑意义，主要表现在以下几个方面。①进一步强化了理念，即神经支配失调的理念。②治疗部位上升到了枕颈段，对神经支配失调的病位认识趋向整体性。③简化了治疗点，提高了疗效。④机体内张力的改变是引起神经功能失衡的最普遍因素的观点得到了验证。⑤我认识到治疗疑难病时取得疗效的关键不是技术而是正确的理念，该患者影像学诊断与临床症状相符，马尾神经受压明显，我仍然按自己的神经调衡理念来治疗，只是调整机体内的力学环境就达到了临床治愈。⑥通过筋膜松解的方式来调整神经功能是有效的，并且技术简单高效，最主要的是不需要复杂的解剖知识，也不需要更复杂的神经解剖及走行知识，真正有了大道至简的感觉。⑦做的是肌筋膜松解，着眼点是神经功能的改变，也就是说，神经调衡研究的是神经的功能而不是神经的解剖及走行，身体某个部位的症状只不过是神经失衡后的局部表现而已。⑧第一次从神经的功能上考虑问题，跳出了肌肉、骨关节及神经的解剖学思路。

通过以上的总结，我认识到要做好神经调衡的研究，必须搞清楚四种神经的功能，即躯体运动神经、躯体感觉神经、内脏运动神经和内脏感觉神经的功能，这样才能根据机体某个部位出现病变后的表现分离出相应神经的症状，如病变肢体的痛是躯体感觉神经的症状，无力是躯体运动神经的症状，无汗或多汗是交感神经的症状。这样就能对神经系统的功能有整体认识，判断疾病时不会被单一症状所迷惑。理解到这里，我对一些疾病的认识似乎都可以归结到神经功能的范围中。这帮助我找到了许多的疑难杂病新的病因，也找到了新的治疗方法。从此开始，我相继接手治疗了很多的疑难病例，取得很好疗效，也在治疗疑难病例的过程中，不断发现新问题，治疗选点和治疗技术也不断完善。

同样在 2013 年的 11 月，通过对 1 例腰腿痛患者的治疗，使我将治疗部位提高到了颅脑，也正是通过该患者的治疗，我的神经调衡理念彻底形成。

典型病例七，彭某，男，63 岁。患者因腰痛伴左下肢疼痛 1 个月来诊。患者 1 个月前在工地上推沙时忽感身体疲乏无力，遂到高唐某医院就诊，经脑 CT 检查诊断为脑梗死。随之住院治疗。在住院 7 日后开始感觉腰痛并左下肢疼痛，且越来越重，睡觉不能伸直腿平躺，不能左侧卧位，站立时不能直腰只能低头弯腰屈腿，否则疼痛加重。医院又给他做了腰椎 CT 检查，结果是 L4/5、L5/S1 的椎间盘突出；L4/5 平面有椎管狭窄。医院建议去济南大医院手术治疗为好。患者经人介绍来到济南市按摩医院找我治疗，我一见患者，听他说完发病过程即感到很奇怪：患者在医院卧床治疗脑梗死期间发生腰椎间盘突出，这个理由不成立啊，试想有卧床睡觉而引起椎间盘病变的吗？加之我本身理念的改变，患者又刚刚脑梗死，使我意识到他应该是脑梗死后的丘脑性疼痛即中枢性疼痛。于是我让患者办好住院手续，并安慰他说这个病好治，放心就是，下午就开始治疗。

上午忙完，我回到办公室，开始考虑下午怎么给患者治疗的问题。我首先认定他的腰腿疼痛是丘脑的问题，那么，关键是怎么治疗才能影响到丘脑进而达到治疗目的。丘脑深藏在颅盖骨围成的颅腔内，只有通过治疗颅外的某个地方或某个结构来实现这个目的，我反复地考虑以确定最佳的治疗部位，最终选择了枕外隆凸这个部位。为什么？从解剖上讲，枕外隆凸在外是项韧带的附着处，在内与枕内隆凸相对应，而枕内隆凸又是大脑镰和小脑幕的附着处，枕内、外隆凸结构特殊，内外对应，有特殊的外形结构就应该有相应的功能，结构服从功能，而功能影响结构。所以说从功能上讲，枕外隆凸应该是很重要的。正是因为枕内、外隆凸有内外的对应关系，所以它们之间也一定会相互影响。对枕外隆凸部位实施相应的治疗一定能够影响枕内隆凸进而对颅内产生影响。此种治疗应该是影响颅内的最佳治疗。那么，怎么治疗呢？还是采用筋膜松解的方式，既不破坏项韧带的功能，又能释放枕颈部筋膜包被的机体的张力，进而影响到颅内的力学环境，这样就可能改变丘脑的功能状态从而达到治疗丘脑性疼痛的目的。我感觉找到了最佳的治疗部位和最佳的治疗方法。我放心地吃过午饭、休息，准备下午验证效果。下午 2 点准时上班。我让患者进入治疗室，按治疗设计摆好体位。为了验证效果，在枕外隆凸只取 1 点，按想好的套路进行治疗，治毕压迫止血片刻，然后让他自己反手按住压迫针眼的纱布，站起身走一走，他刚站起身就说："不疼了，感觉轻了好多，左腿就像放气一样轻松多了，腰也能挺直了，这么管用啊！"然后，患者高兴地走回病房休息。

治疗成功了，我事前的猜测证实是对的。这是第 1 次把治疗部位提高到枕外隆凸，也是第 1 次想到腰腿痛是丘脑的问题。我感到是时候做个大的总结了，把以前所有的思路理一理以便形成一种相对成熟的理念，这样才能更好地指导临床治疗。同时，通过此例患者的治疗成功，我更加清醒地认识到理念的重要性。试想，该患者若以腰椎间盘突出、椎管狭窄来立论治疗，万一手术，不管后果如何，手术本身的伤害和患者付出的经济代价是巨大的。所以，在一定意义上说，治疗取效的关键是理念，是对疾病的认识正确与否。首先要有正确理念，然后再找到符合理念的治疗方法才能取得最佳的效果。所以说只有以道御术（理论统率实践）才能手到病除。这样，我认识到了理念的重要性后，就开始对该患者的治疗启示进行总结，主要有以下几条。①对神经功能失衡的病位，首次认识到大脑中枢的问题，也就是说确认了大脑的中枢神经出现问题可以引起颈肩腰腿痛；反过来说，一些颈肩腰腿痛患者的病位在大脑，颈肩腰腿痛的症状只不过是大脑疾病在躯体的局部反映。②首次实行了枕外隆凸的松解治疗，并且疗效得到了验证，可以说开创了神经调衡治疗技术的新纪元。③再次确认了神经调衡理念的正确性，使我坚定了信心，只要顺着这条道路走下去，一定会迎来灿烂的明天！

　　通过以上几个病例的总结可以理出这样一个脉络，最初认为颈、肩、腰腿痛的病因是椎间盘的突出、软组织的粘连及骨关节的移位等刺激到了周围的感觉神经。从这个观点看，神经是受害者，而疼痛是感觉神经受刺激的结果。按此理念设计的治疗都是针对局部的椎间盘、软组织及骨关节来进行相关的治疗。但对椎间盘突出这一个病种的治疗，其技术应该不下百种，从开放性的大手术到微创手术，从保守的药物、康复理疗到中医的各种针法，可以说针对椎间盘突出的治疗技术现在还在创新发展，技术手段越来越多。再者从软组织的无菌性炎症这条线出发，其治疗最为有效的药物就是激素，而激素似乎在顽固性的神经病理性疼痛的治疗方面也无能为力，这条路也走不通。所以，椎间盘突出及一些顽固性的颈、肩、腰腿痛的治疗似乎走进了死胡同，进而有些人认为这些病根本治不好，就是不治之症。按照神经调衡的思路来理解，这些慢性的颈、肩、腰腿痛都是神经自身出了问题，这是内因，而我们所看到的椎间盘突出等只是诱因，甚至连诱因也不是，所有的这些疼痛都是神经功能失衡后的局部症状而已。这样看来，神经由以前是被动受害者变为了主动者，对这些病的治疗也就转向了对神经功能的调整，由此而设计的治疗就是神经调衡治疗，这就是理念决定技术。

理念升华绝非偶然，高人启悟突现灵感

——发现神经调衡的第二条治疗主线（实像透骨扎法）

2015年9月，我的神经调衡治疗理念由于一次上海之行得到了一次质的提高，又发现了一条治疗主线。当时，我的一位弟子正在济南跟师。在某日他告诉我需到上海几日帮他的香港师父做事，并且力劝我也一同去。一是能休息休息；二是让我看看他香港师父的治病绝招是否能够破解？其实我对他的香港师父早有耳闻，不管什么病都整髌骨，并且效果很好，在香港人称张神医！其治病名气之大可见一斑。他每月都在上海一个徒弟的诊所坐诊4日，已经连续几年了，因此在上海也有了名气。他在上海坐诊的时间，每日都治疗近200例患者，全国各地的都有。我到上海后的第2日上午不到9点，门诊的一楼大厅里已经聚集了近50名候诊者。张老先生及他的几个弟子还有我在9点半左右进入一楼的治疗室开始治疗患者，患者由右门进入，第一项目就是张老先生整髌骨，患者坐在一个约半米高的方凳上，整哪个腿的髌骨哪条腿就伸直平放在张先生的腿上，患者的双手抓住固定在墙上的铁制扶手上以防止痛时乱动。患者准备好体位后，张老先生便开始整髌骨的手法操作。只见他双手分别在髌骨的上下或推或转，有时还用双手拇指按在髌骨下用力上推髌骨，随着他说声"上去了"，就结束了。1个治疗过程大约15分钟。就这样，张老先生治愈了许多疑难杂症。吸引了许多的医疗界同行来观摩，其中不乏有专家和教授。但谁也破解不了其中的奥秘。我大约看了3位患者的治疗，大脑在飞快地思考，张老先生通过调整小小的髌骨就能治疗这么多的疑难杂症，其道理何在？于是，我决定不再看治疗了，我需要仔细地思考和研究髌骨的作用，还有张老先生整髌骨取得疗效到底是什么机理？我同他们告了别，然后由我在上海的另外两个学生陪同下去了东方明珠。虽然我去游玩东方明珠，但我的脑海里一直思考着张老先生整髌骨治病的机理到底是什么？是中医的经络？还是现在所说的生物力学？似乎都说不清楚。于是，我对髌骨做了各种各样的思考，最后我想到了这样一个问题：我们全身的组织器官都离不开大脑的调节和控制，张老先生整髌骨治疗全身的疾病，可能就是通过大脑在起作用。想到这，我豁然开朗，我终于破解整髌骨的奥秘了。这要从脑科学的知识说起。在早些时候，我曾经读过一本书《大脑可以改变》，书中提到大脑功能区的概念。其中谈到疼痛的病因问题时有这样一段论述：

"许多不知名的疼痛，也不知它是从哪里来的，疼痛是没有退件地址的……伤害可以同时损坏我们的身体组织和我们疼痛系统中的神经。结果就是神经痛，没有外在的原因。我们的疼痛地图（大脑图谱）受到破坏，它就一直发射疼痛信息，其实是假情报，它使我们相信这问题出自我们的身体，实际上来自大脑……痛和身体影像是紧密相关的，我们的痛都跟身体相关；但是患肢让我们知道，我们并不需要身体部件甚至痛觉感受体来让我们感受到痛，我们只需要大脑地图所制造出来的身体影像就够了……也就是说我们的身体是一个幻象，是大脑为了方便起见建构出来的东西……痛就好像身体影像，是大脑创造出来的，然后投射到身体上……疼痛系统布满大脑和脊髓，而且大脑绝对不是被动接受痛的信息，它是主控者……疼痛是可塑性大脑控制下一个复杂的系统，疼痛是有机体对目前健康情况的意见，而不仅是对受伤的反射及反应。大脑在收集了从各处送来的证据后，才决定要不要引发痛觉……我们的心智是一个虚拟现实的机器，它间接地体验这个世界，在我们大脑中建构一个模式来处理外界的信息。所以疼痛就像我们的身体影像一样，是我们大脑的建构。"

以上的论述说明，疼痛的产生有两个方面，一是疼痛部位的局部损伤；二是大脑和脊髓部位的疼痛系统有问题，也就是说痛就好像身体影像，是大脑创造出来的，然后投射到身体上；同时也说明，我们的身体虽然是大脑的幻象，但幻象（即身体构建）的改变也会相应引起大脑地图的改变，即引起大脑功能的改变。那么，这些与张老先生整髌骨治疗全身的病有什么联系呢？

从髌骨和大脑的关系上说，髌骨可以看作是大脑的幻象，它也是膝关节的一个功能构建，所以髌骨在大脑中有它独立的地图，单从髌骨的疼痛来说，它既可以是大脑创造出来的幻痛，也可以是髌骨部位局部损害引起的疼痛。同时，髌骨在大脑中的图谱是根据大脑接收髌骨输入的信息不同而不断变化，也就是说髌骨的大脑图谱是动态的，是与髌骨的信息改变时时对应的。大脑功能的实现，是大脑各功能区协同工作的结果，由此可见，髌骨大脑图谱的改变也可以引起其他大脑图谱的改变。这就是为什么整髌骨可以治全身疾病的原因。根据张老先生整髌骨的启发，又结合了脑科学的知识，我进行了深入的思考。我又想到在《大脑可以改变》这本书中有这样一个试验：某位研究大脑的科学家为了证实大脑神经可以改变，他用猴子来做试验，首先截掉猴子的一根手指，3个月后开颅来探查被截掉手指的大脑功能区的改变，结果发现在大脑中这个被截掉的手指的功能区没有了，取而代之的是被邻居所占领。这就第一次用试验的方法证实了大脑神经是可以改变的。也用事实证明周围功能结构的改变，也会引起相对应的大脑功能区的神经结构的改变。大脑神经的工作特点是以神经网络的形式来实现功能，现在更有人提出大脑的全脑工作空间，这就朝着大脑的整体性功能方向在发展。大脑某个功能区的改变在功能上来讲是影响全脑的，从这个意义上来说，大脑功能区只能是一个相对的概念，大脑神经网络和全脑工作空间才是一个更合理的解释。上面的猴子试验告诉我，从全脑工作空间考虑，改变周围的功能结构不仅改变了大脑的功能区，它更广泛地影响了整个大脑的功能，可以用牵一发而动全身来形容。这样就可以理解整髌骨是通过改变大脑来实现治疗全身疾病的。能否用更简单的方法来改变髌骨的大脑图谱，并且改变得更持久和影响更大？我想到了利用在髌骨上扎针的方法，只要针入髌骨少许就可以改变髌骨的立体形状，也就改变了大脑内的髌骨的图谱，效果岂不更好！我认为这是一个好主意，于是我回到济南就选了1例合适的患者，设计了髌骨三针，按照我的意图和设计进行了治疗。不出所料，效果很好。从此产生了宫氏的实像扎法。应用实像扎法的第1例患者是一位有着10年类风湿病史的患者，是一名40多岁的女性。四肢的双肘、双腕及双膝、双踝关节已严重变形，疼痛非常严重，生活不能自理，走路非常艰难。我首先在双髌骨呈倒三角形各选3个点，做好局麻，然后用原极针（现在叫脑针）做工具，入骨少许而出针。治疗完毕，让患者走路试一试，效果出来了，患者的四肢疼痛大大缓解。这就说明了髌骨的实像扎法所改变的是全身症状，也反证了实像扎法理念的正确性。同时，也开创了髌骨治疗的先河，因为在我扎髌骨以前，没有人以髌骨作为刺骨部位而治疗全身疾病的。从此以后，我又根据这种理念，相继设计了枕外隆凸、隆凸上颅骨中线附近、项韧带钙化点等实像点的扎法，并且取得了非常好的疗效。至此，宫氏神经调衡的治疗技术就有了两种主要的治疗手段：肌筋膜松解及实像扎法。

理论与实践互相促进，临床治疗倍加自信

自从 2013 年开始，在临床上接连治疗了几例特别有代表意义的病例，使我的理念更加成熟，治疗技术也更加科学合理。

第一例：偏身麻木难找病因，肌筋膜松解治愈反证是神经功能问题。

部某，男，33 岁。2013 年 8 月就诊。患者右半身偏身麻木 7 年，伴右侧肢体活动不利。在济南的几个省级医院都检查遍了，就是查不出什么病因。治疗无非口服神经营养药物和活血化瘀的中药，基本没有效果。后来也做过针灸治疗及口服中药汤剂，也没有什么效果。近几年来有逐渐加重的趋势，特别是阴天、下雨时更是明显。由于患病时间较长，又查不出什么病因，且在逐年加重，听别人说偏身麻木可能是中风先兆，所以患者非常恐惧，就怕某一日突然患上中风。他来就诊的当日，感觉身体已经到了承受的极限，一时又找不到合适的医院治疗，故先来我们按摩医院做按摩以缓解症状。接诊大夫看患者病情复杂，便推荐他找我看看。于是患者便来到 5 楼找到了我，患者把 7 年来患病及治疗情况向我做了详细的介绍，最后他说："看来济南是治不了我这个病了，待几日我必须去北京或上海的大医院去看看了。"听完患者无奈的叙述，我仔细分析了患者的检查及病史，虽然多种治疗无效，也没有查出具体的病因，既然济南的省级医院没有查出病因，北京、上海的医院就能查出来吗？查不出具体的病因，是否是神经的功能性问题？于是，我告诉患者，我可以给他治疗试一试。并且我告诉他，我的治疗是从调神经的功能着手，可能会有效。该患者治病心切，便决定一试。我给他开了一次的门诊治疗，他便去一楼交费和取治疗所用耗材，当他看到手里的耗材有针刀时，他失望了。他来到 5 楼，很无奈地对我说："大夫，我做过 13 次的针刀，一点效果都没有，你再给我做，恐怕也不会有什么效果，既然开了，你就给我做了这一次吧。我告诉你，不用给我打麻药，我根本感觉不到痛。你若让我感觉到痛了，就是见效了。"我听他说了这些，便向他解释，针刀是工具，关键是在什么理念的指导下使用针刀，所以，用的是同样针刀，做出来的效果可能大不一样。

他似懂非懂地跟我走进了治疗室。我在他的胸椎部选定了 3 个治疗点，依次打完麻药，又依次做了肌筋膜松解。治疗完毕，他说："我感觉你做

的与别人做的感觉的确不一样，可能会有点效果。"我告诉他，若有效明日继续来治，否则就不用来了。

第2日，来诊时他便迫不及待地向我汇报病情的改善情况："大夫，感觉到效果了。首先是感觉身上有了轻松感；其次是感觉到后背的针眼有很舒服的痛感；再就是右半身的麻木似乎也有说不出的变化，总之是有效了！谢谢大夫了，你就是我要找的人，你就是治疗这种病的大夫！"

该患者经过8次肌筋膜松解治疗后，其症状缓解9成以上。记得最明显的1次是做完项韧带的松解，他的上下肢立时感觉轻松。患者共治疗13次，历时1个多月完全治愈。该患者的治愈，使我的理念更加清晰了。我按自己的想法即机体内力学环境的变化是引起神经功能失调的重要因素，通过肌筋膜松解的方式调整机体内的力学平衡，进而恢复失调的神经功能去分析和治疗。该患者一就诊我就按这种理念去分析，治疗也是按这种理念去设计，效果又验证了理念，同时理念又指导了治疗。通过患者对针刀的否定，给我的启示是针刀是工具，理念是灵魂！

第二例：双手肌肉萎缩已呈鸡爪状，松解手术加速发展几乎绝望。

冯某，男，61岁。2013年7月就诊。患者3年前开始不明原因出现双上肢无力伴双手肌肉萎缩。当时即在济南某省级三甲医院做各种检查，没有查出病因。脑CT、颈椎的MRI等检查都无异常。由于病情发展较快，去年在齐鲁医院做了双侧尺神经在肘关节处的软组织松解，不但无效，病情的发展好像更快了。很快，患者的双手便失去了运动功能，患者的衣食住行都需要别人的照顾，失去了自理能力。在患者陷入绝望的时候，经人介绍来我处就诊。

患者由他的儿子陪同来诊，他向我详细地介绍了3年来的病情发展及治疗情况，最后他说："我知道这个病的厉害，到最后的结局就是全身肌肉萎缩而死。"我听了患者这句沉重而绝望的话，感到责任重大，作为一名大夫，有必要努力一把，寄希望于万一。

我仔细地分析了患者的病情，既不是脊髓空洞症，也没有渐冻症的诊断，唯一能考虑的应该还是神经功能支配失调的问题。于是，我告诉患者，我可以给他治疗试一试，可能会有效果。患者说，他不能住院，因为需要人伺候，所以没有条件住院。他说："我知道我这个病是不治之症，我听到你说能给我治疗很高兴，但我不是不相信你，实在是这个病太难治了，我都没有信心了，所以，我先在门诊治疗几次，看有没有效果再说。"我说可以，就给他开了一次门诊治疗。当时正是 7 月天气炎热的时候，患者却穿着厚上衣，戴着皮帽子，可见他是多么怕冷。他当时在我的空调屋里就感觉不舒服。我开好治疗单，让他儿子去一楼交费和取耗材。同时，我便带着患者进入了治疗室。第一次治疗，先进行了 1 次项韧带松解，治疗完毕，我们又在办公室闲聊了一会，等他儿子上来后，便起身告辞走了。

当患者走后不长时间，我猛然看到放观片灯的桌子上多了一顶皮帽子，我知道这是老冯丢在这里的，同时这顶帽子也告诉我，他的病已经见效了。

果然，第 2 日他满面春风地来了。见面便向我报告喜讯："宫大夫，有效果了。昨日晚上双上肢的凉麻胀痛好多了，身上也感觉比以前舒服，我的病有希望了。太感谢大夫！我决定在门诊治疗几次，等手能拿东西了，就不需要别人照顾，我就可以住院治疗。"我听完患者的汇报，非常有成就感。便鼓励患者要坚持治疗，治愈应该不成问题。我又给他开了 3 次门诊治疗。没想到患者经过 4 次治疗后，他的双手竟然能拿大的东西了。他非常高兴地办理了住院，从此安心地接受治疗。

在患者住院后的第 2 日，我的针刀老师柳百智教授来按摩医院看我，正巧赶上了该患者的治疗。柳老师详细了解了患者的病情后，对宫氏治疗给予了高度评价。该患者住院半月，加上门诊治疗的 3 次，一共治疗了 12 次，双上肢完全恢复了运动功能。患者对治疗效果非常满意。患者出院后，我对患者从患病以来的治疗经过进行了总结：首先是各种检查确定病因，但病因不能确定。患者随着病情的加重陷入了恐惧状态，实在查不出病因，齐鲁医院认为是尺神经受卡压的可能性大，于是做了双侧尺神经的松解手术，病情反而开始恶化。找到我后，我用神经功能失衡的理念来分析，然后按这种理念去设计了肌筋膜的松解治疗，仅经过 12 次治疗，双手肌肉萎缩的 3 年之疾竟得痊愈。这不得不说是理念正确的结果。所以，通过对此患者的治疗，更加确定了我的神经功能失衡理念。

第三例：颈椎术后卧床两年，膝痛难忍求医宫氏。

齐某，女，60 岁。2014 年的 5 月就诊。患者因右膝关节肿痛难忍而入院。患者 2 年前由于双下肢无力、双脚踩棉感，在省立医院诊断为脊髓型颈椎病，同年在省立医院行颈椎的开放性手术。手术后患者无法起床。近 1 年来，患者开始出现右膝关节肿胀疼痛，并且越来越重，到省立医院就诊，医生诊断为右膝关节滑膜炎，开了一个疗程5支玻璃酸钠注射液。患者注射了2支，感觉没有效果，并且有加重，遂停止注射。由于疼痛难忍，患者想找专业的医生按摩试一试，便拨打了我们按摩医院的咨询电话，问能否派大夫上门服务。医院明确告诉她，医院派不出大夫，建议先来医院找专家看看情况。当天下午，她的丈夫便来到医院找到了我。首先他介绍了患者的基本情况，颈椎手术失败，现已卧床2年，专家说没有站起来的希望了，但现在膝关节痛得要命，患者躺都躺不住，注射玻璃酸钠又不管事，故想寻求贵院的帮助。我对患者的遭遇深表同情，由于当时对脊髓型颈椎病的诊断早存在质疑，所以我认为患者患病之初的症状就应该是神经功能失衡的表现，其病位在颅脑。故我认为患者尽管做了颈椎的手术，还是可以治疗的。我便把这些想法告诉她的丈夫，没想到她的丈夫也认同我的观点，当即决定明日来住院治疗。

第2日，患者来了。坐着轮椅，体态肥胖。给她安排好病房住下。我便给她查体，基本无异常，这更加坚定了我的想法。当日上午做了1次枕外隆凸的松解，患者当时就感觉右膝关节的肿胀疼痛减轻。晚上的疼痛也减轻了许多，终于睡了一晚的好觉。早上我查房时，患者高兴地对我说："大夫，我昨晚睡了一个好觉，膝关节的疼痛缓解了许多，没想到，我的病根在头上，你实在是高。"我听完患者的汇报，再加上患者对我治疗的肯定及赞美，内心感觉美滋滋的，也充满了自豪感。同时，再一次让我体会到理念的重要性。接下来，我按照治疗计划，又给患者治疗了3次，患者竟能下床拄拐走路了！患者经过半个月共10次的治疗，右膝关节肿痛消失，双下肢无力、双脚踩棉感等症状消失。出院时，患者自己总结说："看来我以前的颈椎手术是不对的，膝关节的肿痛打玻璃酸钠也是不对的，我这些病的总根都在头上。"

错误的理念产生错误的治疗，而错误的治疗给患者造成的后果是不可想象的。该患者接受的错误治疗直接导致了她卧床不起两年，其间又出现右膝关节的肿胀疼痛，手术本身给患者造成的损伤及痛苦先不说，单单两年的卧床就让人难以承受，况且又出现了右膝关节的肿胀疼痛。而我以神经功能失衡的理念为指导，经过肌筋膜松解的方式，仅经过10次的治疗，患者就痊愈了。可见，没有正确的理念作指导，再先进的治疗技术也是徒劳的。

以上3例患者，用传统理念来分析应该有3种不同的诊断。第1例为偏身麻木，中风先兆；第 2 例为肌肉萎缩；第 3 例为脊髓型颈椎病。其中后两例还做了手术，但无一例外都加重了病情。而按宫氏的神经调衡理念对以上 3 例患者进行分析诊断，可以诊断为一个病：神经病（即神经功能失衡）。他们的临床表现只不过是神经功能失衡后的不同表现而已。所以，我都用了一种技术即肌筋膜松解来治疗，都达到了治愈的目的。

若对以上的讨论还不理解，那么，下面这个病例就更能说明问题，让你对神经功能失衡的理念有一个感性的认识。

翟某，男，69 岁。右腿腓总神经坏死 5 年。2016 年 7 月就诊。患者 5 年前突然出现右下肢无力，特别是小腿到脚自觉凉麻、怕风，踝关节下垂不能背伸，5 个脚趾屈曲聚拢不能伸展。右腿不能独立站立，走路需挂拐辅助。患者发病时正在美国纽约，在当地医院检查肌电图后诊断为腓总神经坏死，大夫表示坏死的神经不可能治好，也就是说没有有效的方法治疗。患者不能接受这个现实，便决定回国求诊。患者回国后到北京 301 医院进行检查，结果还是腓总神经坏死的诊断，专家告诉他，坏死的神经当今没有什么有效的方法治疗。患者经过国内外两家权威医院的诊断，并且下了同样的结论：不可治！他终于接受了这个现实。5 年来，病情不断发展，患者由单拐变成了双拐，夏日也必须厚裤、棉鞋。尽管病情在持续加重，但他接受了不可治的结论，也没有寻求什么治疗。2016 年夏，患者偶然听人说衡水康复医院有个宫大夫可能会治这个病，尽管他不信，但他还是有治病的欲望，就来医院找到了我。当我们见面后，他用十分不信任的口气，面带很勉强的笑容问道："大夫，我这个神经坏死的病你能治吗？"

我毫不犹豫地答道："可以治疗。"

患者的怀疑更大了，说道："我这个病不用说治好，只要有点效果，我就给你两万元。"

我从患者的语气中明显感觉到，他根本就不相信他这个病能治。那他为什么还来找我看呢？说明他还是有治病的欲望，由于大医院的大专家给他下了不可治的结论，他对专家的信任远远超过对我的信任，所以他来找我看病是很矛盾的，只是抱着试试的态度，故对我说出了上面的话。

我接过他的话说："你要记住你说过的话，我今日就给你治疗，若有效果明日接着治，否则就不用来了。"

我对患者腓总神经坏死的诊断是这样分析的：患者做肌电图时，右侧腓总神经没有任何肌电活动，不能就说是腓总神经坏死，它有可能是脊髓或大脑中枢的功能障碍引起的，只是表现为肌电图所示的腓总神经坏死。所以，我认为可以治疗。

当天上午，我给患者进行了第一次的枕外隆凸的治疗。治毕，患者拄拐试走，他的右腿突然抬得很高，他猛然感到轻松反倒不适应。他说："轻松了，真的轻松了！一次就这么有效！谢谢大夫，谢谢大夫！"

第 2 日，患者早早就来了。我一看到患者来了，就知道效果已经出来了。他兴奋地向我汇报病情，感觉治疗非常有效，对这种治疗充满了信心。一个诊断明确的腓总神经坏死，一个专家已下定论的不可治的病，宫氏一次治疗即有明显效果，用传统理念根本无法理解。该患者治疗 5 次后，踝关节及脚趾已经有了运动，特别是足下垂有了明显改善。走路时右下肢有点支撑力了。脱去了厚裤、棉鞋，穿上了单鞋，由拄双拐变成了单拐。又经过 20 多日的治疗，基本痊愈。

该患者的治愈，可以说是宫氏神经调衡理念的又一验证。用传统的理念分析此病，腓总神经坏死是不可治的，用宫氏神经调衡理念分析，这个病不但可以治而且最终还治愈了。这就是两种不同理念对同一种病的不同理解所产生的完全不同的结果。其实，我们对腓总神经坏死的肌电图诊断进行仔细分析就不难发现，造成腓总神经支配区的肌肉完全无肌电活动的这种肌电图结果，除真的腓总神经坏死外，中枢神经的病变及功能障碍也可以出现这种肌电图结果。例如，脑卒中、脑外伤及脊髓损伤等使中枢神经的功能受损，下肢完全没有运动及感觉，其肌电图也会出现腓总神经坏死的表现。所以说，从神经功能出发来分析腓总神经坏死的肌电图表现，应该从神经的三个层面进行分析：第一是腓总神经的局部损伤；第二是脊髓层面的神经损伤；第三是大脑的损伤。我们若看腓总神经坏死的肌电图诊断，就直接默认是腓总神经局部的损伤，并且是腓总神经的坏死，那么这个病就没法治了，因为坏死的神经不可能再复活，对于患者来说后果是多么严重。经过我们分析，腓总神经坏死这个肌电图诊断和脊髓及大脑两个病位，腓总神经坏死只不过是脊髓或大脑神经功能障碍后的一个局部表现而已，也就是说腓总神经没有真的坏死，只不过是一种肌电图的坏死样表现。那么，这种病就由以前认为的不可治变成了可治。

通过对该病例的讨论分析，我们不难看出大夫面对一个具体的疾病，能不能治只是一念之差，这个"一念"就是理念。特别是在处理现代医学及传统中医还没有特效疗法的许多疑难杂症上，正确的理念就更加重要。

在这些疑难杂症面前，大夫缺的不是技术而是理念，也就是说缺的是对这些疑难杂症的正确理解。正如上面这例腓总神经坏死的病例，认为腓总神经真的坏死了，他的后果就是无法治疗，所以拖了 5 年没有得到有效治疗，当找到我的时候，我认为腓总神经没有坏死，只不过是肌电图的一种坏死样表现，所以经过不长时间的治疗就得到痊愈。古人说，"世上无不可治之病，言不可治者，未得其法也"，所谓的"其法"，除指治病的技术外，更重要的是治病理念，疑难杂症之所以疑难，就是还没有找到正确的理念来认识和理解这些疑难杂症，若有了能够正确理解这些疑难杂症的理念，其治疗也就不成问题了，所以治愈疾病的前提是正确的理念。

宫氏理念羽翼丰满，治疗技术趋向完善

在理念上，我走过了一段不平凡的路，大致的发展过程如下：

痛点就是病位（哪痛治哪）－神经根（颈椎，腰椎问题）－脊髓段－颅脑部位。从对病位的认识变化过程可以看出，我的理念由最初的哪痛治哪上升到神经根部位，然后上升到脊髓段，最后上升到大脑，是逐渐从骨和软组织的解剖层面走到了神经解剖及神经走行的层面，当认识到脊髓和大脑层面时就开始从神经的功能上来认识疾病了。这样单从神经功能的角度来审视以前的治疗，可以明显看出以前的治疗都是影响周围神经，最高也就是治到了神经根的部位，而很多疼痛类疾病是属于幻肢痛的范围，其病位在大脑和脊髓，所以临床上的许多疼痛类疾病很难治，甚至认为不可能治愈，是与以前传统理念的局限性有关系。也就是说，以前很难治愈的那些疼痛类疾病，并不都是治疗技术的问题，而是对疾病的病因认识就存在错误，其治疗技术再高也不可能有很好的效果，因为你所处理的都是周围神经这个层面，所解决的问题是有限的，这个道理非常清楚。宫氏神经调衡理念，跳出了肌肉、骨关节及神经的解剖学范畴，直接从神经的功能上考虑问题。在这种新理念的指导下，我治愈了大量疼痛类的疑难杂症，其中也有一些内、外、妇、儿的疑难杂症，进一步佐证了这种新理念的正确性，后来我给这种理念取了个名字，也就是现在所说的宫氏神经调衡理念。

治疗技术越来越完善。肌筋膜松解调整机体内的力学环境，其目的是

让神经在一个适宜的力学环境中工作；实像扎法，是通过改变大脑体像的方法来改变大脑图谱，进而影响中枢神经的功能，以达到治疗疾病的目的。可以说两种治疗技术都是针对改变神经的功能为最终目的。由于理念正确，这两种治疗技术尽管很简单，效果却非常好。关于肌筋膜松解的合理性，以后还有专门的介绍。

在治疗范围方面，宫氏神经调衡理论的研究从疼痛类疾病开始，随着理论及技术的发展，其治疗病种越来越多，内外妇儿无所不包，大到截瘫、脑瘫、植物人催醒、股骨头坏死，小到一般的颈肩腰腿痛，内科中的哮喘、心律失常，皮肤科中的银屑病，儿科中的咳嗽、发热，以及自闭症、抑郁症、脊髓空洞症等，甚至许多疑难杂症都取得了很好的疗效。

十年磨一剑，得来终非晚。宫氏神经调衡理论及技术刚推出 1 年多的时间，就引起了医疗界的极大关注，显示出强大的生命力，这些都是疗效确切的结果。在医疗上，疗效是检验理论及技术正确与否的唯一标准。同时，临床疗效的反复验证，深化了理念本身，也丰富了理念的内涵。其中对医疗科学前沿的关注，也给了我许多启发，最后的焦点逐步集中在了大脑中枢及脊髓，这些都是通过临床实践及对医学文献的学习，然后再进行思考加工的结果。其中《大脑可以改变》《重塑大脑，重塑人生》对我的影响较大，宫氏治疗技术之一的实像扎法就是受到了该书所讲的"神经塑性及大脑图谱概念"的启发。

什么是神经可塑性？神经可塑性是指神经系统为不断适应外界环境变化而改变自身结构的能力。传统观念认为，大脑定型了不能再改变，神经细胞死亡了不能再生。实际的情况是，我们的大脑一直不停地因外界刺激而改变里面神经回路的联结，它是环境与基因互动的产物：我们的观念会产生行为，行为又会反过来改变大脑的结构；先天（基因）决定某个行为，这个行为又会回过头改变大脑。

大脑图谱也称作大脑地图，最早提出这个观念的是 20 世纪 30 年代加拿大蒙特娄神经学院的神经外科医生潘菲尔。他是在做癌症和癫痫患者的手术时记录下了大脑处理感觉和运动的区域。在经过很多次这种手术之后，他绘出了身体各部分在大脑的表征部位即大脑地图。

潘菲尔最大的发现是感觉和运动的大脑地图与外界相呼应，跟真正的地理地图一样，也就是说，在身体上相接近的部件，在大脑地图上的位置也是相邻近的。他同时发现，当他触碰大脑皮质的某个区域时，患者会想起童年往事或像梦一样的情境，这表示最高层心智的活动也储存在大脑地图中。

在潘菲尔所处的年代，科学家都相信大脑不能改变，这个大脑地图也是固定的，不能变动的，也就是大脑功能特定论，该理论认为，大脑像个复杂的机器，有许多部件组成，每一个部件有它自己特殊的心理功能，存在于某一个先天设定的大脑区域，每一项心理功能都有它固定的位置地点，自然就没有什么空间可以做改变。这种大脑功能区域特定论直到20世纪60年代才被梅策尼希推翻。

梅策尼希及其后来的大脑塑性科学家研究证实：大脑是塑性的，大脑地图是动态的；大脑地图与外界相呼应；大脑内部也遵循"竞争法则"。

身体的特定部位与皮质区域之间的映射称为体感皮质定位，也就是说，皮质对身体的表征与身体结构有一定的对应关系，但也不是固定不变的。大脑的大部分应该是"多重感觉区"，即感觉皮质区能够处理一种以上感官所送进来的信息。这是因为，我们的感觉受体把从外界送进来的不同种类的刺激，不论它们的来源是什么，通通转换成电流，透过神经传导下去，这些电流的形态就是大脑中的共同语言。也就是说在大脑中不再有视觉的影像、声音、味道等感觉，它通通是电流。例如，听觉皮质也可以处理视觉信息，这已经得到实验的证实。

大脑的功能区总是对应于身体的某个部位，也就是说大脑内一个个功能区就像身体各部在脑内的地图。大脑地图是跟外界相呼应的，几乎跟真正的地理地图一样，在身体上相近的部件在大脑地图上的位置也是相近的。身体某个部位在大脑内的功能区即大脑地图也称作是身体某个部位的体像，为了表述方便，我把对应于体像的身体部位称作实像。体像与实像的关系就是大脑功能区即大脑地图与身体某部的关系。

有了体像、实像的概念，受体像与"幻觉痛（患肢痛）"的关系及《深部脑刺激治疗疼痛的基础研究》的启发，我发现了实像扎法这个治疗技术。

95％的截肢者引起一种慢性的"幻觉痛"，并且这种疼痛会终生持续。其实幻痛不仅出现在截肢者身上，也出现在一般例行的手术之后，例如：妇女在切除子宫后，仍然有经痛和产痛；有的胃溃疡患者胃切除后仍然感到胃溃疡时的疼痛；也有人在直肠切除后，还感到肛门和直肠的痛；有的在膀胱切除后，仍然会感到慢性的疼痛和尿急。上面所列举的这些疼痛（截肢者暂不包括在内）手术前存在，手术后已经没有了疼痛的相应部件，患者还是感觉像手术前一样的疼痛，好像原有的部件还存在，这就启示了患者有此部件时的疼痛有可能是幻痛。对于这个现象，神经塑性学家的解释就比较合理：疼痛和体像是紧密相关的。我们经历疼痛的时候，疼痛总是投射在身体上，正如幻影所表现的那样，有些疼痛不需要一处身体部位，或者甚至不需要痛觉感受器来感觉疼痛。我们所需要的只不过是一个体像，由我们大脑图谱产生的体像。有真实肢体的人通常认识不到这一点，因为我们肢体的完全地都射到了我们真实的肢体上，这样就不可能将我们的体像和我们的身体区别开来。正是因为这样，有肢体存在的肢体疼痛，很难想到是幻痛；同样的，有脏器存在的脏器疼痛也很难想到是幻痛。

一般的疼痛，抑或"急性疼痛"，是通过大脑发出的一个信号：身体某处受到了伤害。有的时候一次受伤既能够破坏我们的身体组织，也会破坏我们痛觉系统的神经，这样就会导致神经性疼痛。痛觉图谱受到破坏并且不断地发出错误的警报，使得我们相信发生在我们身体上的疼痛，事实上是在我们的脑子里头。当身体治愈很久以后，疼痛系统仍然是兴奋的，并且疼痛也会持续发生，这就是幻痛。

幻痛其实就是中枢痛，也就是脑子痛。这种疼痛无处不在，只不过在有具体身体部件的人身上发生时，很难想到是幻痛。

痛觉是在塑性大脑控制之下的一个复杂系统，痛觉与其说是受到伤害的条件反射，不如说是对健康机体状态的一种判断。传统的神经学观点认为，当身体受到伤害的时候，痛觉感受器向大脑的痛觉中枢发送单向信号，并且感觉到的痛觉强度跟受伤的严重程度成正比，这种传统观点把大脑看作一个痛觉的被动接收器官。对痛觉的生理意义是这样认识的：痛觉对机体具有保护作用，痛觉的产生告诉我们身体的某个部位受到了伤害、发生了病变，给我们一个信号让我们加以保护，从这个角度上说，疼痛部位也就是病变部位。实际上，疼痛绝不仅仅是一种感觉，它所包含的情感和认知成分与其感觉成分同等重要。任何一种形式的疼痛（急性、复发性或慢性疼痛）都有心理成分的参与，在其发生发展的各个阶段都受到心理因素的影响，心理障碍也可能是疼痛的起因之一。传统观点只是对组织损伤和痛觉形成之间的关系做出了简单的阐释，并且只考虑到了伤害性系统所行使的被动信息传递功能，这些认识是机械的，它们无法解释没有组织损伤的疼痛以及同样程度损伤造成的个体之间疼痛强度的差异，更不能解释幻肢痛等现象。痛感知的形成，依赖于复杂的神经网络交互作用，组织损伤所产生的神经冲动受到中枢多个系统的调节，包括非伤害刺激激活的上行传递系统及各种环境和认知因素所激活的下行抑制系统。

痛知觉是机体的一套报警系统，提供机体正在受到伤害的信号，并保护机体免受进一步的伤害。因此痛知觉是人类生存所必需的，而人的直觉往往欺骗自己，如常将疼痛部位误认为是病位。通过以上的论述不难理解，疼痛部位不一定是病位，有可能是大脑疾病的反映，因为中枢神经系统有疾病时，其疼痛总是投射到身体上。举个例子更好理解：我的一个学生听完讲课后，很有感触地讲了他所接触的一个病例，患者，男，70多岁。肺癌并右腋下淋巴结转移，右上肢疼痛非常厉害，盐酸哌替啶和吗啡均不能缓解疼痛，家属与大夫商量怎样才能解决老人的疼痛问题？此时大夫也没有什么好办法，实在坚持不了只有截肢。最终还真截肢了，但事与愿违，尽管他的右上肢已截掉，患者的右上肢依旧如过去般疼痛剧烈，这种疼痛就是幻肢痛。这个病例有右上肢和无右上肢是一样的痛法，说明这个痛知觉的来源是神经中枢或大脑，由于大夫没有想到这个方面，只认为是右腋下淋巴结癌转移的癌痛，所以实在没办法就截肢了，结果截错了。

通过以上对于疼痛的理解，发现疼痛这个症状本身应该是大脑制造的。例如急性生理性的疼痛，现在基本知道疼痛的知觉位置在丘脑及丘脑以上大脑结构中。周围性的伤害性刺激在痛觉感受器部位传导为电信号，然后这个电信号传入脊髓背角的第二层，经脊髓神经继续上传，在这两个阶段并没有形成痛知觉。当这个电信号进入丘脑后才形成了痛知觉，在丘脑形成的痛知觉有两个特点，一是有机体对应的部位，没有疼痛程度；二是有强烈的情绪反应。当电信号继续上传进入更高级的大脑疼痛回路时，就会形成一个有意识知觉的包含丰富疼痛成分在内的痛知觉，形成了一个完整的疼痛。

第二章　脑针概述

第一节　脑针创立与发展

一、脑针创立

宫氏脑针由山东宫长祥医师在长期实践中创立，原名神经调衡理念及原极针疗法，2016 年 10 月北京中医药大学博士生导师周立群教授概括宫氏理论与技术特点，认为脑针理论营养主要来自脑科学和神经科学，采用中医传统针刺的方法，施术部位主要集中在头颅部，所治疗的疾病多与脑及神经系统有关，因而命名该疗法为"脑针"，"宫氏脑针疗法"由此定名。国家中医药管理局高新适宜技术认证文件中正式定名为"宫氏脑针疗法"。宫氏脑针在治疗脑瘫、偏瘫、截瘫、婴儿瘫及大脑炎后遗症这"五瘫"及疼痛和部分内科疑难病方面疗效突出。

二、脑针的发展与推广

宫长祥院长在临床实践中探索神经功能调衡理论，按此理论指导临床医疗，治愈了不少以疼痛为主的疑难顽症，验证了神经调衡理论。宫氏脑针理论从疼痛出发，展开演绎，以神经功能调整为核心，寻找病症最根本原因，逐步形成宫氏脑针的理念与精神，是国内独创的创伤小、痛苦小、见效快、安全高、风险低、愈后良的治疗方法。

2017 年 2 月 8 日，"宫氏脑针疗法"列入了国家中医药管理局传统医药国际交流中心高新适宜技术推广项目，函件正式以"宫氏脑针疗法"的名称定名。这一认证，意味着"宫氏脑针疗法"有了合法资格，可以在全国各大医院推广开展，揭开了脑针发展的新篇章。

2017 年，北京中医药大学"脑针治疗脑瘫"课题组，采用前后对照方法，观察 37 例小儿脑性瘫痪患者，以运动功能测试量表 88 项等 3 项作为观测指标，采用宫氏脑针疗法，每日 1 次，10 次 1 疗程，疗程间隔 3~5 日，治疗 2 疗程后统计疗效。研究结果表明，宫氏脑针可明显提高患者机体功能和认知功能，显效 30 例，有效 6 例，无效 1 例，治疗期间未见明显不良反应，无脱落病例，部分患者取得极显著疗效，运动和生活自理能力明显增强。

2017 年 3 月 14 日，北京中医药大学"脑针治疗脑瘫"课题通过专家组鉴定。以北京中医药大学针推学院院长赵百孝教授、中国中医科学院博士生导师荣培晶教授、北京大学享受国务院政府特殊津贴的王生教授、康复领域龙头院校南京医科大学王红星教授等权威专家组成鉴定组参加评审，给予宫氏脑针疗法高度评价，认为脑针疗法解决了过去众多脑瘫患者求医无门或疗效欠佳的困境，该疗法安全有效，具有较强的研究价值和临床推广前景。

2017 年下半年，鉴于宫氏脑针迅猛发展态势和公立医院竞争发展需求，宫氏医疗集团研究确立与公立医院特色科室合作发展战略，先后与深圳市光明新区人民医院、甘肃省中医院、乌拉特中医院、固阳县中医院等众多医院签订了脑针特色科室战略合作协议，取得了骄人的业绩，在全国引起热烈反响。

2017 年年底于山东省济南市成立了脑针学术委员会，旨在推动脑针学术发展，分享脑针学术成果。选举、确定了脑针学术委员会学术职务，宫长祥院长任名誉主任委员，周立群教授任主任委员，张金华、赵学印、陈仲悦、工海东、周钰、柳百智、陈洪根任副主任委员，吴卫国、邱连利为学术顾问。周立群主任委员提出学术研究的三个阶段：临床探索阶段、疗效科研阶段、机理研究阶段。第一阶段的脑瘫课题已基本完成，接下来的科研阶段最重要的是瞄准临床比较优势，在具体课题实施中注意伦理审核、原始病案记录、对照组设立、大样本、多中心等几个方面。同时提出建立科研信息中心，实现科研资料整理、加工、共享。进一步筹划课题研究，组建自闭症课题组、三年以上的脑卒中课题组、哮喘课题组等三个课题组。推动出一本脑针专著，让大家读得懂、学得会、用得上；筹备、拟定一份脑针标准（围绕施术部位、施术工具、操作方法等要素），具体实施中可以先拟定一份企业标准，后续沿团体标准、行业标准、国家标准、国际标准路线逐步升级。各脑针学术委员会副主任委员和委员分享了学习及应用脑针的经历，并为脑针的进一步发展建言献策。

2018年，宫氏脑针疗法写入国家卫生健康委员会"十三五"医科大学统编本科教材《针刀刀法手法学》，在这本由北京中医药大学博士生导师郭长青教授任主编和国内最高权威专家参与编写的中医药类大学本科教材中，对宫氏脑针疗法给予"在治疗脑瘫、偏瘫、截瘫、小儿脑性瘫痪等五瘫，以及疼痛和部分内科疑难病方面有突出疗效"的高度评价。宫氏脑针疗法不仅是公立医院、基层诊所医生治疗大病、疑难病必学的医疗技术，而且成为医学院校学生必修课程。

自2015年至2018年，3年来宫氏脑针在学术推广上，通过组织举办"宫氏脑针实操班""宫氏脑针高级研修班"，培训宫氏脑针学员6000余人。宫氏脑针学员中有博士生导师、博士后、院士、硕士和在校学生；有三甲医院院长、副院长、主任医师、科主任和技术骨干；有民营医院院长、副院长；有基层诊所医生等。

目前，脑针疗法以其安全性、实效性已经在全国范围内有3万名学习及临床应用者，社会受益者已达30万人，呈现出蓬勃发展的态势。

第二节　脑针理论依据

神经系统是人体内起主导作用的功能调节系统。人体的结构与功能极为复杂，体内各器官、系统的功能和各种生理过程都不是孤立进行的，而是在神经系统的直接或间接调节控制下，相互联系、相互影响、密切配合，使人体成为一个完整统一的有机体，实现和维持正常的生命活动。同时，人又是生活在经常变化的环境中，神经系统能感受到外部环境的变化，接受内外环境的变化信息，对体内各种功能不断进行迅速而完善的调整，使人体适应体内外环境的变化。

神经系统由中枢部分及外周部分组成。中枢部分包括脑和脊髓，分别位于颅腔和椎管内，两者在结构和功能上紧密联系，组成中枢神经系统。外周部分包括12对脑神经和31对脊神经，它们组成外周神经系统。外周神经系统分布于全身，把脑和脊髓与全身其他器官联系起来，使中枢神经系统既能感受内外环境的变化（通过传入神经传输感觉信息），又能调节体内各种功能（通过传出神经传达指令），以保证人体的完整统一。

正因为神经系统是人体内起主导作用的功能调节系统，神经系统疾病及神经系统的功能改变无疑会影响人体的各器官及其他系统的功能，也就会出现各器官及其他系统的疾病。传统理念认为，发生于中枢神经系统、周围神经系统、自主神经系统的及感觉、运动、意识、自主神经功能障碍为主要表现的疾病称为神经病。其实，除以上神经系统疾病的自身表现外，其他各器官及系统的疾病表现也有很大部分是神经疾病及神经功能障碍引起的，只不过是传统理念归在了各器官及系统的自体疾病中。从这个意义上讲，"神经病"的外延实际上比传统意义上的概念外延还要广泛。

宫氏神经调衡理念认为，神经系统的疾病或有各种原因引起神经系统的功能障碍影响了神经对人体各器官及系统的功能调节称为神经功能失衡。神经功能失衡发生的部位又分为中枢神经系统和周围神经系统，而中枢神经系统和周围神经系统在形态和机能上都是完整不可分割的整体，所以神经功能失衡又称为神经系统的功能失衡。传统理念大多认为神经系统自身很少出现问题，即使是出了问题也是被动的，如神经的卡压、神经的牵拉、软组织的无菌性炎症对神经的刺激、骨质增生及骨关节的移位对神经的刺激等。总之，神经是受害者。这就形成了一切从结构出发考虑问题，治疗也是为了去除神经卡压及受刺激因素的治疗思路。按此思路设计的治疗临床上却并不能取得好的效果，至今仍有许多的颈、肩、腰腿痛不能很好地解决，还被称为疑难杂症。实际上，神经自身出问题才是最大的问题。无论是神经自身出现病理的改变，还是由于机体内环境的改变影响了神经的功能，我们的机体从而出现各种各样的疾病或症状，特别是神经功能失调后的症状，治疗从调整神经功能的角度出发，这些疾病及症状就会很快消失，复杂的疾病变得简单化。

宫氏脑针根据神经调衡的治病理念，认为神经系统是人体内起主导作用的系统。一方面它控制与调节各器官、系统的活动，使人体成为统一的整体。另一方面通过神经系统的分析与综合，使机体对环境变化的刺激做出相应的反应，达到机体与环境的统一。各器官、系统的功能都是直接或间接处于神经系统的调节控制之下，神经系统是机体内起主导作用的调节系统。人体各器官、系统功能的正常发挥离不开神经系统的控制和协调，所以说，神经系统是人体五脏六腑之大主。人体是一个复杂的机体，各器官、系统的功能不是孤立的，它们之间互相联系、互相制约。同时，人体生活在经常变化的环境中，环境的变化随时影响着体内的各种功能。这就需要对体内各种功能不断做出迅速而完善的调节，使机体适应内外环境的变化。实现这一调节功能的系统主要就是神经系统。神经系统的功能异常也会导致该功能器官的疾病表现。神经系统是各器官、系统的总指挥、总控制；各器官、系统的疾病不能忽略神经系统的参与。宫氏脑针的治病理念跳出了器官、系统的固有模式，一切从神经系统这个总指挥、总控制出发，根据神经系统出现支配失调的不同层面，按照病位思想、同源同治的原则来治疗疾病。

根据神经系统的工作特点，特别是大脑的工作特点，宫氏脑针汲取了脑科学及中医学的整体观思想。其中脑科学中的大脑功能区（体像），即人机体中的各个功能器官及组成器官的功能构件在脑内都有的相应功能区，它和功能构件是一一对应和时时对应关系。我把组成各器官的功能构件称为实像，这样正好与体像相对应。根据体像与实像的一一对应和时时对应关系，临床上设计了实像透骨扎法。

第三节　脑针临床实践特点与技术操作流程

一、实践优势与适用范围

宫氏脑针疗法通过松解特定部位的筋膜，释放膜内的张应力而改变神经系统工作的力学环境，来调整神经系统功能。通过改变具体实像结构的方法来影响大脑，从而调整神经功能，进而促进疾病痊愈。

宫氏脑针疗法的特点：①操作安全可靠；②痛苦小，无风险；③见效快；④按疗程治疗，愈后复发率低。

适用范围：顽固性疼痛，如三叉神经痛、带状疱疹后遗症、幻痛（幻肢痛）等；骨伤科疾病，如颈椎病、肩周炎、腰椎间盘突出症、膝关节疾病、腰肌劳损、骨质增生、股骨头坏死、风湿、类风湿性疾病、强直性脊柱炎等；内科系统疾病，如脑出血、脑血栓等中风后遗症，脑瘫、截瘫、偏瘫，严重失眠、重症肌无力及肝衰竭等脏器衰竭；皮肤科疾病；肿瘤、植物人唤醒等疑难病症。

二、技术操作流程

【定义】宫氏脑针：用类似针刀的器具刺入人体以头部为主的特定部位，完成相关部位软组织切割并浅刺入骨皮质，以调节人体神经系统功能失衡的一种疗法。

【针具选择】宫氏脑针疗法针具是由金属材料做成的，在形状上似针刀的一种针具。其形状和长短略有不同，一般为 4.5~5cm，直径为 1.0~1.3mm。分手持柄、针身、针刃三部分。宫氏脑针宽度一般与针体直径相等，刃口锋利。

【物品准备】各型号宫氏脑针、10mL 注射器、5mL 及 2mL 带 5mL 牙科针头的注射器、消毒盘、弯盘、棉球、创可贴、无菌纱布块若干。

【药品准备】2% 利多卡因或者碳酸利多卡因、5% 碘酒、75% 酒精、10mL 生理盐水若干支。

【操作方法】

1. 体位的选择

以医生操作时方便、患者接受治疗时自我感觉体位舒适为原则。如在头、颈部治疗，多采用坐位；头部可根据病位选择仰头位或低头位。

2. 具体操作流程

在选好体位及治疗点后，确认进针部位，并做标记。局部无菌消毒，即先用酒精消毒，再用碘酒消毒，酒精脱碘。医生戴无菌手套，对于身体大关节部位或操作较复杂的部位可铺无菌洞巾，以防止操作过程中的污染。为减轻局部操作时引起的疼痛，可作局部麻醉，阻断神经痛觉传导。对特殊部位的治疗无须麻醉即可进行治疗。常用的注射药物有：2% 利多卡因用生理盐水稀释成 1% 左右，每个治疗点注射稀释后的麻药 3~5mL。

3. 常用的施术方式

（1）实像透骨

首先用辅助手的拇指指腹固定做好标记的治疗点，持针手拇、食指捏持针柄使针柄与皮肤呈 45° 角，刃口纵行用一侧刃角抵在治疗点的皮肤上，辅助手的拇指前端虚起，然后压在针上，双手配合用力使针抵在皮肤上的一角快速透皮，然后把针调直使之垂直于骨面再匀速抵骨，抵骨后，迅速用辅助手的拇、食指贴紧皮肤捏紧针柄下压，同时，持针手配合用力，用杠杆力摇动入骨。当感觉针刃入骨而有咬针感时，即可出针，完成治疗。其操作要点是用缓力及恒力入骨，避免对骨造成损害。

（2）肌筋膜松解

①枕外隆凸部的项韧带松解：在项韧带的枕外隆凸止点处，宫氏脑针的刃口纵行斜向骨面进针，辅助手拇指压紧施术部位，配合操作手下推或上拉使脑针在骨面上把项韧带纵行切开。然后再把浅层项韧带纵行切开，感觉在项韧带的纵行线上基本没有阻力时即可出针。操作要点是：宫氏脑针必须在项韧带中穿行，落空回针，不能扎空针。

②其他部位的项韧带松解：在选定的治疗点上，首先用辅助手的拇指进行固定。然后操作手拇、食指捏住针柄进针。刃口纵行进入项韧带，仔细感觉脑针是在韧性组织中穿行，向深处进针而感觉落空时回针，不要刻意找棘突；同样，向头侧或尾侧进针，也是落空回针。这样就找出了松解范围，双手配合把一定范围的项韧带纵行切开，感觉手下基本无阻力时出针即可。

③胸、腰椎棘突上棘上韧带的松解：在选定的治疗点上，首先用辅助手拇指固定治疗点，接着操作手的拇、食指捏住针柄使刃口纵行进针。透皮后，要在韧性的棘上韧带中穿行，不落空到骨面。运针到头侧落空，找到棘突的头侧沿；然后运针到尾侧落空，找到了棘突的尾侧沿。这样整个棘突的长度就探测出来后，根据自己的操作习惯，或从头侧向尾侧推针松解，反之亦然。当感觉手下基本无阻力时，即可出针。

4. 实像透骨及肌筋膜松解疗程

每次选择 1~2 个点进行治疗。一般先从实像透骨做起，有时两种治疗也可配合。前 3~5 日每日治疗 1 次，以后可以隔日 1 次，或隔 2 日 1 次，15 次为 1 个疗程。疗程间隔 7~10 日即可进行下 1 个疗程，特殊情况也可 3~5 日进行下 1 个疗程。

附：脑针科研课题及论文选编

"宫氏脑针"疗法治疗脑瘫临床疗效观察研究

项目简述：本项目为"宫氏脑针"治疗脑瘫临床疗效观察，采用"宫氏脑针"技术治疗脑瘫，该理论与技术由宫长祥医生经过多年的临床实践，探索钻研而发明。宫先生在长达20多年的治痛路上，曾先后学习多种技术，在小针刀、银质针等方面有非常优秀的技术把握，是国内最早开展臭氧、等离子微创治疗者之一。经过长期的实践，发现临床中有诸多病症在现有技术条件下不能有效地得到解决，经过艰苦的科研最后提出了神经调衡理论，然后在此理论的指导下又经历长期的技术演化，最终形成现在成熟的"宫氏脑针"治疗方法。

该理论认为形成疼痛等病症原因不是传统理论认为的神经压迫肌肉理论、经络理论、无菌性炎症理论等，而是由神经系统功能失衡所引起。通过松解特定部位的筋膜释放膜内的张应力而改变神经系统工作的力学环境来调整神经系统功能；通过改变具体实像结构的方法来影响大脑功能状态，从而调整神经和大脑功能，以达到治愈疾病的目的。

该疗法核心是一种特殊针法，所使用工具为适应宫氏脑针操作的专用针具，主要施术部位为脑部，具有安全、少痛、无风险、见效快、不复发等特点。该方法从疼痛开始研发，治疗范围覆盖到了疼痛、脑瘫、偏瘫、截瘫、肿瘤、皮肤病、哮喘及部分内科疑难病等诸多领域，本实验就是观察宫氏脑针对脑瘫患者的改善情况和实际疗效。

该疗法是近几十年来针灸领域一次重要的突破发展，2016年8月26日，石学敏院士团队观摩该法后接受电视台采访时明确指出该法"解决了其他治疗手段不能解决的问题就是奇迹""推广下去会有很大的社会效益"，并以"支持科学，不支持人情世故"的姿态大力支持该疗法发展，拟在人力资源、资料与数据整理等方面支持宫氏技术成果转化，以产生"更大的社会效益"。随着该疗法的推广，必将为临床疗效的提高和医学的发展做出应有的贡献。

研究背景：小儿脑性瘫痪简称脑瘫（cerebral palsy，CP），是儿童最为严重的运动残疾，是自受孕开始到婴儿期非进行性的脑损伤和发育缺陷所导致的综合征，主要表现为运动功能障碍及姿势异常。该病患病率为 1‰~3‰，其中以痉挛型脑瘫为主，占脑瘫患儿的 60%~70%。我国 1998 年"九五"攻关课题报道全国 0~6 岁脑瘫患儿有 31 万，平均患病率 1.86‰。脑瘫严重影响患儿的生活质量，给社会、家庭造成巨大的精神和经济负担。随着国内小儿脑瘫康复事业的迅速发展，使得大批脑瘫患儿得到不同程度的康复治疗。脑瘫治疗方法众多，目前有运动疗法、物理疗法、药物治疗、传统中医疗法、手术疗法等。

康复治疗方法中，运动疗法包括 Bobath 法、Vojta 法、引导式教育（Peto）、上田法、Rood 法、Ayre 感觉统合治疗、Temple Fay 法、Doman-delacato 法、运动再学习、神经肌肉本体促进技术（PNF）法。物理疗法包括电刺激疗法、水疗法等。传统的康复疗法包括针灸疗法、推拿疗法等。各种方法均有其各自的特点，目前临床上仍以 Bobath 疗法为主。

目前，国内外对于儿童痉挛性脑瘫的治疗存在四项基本认识：①中枢神经系统受损是非进展性的，但异常的肌力和痉挛造成的变形是会进展的。②目前可用的治疗手段只能矫正肌力不平衡及因肌力不平衡导致的骨性畸形，不能解决脑损害的根本问题。③在患者的生长发育中，肌力不平衡及骨性畸形会不断加剧。对一些患者，随年龄增长手术后畸形复发率不断下降。④脑瘫的治疗目标是尽量帮助患儿增加肌力和运动功能，减低功能障碍，努力回归社会。对大多数患者，综合治疗手段（如物理疗法、手术、康复训练等）联合的方式比一种方式更有益。

1　非手术治疗

1.1　康复治疗

对于年龄较小的脑瘫患者来说，单方面的康复治疗不可能取得很好疗效，只有进行综合康复治疗才能够保证其更好地恢复健康，减轻功能障碍的严重程度。小儿脑瘫的综合康复疗法是指每天让患儿完成一套特定的疗法，其中包括对于患儿平衡能力、协调能力、抓物能力、语言能力、起坐能力、原地运动能力、跑跳能力等各个方面的治疗，从而达到有效恢复的目的。其主要内容包括运动疗法、作业疗法、教育（特殊教育、引导式教育、认知教育）、物理疗法等。

1.2　药物治疗

1.2.1　巴氯芬在国内应用较少，有国外研究指出，巴氯芬除了抑制异常的单突触伸肌活动和多突触的屈肌活动，还能降低 P 物质，弱化疼痛感受，从而达到改善脑瘫症状的作用。

1.2.2 A 型肉毒素（BTX-A）是一种由肉毒梭菌产生的潜在神经毒素，有 7 种血清型。A 型肉毒素（BTX-A）在脑瘫患者中被用于选择性地减弱肌张力，注入肌肉的 BTX-A 在肌肉终板水平起作用，阻止释放神经递质乙酰胆碱，抑制肌肉收缩。

1.3 矫形器治疗

下肢矫形器用于预防畸形，对肌肉力量弱的患儿提供支持，消除肌肉不平衡的影响，使某种程度的运动受限制并能保持关节力线。踝足矫形器（Ankle-foot orthosis，AFO），常常被推荐给脑瘫儿童佩戴以改善踝、足部畸形，改善步态及步行效率。有研究发现，佩戴 AFO 可提高脑瘫患儿步行时的速度，增加跨步长，减小首次着地时踝关节的跖曲角度并增大迈步时踝关节的最大背屈角度。

2 手术治疗

痉挛性脑瘫的手术治疗方法有多种，其主要目的是神经反射弧调整、解除肌肉痉挛、平衡肌力、矫正骨性畸形，调整肢体的负重力线，改善运动功能。

2.1 神经外科治疗神经反射弧调整、解除肌肉痉挛

2.1.1 选择性的脊神经后根切断术

它是一项只在谨慎选择的患者中实施，是减轻痉挛状态、平衡肌肉紧张度的手术。在脑瘫患者中，由于正常的中枢神经系统对 γ 传出系统的抑制力不足，导致过度的牵张反射。另外，由 α 运动神经元的协调运动能力也表现异常。从肌梭传至脊髓的输入信号刺激会穿过后根。选择性脊神经背根切断术的目标是辨别传送过度刺激的神经根并切断，从而降低从背部感觉纤维输入的刺激，但对此手术的长期随访研究还很不够。

2.1.2 四肢周围神经部分切断术

原理同选择性的脊神经后根切断术，包括闭孔神经、坐骨神经、胫神经选择性部分切断术。该术式在欧美国家开展较为广泛，长期随访疗效确切，有切口小、出血少、疗效确切、并发症少等优点。尤其适用于痉挛部位单一、局限的患者。

2.2 骨外科治疗

痉挛性脑性瘫痪发展至青少年阶段常伴有明显四肢畸形及部分骨盆、脊柱畸形，其中以下肢畸形常见，如髋内收畸形、膝关节屈曲、足下垂内

翻等。一般来讲，3 岁以前的畸形不建议手术。软组织手术的最佳时机需待患儿发育到步态稳定，一般需达 5 岁，且随着发育状况的不同，手术方式亦有改变。小儿痉挛性脑瘫早期多采取选择性脊神经后根切断术及抗痉挛药物等方法治疗，而发展到青少年阶段出现固定畸形后往往需要骨外科干预。由于青少年脑性瘫痪接近或完全停止发育后，畸形相对固定，多能够较好地配合术后功能训练。

2.2.1 痉挛性脑瘫下肢畸形的矫正常用手术方法

2.2.1.1 足跖屈畸形（马蹄足）的矫治

足跖屈畸形在脑瘫患者中是最普通的一种足部畸形，其中有 70% 的患者是儿童。①肌腱手术：肌腱延长或切断术、筋膜切断、肌腱移位术，如跟腱、拇长屈肌腱延长术矫正踇趾屈曲挛缩畸形。②骨性手术：如合并足内翻或外翻骨性畸形改变时，在软组织松解的基础上实施跗骨截骨术、关节融合术矫正。

2.2.1.2 髋内收畸形的矫正

剪刀步或称剪刀腿畸形，是痉挛型双下肢脑性瘫痪的另一种常见畸形，严重者双腿交叉，被动髋关节外展困难，患者无法完成迈步动作，若发展至少年期，易继发髋关节脱位和股骨上段扭转畸形，多伴有髋部疼痛及行坐困难。①减弱股内收肌的肌力或肌张力：闭孔神经浅支或全支切断，股内收肌群起点部分松解，尤其是闭孔神经浅支切断加股内收肌起点松解术的创伤很小，简单有效。②肌肉移位以增加髋外展、外旋的肌力或肌张力：常用的有半腱肌或股薄肌外置于股骨外髁，但以上两条长肌外置后主要是增加髋外旋的作用。

2.2.1.3 膝关节屈曲挛缩的矫治

①间接矫正屈膝步态的非膝关节类手术：如髋屈曲纠正、杠杆臂功能不良矫正、痉挛或挛缩性髋屈肌松解与延长类手术。②直接纠正屈膝步态的膝关节类手术：膝关节肌肉调整术、后关节囊切开 / 股骨髁上截骨或髁韧带紧缩术。③医源性屈膝步态的补救治疗：佩戴控制步行周期地面反作用力外源性屈膝力矩的 AFOs 矫形器具。

2.2.2 脑瘫上肢畸形矫正手术方法

许多脑瘫患者常见的上肢畸形是关于位置的手指屈曲、拇指屈曲伴或不伴内收、腕关节屈曲、前臂旋前、肘屈曲及肩关节内收和内旋。

①拇指内收畸形矫正手术：此畸形的发生是由于内收拇指肌的痉挛和

挛缩，或因屈拇指肌痉挛所致。早期可对患者进行康复训练，如保守治疗无效者可行手术疗法。手术方法包括内收拇指肌切开术、肱桡肌移位重建拇指外展和伸直功能、第一及第二掌骨间植骨融合术。②手指和腕关节屈曲畸形的矫正：脑瘫患者手部常见手掌指关节和指间关节的屈曲畸形，发生原因是屈指深肌和屈指浅肌的痉挛。手术方法包括前臂屈指和屈腕肌群分段延长术、前臂屈肌起点下移术。

2.2.3　骨盆及脊柱畸形是脑瘫患者最重的畸形

出现脊柱侧凸或骨盆倾斜的患者是否需要手术治疗，需要从整体功能考虑及患者的具体情况而定，而不能仅以畸形程度为依据。治疗的目标都在于改进患者的功能，即减轻坐姿失衡、骨盆倾斜疼痛的程度。

3　传统康复疗法

小儿脑瘫属中医学"五迟""五软""五硬""痿证""内风"等范畴。针灸、推拿在治疗小儿脑瘫方面也有一定疗效。

3.1　针灸疗法

针灸疗法治疗脑瘫以醒脑健脾、补益肝肾、益气活血、通督阳为主。有研究对痉挛型脑瘫采取针刺配合推拿中点、按、揉、摩、捏、拿、叩击等基本手法治疗，能明显降低患儿肌张力，提高肌力，纠正患儿的异常姿势。用针灸疗法来治疗小儿脑瘫，醒脑健脾、益气活血、补益肝肾是主要目标。一些学者通过痉挛型脑瘫患者采用针刺结合穴位按、揉、摩、捏、拿及采用敲的基本技术，可以降低孩子的低肌张力，有效地改善患儿的异常姿势，提高肌力。袁青等采用靳三针疗法，对比头穴留针 30 分钟和 60 分钟疗效，延长留针时间能显著改善患儿的运动功能。靳三针疗法能显著提高人脑中动脉、大脑前动脉、动脉收缩期峰值流速和平均血流速度值，降低血管阻力指数。米曙光采用头针滞针加体针法能显著改善 CP 患儿的运动功能和智商发育。陈俊军等观察聪脑通络针法和西药加高压氧对比治疗脑瘫。结果：在提高患儿运动功能疗效方面聪脑通络针法组明显优于西药组。补肾健脑针法治疗肝肾不足型小儿 CP，在综合功能评定积分上优于传统针刺和不做针刺对照组，且年龄越小，疗效越佳。

舌针治疗 CP 可以通过刺激末梢神经而增强中枢神经兴奋性，经过皮层 – 丘脑 – 皮层的调节，使特异性和非特异性传导系统相互达到平衡，激活语言中枢功能低下的神经细胞和神经纤维，促进病灶区的侧支循环形成和血管扩张，解除痉挛，舌针有助于改善患儿智力、语言功能等精神神经症状，其疗效优于传统针刺组。

任月林等观察针刀和传统针刺对痉挛性脑瘫的疗效，结果针刀组在中枢性运动障碍、动作姿势异常、肌痉挛、运动功能方面疗效明显优于针刺组。莽针加指针刺激表浅经络可使机体产生一种气化效应，自我调理、平衡阴阳，有调节提高 CP 智能的作用。施炳培等以穴位注射为主配合作业疗法，发现随着疗程增加，脑瘫患儿的精细运动功能评估量表积分值不断提高，疗效就越明显；采用穴位注射为主观察 20 例脑瘫患儿治疗前后血清骨钙素的变化，3 个月后，17 例患儿血清骨钙素含量下降，治疗前后对比，差异有统计学意义。有研究表明，针刺法、穴位注射法、埋线法都是治疗 CP 的有效方法，以埋线疗法最好。电针华佗夹脊穴能有效地刺激末梢神经及牵张反射的感受装置，降低肌张力，对小儿脑瘫肌痉挛有较好疗效，且治疗时间适度延长，疗效更佳。

3.2 推拿疗法

推拿疗法治疗脑瘫采用补益肝肾，调和气血阴阳，活血化瘀，或独取阳明经络为主。有研究认为在 Bobath 疗法的基础上运用推拿疗法治疗脑瘫，治疗半年后，在促使患儿获得正常运动的感觉，促进脑瘫患儿的翻身、爬行、独坐、站立等运动功能方面疗效显著。

以上各种治疗方法均各有其特点，针对不同类型，不同年龄的脑瘫患儿采取适合的训练方法。对于年龄小（4 个月~1.5 岁）采用 Vojta 疗法训练效果较好，尤其对手足徐动型脑瘫效果明显。但是单纯采用 Vojta 疗法也有许多不足，尤其是手法粗暴，患儿痛苦大，一些家长不能接受。因此，Vojta 疗法常与 Bobath 疗法及 Rood 疗法相结合的训练效果较好。对于年龄稍大、肌张力高、有关节挛缩的 CP 患儿可再加上上田法，效果明显。但是上田法也会给患儿带来一定的痛苦，因为每次治疗需要 18 分钟。Doman-delacato 法训练强度大，每次训练需要 5 人为 1 个患儿服务，占用医疗资源太多，且运动强度大引起的不适患儿难以接受，运动再学习和神经肌肉本体促进技术法在国内主要用于成年偏瘫患者的康复，而在脑瘫患儿中的应用报道罕见。研究表明，脑瘫治疗中任何强调"单一疗法，短期突击"的做法都是不可取的。将运动疗法合理配合理疗、针灸疗法、推拿疗法治疗脑瘫，根据患儿的病情，并有针对性地选择几种方法结合应用，取长补短，方可提高脑瘫患儿的运动发育功能，缩短病程，减轻症状。

综上所述，脑瘫患儿的治疗是一个长期、复杂的过程，需要医院、家庭、社会密切配合才能完成其治疗过程。尽管目前尚无令人满意的治疗方法完全治愈脑瘫患儿被损伤的中枢神经系统，但随着治疗手段的不断丰富，治疗技术的不断规范化、专业化，脑瘫患儿的治疗效果已得到一定提高。脑瘫康复治疗的目的是减轻致残因素造成的后果，尽最大努力改善功能，提高运动能力、语言能力和生活自理能力，为此，还需要我们脑瘫工作者付出更多的努力。

研究成果报告：脑性瘫痪是一组持续存在的中枢性运动和姿势发育障碍、活动受限症候群，常伴有感觉、知觉、认知、交流和行为障碍，以及癫痫和继发性肌肉骨骼问题，是儿童肢体致残的主要疾病之一。脑瘫至今已经形成了中国针灸、运动疗法、物理疗法、手术疗法等各种治疗方法，但均有较大的局限性，临床疗效不理想。目前，中医传统针刺疗法已被广泛应用于脑瘫临床治疗，具有一定疗效，被认为是脑瘫的一种有效的特色治疗方法，得到关注和认可，同时也是研究的热点问题。近年来兴起的"宫氏脑针"被证实对小儿脑瘫具有更可靠的疗效，为了探讨"宫氏脑针"治疗三个疗程对不同类型脑瘫的运动功能疗效是否存在及脑瘫的不同病因是否会对针刺疗效产生影响，现将"宫氏脑针"治疗三个疗程的脑瘫病例进行观察分析，并总结如下。

1　临床资料

1.1　诊断标准

依据 2004 年全国小儿脑性瘫痪专题研讨会制定的小儿脑性瘫痪诊断标准拟定：引起脑性瘫痪的脑损伤为非进行性；引起运动障碍的病变部位在脑部；症状在婴儿期出现；有时合并智力障碍、癫痫、感知觉障碍及其他异常；除外进行性疾病所致的中枢性运动障碍及正常小儿暂时性的运动发育迟缓。临床分型包括：①痉挛型：以锥体系受损为主；②不随意运动型：以锥体外系受损为主，不随意运动增多，表现为手足徐动、舞蹈样动作、肌张力不全、震颤等；③混合型：同时具有上述两种类型临床表现。按瘫痪部位（指痉挛型）可分为单瘫（单个肢体受累）、双瘫（四肢受累，上肢轻，下肢重）、三肢瘫（3 个肢体受累）、偏瘫（半侧肢体受累）和四肢瘫（四肢受累，上、下肢受累程度相似）。

1.2　纳入标准

符合上述脑瘫诊断标准，脑瘫分型明确，即痉挛型、不随意运动型和混合型；年龄 1~30 岁；坚持"宫氏脑针"治疗 3 个疗程。

1.3 排除标准

伴有严重心肺疾患；伴有严重癫痫发作；伴有先天性遗传代谢疾病；进行性疾病所致的中枢性运动障碍。

2 治疗方法

所有病例均只采用"宫氏脑针"进行治疗，治疗方法如下。

2.1 脑针的施治部位

头部，以脑后枕外隆凸为标志，在正中矢状线上选点治疗，可以稍偏离一点正中矢状线，但不能偏离太多，以不超过1cm为限。其后是在枕外隆凸上沿选点，向前至前发际都可以选点施治，1次1个点，也可选2个点。如选2个点，两点间距离在2cm左右即可。

2.2 脑针针刺技巧

一般不用局部麻醉，选定点后，做好标志，常规消毒，施治者戴无菌手套，快速进针透皮，后匀速进针抵达骨面，然后固定针头在骨面上，再用力入骨少许，出针即完成治疗，用消毒纱布按压针孔10分钟。

2.3 治疗后护理

针眼部位注意清洁，48小时内不要洗头洗澡，预防感染。注意饮食，不吃发物，以免影响针眼修复。

2.4 疗程设计

针刺10次为一疗程，一般为每日1次，亦可前3~5次，1日1次，以后根据患者情况，间隔1~2日1次，完成疗程，每疗程之间间隔3~5日。

3 观察结果

3.1 观察指标

选取治疗前、治疗2个疗程和治疗3个疗程病例中记录的粗大运动功能评定量表（Gross Motor Function Measure，GMFM）数据进行统计分析。GMFM量表包括88项，分为卧位与翻身、坐位、爬与跪、站立位、行走与跑跳5项，卧位与翻身能区为51分，坐位能区为60分，爬与跪能区为42分，立位能区为39分，行走与跑跳能区为72分，各能区均按满分100分进行折算，评分越高说明运动功能越好。

3.2 统计学处理

应用SPSS 21.0软件进行统计分析，等级资料进行Ridit分析，计量资料采用均数 ± 标准差（$\bar{x} \pm s$）表示，组内比较用配对样本t检验，组间比较用协方差分析，重复测量数据进行重复测量数据的方差分析，均采用双侧检验，以 P<0.05 认为差异有统计学意义。

3.3　实验结果

3.3.1　收集病例病情与病因情况

共收集 52 例，其中男 37 例，女 15 例；年龄 4~31 岁（包括 4 岁）37 例，平均年龄 11.7 岁。脑瘫的病理分型：痉挛型 30 例（81.1%），不随意运动型 5 例（13.5%），混合型（主要为痉挛型伴有不随意运动型）5 例（13.5%）。

3.3.2　"宫氏脑针"治疗三个疗程对不同类型脑瘫 GMFCS 疗效分析

痉挛型脑瘫总有效率与混合型及不随意运动型比较差异均有统计学意义（均 P<0.01），而混合型与不随意运动型比较差异无统计学意义（均 P>0.05），说明"宫氏脑针"对痉挛型脑瘫的疗效最为显著，对混合型和不随意运动型脑瘫疗效相当。

3.3.3　不同类型脑瘫患儿"宫氏脑针"治疗 2 个疗程和 3 个疗程后 GMFM 评分比较

治疗前各型脑瘫患儿 GMFM 评分比较，差异无统计学意义（均 P>0.05），具有可比性，治疗 2 个疗程时痉挛型与混合型、不随意运动型比较差异有统计学意义（均 P<0.01），而混合型与不随意运动型比较差异无统计学意义（P>0.05），说明"宫氏脑针"改善痉挛型脑瘫患儿粗大运动功能疗效最优，对混合型及不随意运动型脑瘫患儿疗效相当；各组治疗 3 个疗程与治疗 2 个疗程和治疗前 GMFM 评分比较差异均有统计学意义（均 P<0.01），说明针刺辅助治疗对不同类型脑瘫患儿粗大运动功能均有改善作用；治疗前、治疗 2 个疗程和治疗 3 个疗程经重复测量分析差异有统计学意义（F 时间效应 <0.01），说明"宫氏脑针"对粗大运动功能的促进作用与治疗持续时间具有相关性，即治疗时间越长，疗效越显著。

4　讨论

脑性瘫痪常并发智力低下、姿势异常、癫痫等症状，预后不佳。中医文献没有小儿脑瘫的病名记载，但中医对本病早有认识，历代医家把其归属于五迟、五软、五硬、痿弱、失语等范畴。中医认为脑瘫是由先天禀赋不足、肝肾亏虚，后天调养失当、气血虚弱所致，辨证多与心肝脾肾四脏有关。针刺以督脉为主，足太阳经、足少阳经、足阳明经、手阳明经、手少阳经、手太阳经为辅等，结合康复训练及推拿按摩进行治疗，通过纠正异常机体姿势，打破原始放射的抑制，缓解患儿肌张力大幅度波动，从而诱导患儿自主运动，恢复随意运动。目前，评价脑瘫临床疗效尚无统一评价体系，通过查阅中外研究文献，并结合 2015 年制定的《中国脑性瘫痪康复指南》，确定以 GMFM 评估为主要评价指标来探讨"宫氏脑针"作为治疗手段对脑瘫患儿运动功能康复的促进作用。

迄今尚无特效药物及治疗方法治愈脑瘫，多数学者认为长期坚持康复训练是降低患儿致残率，提高脑瘫患儿生存质量最有效的途径，主要有运动疗法、物理疗法、药物治疗、传统中医疗法、手术疗法等。虽然现代医学技术在不断发展和更新，越来越多新的治疗技术应用于脑瘫临床治疗，但仍不能从根本上解决脑瘫儿童的残障问题，且单纯康复训练疗程长，需耗费大量的人力和物力，给家庭造成沉重的经济负担。

脑瘫病位在脑，应在四肢，症状变化多端。针刺治疗脑瘫遵循整体观念、辨证施治基础理论。临床观察发现，应用"宫氏脑针"，能有效改善患儿的运动、语言、认知等功能，其起效机制可能是针刺使大脑皮层的某些功能区、核团被激活，促进局部血流量及血氧饱和度增加，以及脑内各种神经营养因子的表达，促进残存脑功能的恢复和能量代谢，或可以特异性激活大脑网状结构，启动脑神经系统修复功能等。"宫氏脑针"的作用机制需要在今后的研究中继续做深入探讨。

本研究结果显示，治疗前后脑瘫患儿在 GMFM 评分上有明显差异，具有统计学意义（$P<0.05$）。这说明"宫氏脑针"可明显改善患儿前后坐位肌肉相关肌张力，减轻肌张力波动水平，提高患儿 GMFM 评分。

"宫氏脑针"主要施术部位在督脉，从中医传统理论分析，督脉作为奇经八脉循行于身后，沿脊柱而上，与诸多经脉相交通，在风府、哑门交阳维脉及手足六阳经等，可贯通患儿一身之气机。通过刺激督脉可以振奋督阳，增强患儿项背、腰骶部、脊柱支柱力量，增加脊柱稳定性，汇合诱导周身经脉之阳气，抑制原始发射，达到产生自主随意运动的效果。

从现代医学角度看，"宫氏脑针"可增加脑血流量，纠正其缺血缺氧状态，有利于脑组织的恢复，在改善循环状况及恢复脑细胞功能两个方面发挥重要作用。既往研究表明，电针督脉经穴可增强脑干、脑皮质及边缘系统产生 5-HT，调节机体的情绪、食欲、睡眠及内分泌功能，通过脑-肠交通，开放钙通道，释放降钙素基因相关肽、P 物质和乙酰胆碱等神经介质，影响患者精神及运动情况。

　　研究结果显示"宫氏脑针"对痉挛型脑瘫患儿运动功能疗效最为显著，而对混合型和不随意运动型脑瘫患儿运动功能疗效相当，这种疗效的差异可能与穴位选择、大脑损伤的部位不同和不同的运动障碍表现有关。痉挛型脑瘫损伤部位为锥体系，不随意运动型脑瘫损伤部位为锥体外系（基底神经节区）。"宫氏脑针"主要依据脑功能定位与体表投影的对应关系确定穴区的部位，"宫氏脑针"能有效缓解脑损伤导致的肢体痉挛。此外，痉挛型脑瘫患儿针刺治疗配合度好；不随意运动型脑瘫患儿由于其肌张力不恒定，运动的不随意和不自主运动增多，常导致针刺治疗配合度较差。"宫氏脑针"对不同胎龄脑瘫患儿运动功能改善存在差异，其中对足月脑瘫患儿疗效最优。产生这种疗效的差异可能与早产儿脑发育成熟度、自身营养状况、智能发育、身体状况等多种因素有关。"宫氏脑针"对不同伴随症状脑瘫患儿运动功能改善存在差异，其中对伴随智力低下的脑瘫患儿临床疗效最优，而对伴随癫痫的脑瘫患儿临床疗效欠佳。提示脑瘫患儿的伴随症状与临床运动功能疗效存在相关性，癫痫是诸多伴随症状中对临床疗效影响最大的一个因素，因此，癫痫的有效控制有利于脑瘫患儿的康复。"宫氏脑针"对不同类型脑瘫患儿运动功能的改善与年龄存在相关性，越早介入治疗，越有利于脑瘫患儿的临床康复。产生这种疗效差异可能与婴幼儿脑白质正常髓鞘化过程有关，1.5~2 岁婴幼儿脑白质发育与成人相似，因此 2 岁以内给予治疗，通过减少某些神经毒素释放对脑组织的抑制，抑制缺血缺氧脑组织的神经细胞凋亡，刺激脑组织神经生长因子等的表达，从而可以促进中枢神经功能修复、神经再生、功能重组，恢复功能代偿。

　　综上所述，研究表明"宫氏脑针"对脑瘫患儿的运动功能改善确有疗效，为治疗脑瘫提供了新的思路和方法，具有突破性的意义，并为脑瘫患者解除或减轻病痛带来了现实的效果和希望的曙光。研究同时注意到，"宫氏脑针"针刺的治疗时间、脑瘫类型、胎龄、伴随症状及患儿年龄与临床疗效均存在相关性。目前针刺辅助治疗脑瘫评价体系不统一、治疗方法多样，缺乏大样本、多中心的循证研究数据支持，阻碍了其进一步的发展。因此，如何获得最优和标准化的"宫氏脑针"治疗方案及探寻其作用机制是一个亟待解决的问题，也是我们今后研究的重点方向。

课题结题专家组鉴定意见

脑瘫主要表现为中枢性运动障碍及姿势异常，对患者健康及其家庭生活带来极大危害与痛苦，目前国内外对于此病治疗乏术，疗效欠佳。本研究采用前后对照方法，观察 37 例脑瘫患者，以运动 88 量表等 3 项作为观测指标，采用宫氏脑针疗法，每日 1 次，10 次 1 疗程，间隔 3~5 日，治疗 2 疗程后统计疗效。研究结果表明，宫氏脑针可明显提高患者机体功能和认知功能，显效 30 例，有效 6 例，无效 1 例，治疗期间未见明显不良反应，无脱落病例，部分患者取得极显著疗效，运动和生活自理能力明显增强。本课题设计科学合理，观察指标选择适当，组织实施严谨周密，观察结果真实可靠。

宫氏医学脑针疗法对脑瘫的治疗具有一定的创新性，且已被列入国家中医药管理局传统医药国际交流中心高新适宜技术推广项目，解决了过去众多脑瘫患者求医无门或疗效欠佳的困境，该疗法安全有效，具有较强的研究价值和临床推广前景。

运用脑针疗法治疗膝骨关节炎 56 例疗效观察

膝关节炎（gonarthritis）是一种常见病，多发于中老年人群。随着我国老龄化，发病率逐渐升高，对我国老年人的生活健康和质量方面产生了巨大的影响。50 岁以上的发病率约为 10%，60 岁以上则达到了 78%。多数膝关节炎患者初期症状较轻，若不接受治疗病情会逐渐加重。主要症状有膝部酸痛、膝关节肿胀、膝关节弹响等。膝关节僵硬、发冷也是膝关节炎的症状之一，以僵硬为主、劳累、受凉或轻微外伤而加剧，严重者会产生活动受限。本病的病因研究仍然处于探索阶段，因此尚无特效的治疗方法，临床上多以对症治疗为主，减轻或消除疼痛、改善或恢复关节功能等。为有效解决该疑难病的治疗困局，研究者采用脑针疗法治疗膝关节炎。

收集整理 56 膝关节炎的病例资料，全部采取脑针疗法。

1 临床资料

收集整理 2015 年 1 月至 2016 年 6 月衡水康复医院门诊及住院部收治的膝关节炎病例 56 例，男 24 例，女 32 例，年龄 47~79 岁。其中 3 例疼痛致不能行走，需使用拐杖，17 例有关节肿胀、变形，21 例有积液。膝关节炎表现为膝部酸痛、膝关节肿胀、膝关节弹响等。膝关节僵硬、发冷也是膝关节炎的症状之一，以僵硬为主、劳累、受凉或轻微外伤而加剧。

其中 20 年以上病史 1 人，15 年以上病史 16 人。平均年龄 57.6 岁，平均病程 49.7 个月。一个重要特征是所选 56 例病例，无 1 例初诊，均是发病多年，多处求医，经过多种方法治疗的患者。这一部分患者自述"我们知道这个病没有办法治疗了"，对医护初期表现出不信任的态度。

2　疗效评定标准

临床治愈：疼痛症状与积液完全消失，无肿胀，功能改善，随访 3 个月无复发。

显效：疼痛症状基本消失，积液减少，基本无肿胀，功能改善。

好转：疼痛症状有明显改善，但未完全消失。

无效：疼痛、肿胀症状无明显改善。

3　治疗

入院检查。对患者膝关节部位进行 CT 检查，以排除骨巨细胞瘤等其他病变；对患者颈椎、胸椎、腰椎部位正、侧位进行 CT 检查、常规化验检查等，以排除其他病变。

运用脑针疗法。根据宫氏神经调衡理论的三支神经查体确定病位及治疗点。扎针选点主要集中在枕外隆凸及其上下部位、上项线、项韧带、胸椎棘突、髌骨、髂后上棘、股骨大转子等位置。患者采用坐位或俯卧位，每次选择 1~2 治疗点，常规消毒，局部浸润麻醉后在治疗点用脑针（原极针）进行筋膜松解或实像针法（两种针法均为宫长祥先生所独创）。术毕针孔贴创可贴，并嘱患者按压 5~10 分钟。治疗每日 1 次，前 3 日每日 1 次，以后根据体质与病情隔日 1 次或隔 2 日 1 次，10 次为 1 疗程。未愈者在第 1 个疗程后休息 10 日左右再进行第 2 个疗程的治疗。治疗不需要其他药物，绝对不用激素、镇痛类药物。为预防针眼感染，可口服螺旋霉素、云南白药等。

4　治疗结果

观察 56 例病例，55 例达到显效以上治疗效果。其中临床治愈 31 例，显效 24 例，好转 1 例。1 个疗程临床治愈者 26 例，2 个疗程临床治愈者 5 例，没有经过第 3 疗程者。显效病例中多为 1 个疗程中患者治疗 7~8 次即感觉良好，因时间、经济原因等没有完成第 1 个疗程。56 例患者中，第 1 次治疗即好转者 53 例，针毕患者自述疼痛减轻，走路姿势改善。好转 1 例，为患者 3 次治疗后自觉病好，因为经济等潜在因素未继续治疗，电话随访疗效稳定。

5　讨论

膝关节炎属疑难病范畴，病因确定与治疗方案均缺乏权威而有效的临床支持，所以积累了大量的病程较久的患者。脑针疗法是宫长祥先生所创，原称为宫氏神经调衡理论与技术，又称原极针疗法，近期因为与北京中医药大学合作课题事宜，建议更名为脑针疗法。脑针疗法较好地解决膝关节炎这一难题。

宫氏神经调衡理念来源于脑科学及神经生物学的相关知识，并借鉴了中医的阴阳平衡及整体观念。现代脑科学及神经生物学的研究表明，脑内的各种功能区即大脑图谱是变化的，神经是有塑性的。神经功能的实现是脑内各个功能区协同工作的结果，与中医阴阳平衡和整体观念高度一致。神经系统是机体内对生理功能活动的调节起主导作用的系统，机体各系统的正常生理活动都离不神经的调节，这就说明，机体的正常生理活动和疾病的修复均有神经的主导作用。正是基于以上的认识，形成了宫氏神经调衡理念。

脑针疗法以宫氏神经调衡理念为指导，以脑针（原极针）为工具，通过调整肌筋膜内的力学平衡进而改变神经系统工作的力学环境，从而使功能失调的神经恢复正常。同时通过实像扎法直接改变脑内体像的途径调整中枢的神经功能，进而治疗疾病。脑针治疗的选点主要是在头部及脊柱的正中线上。在头部以扎实像为主，在脊柱正中线上以肌筋膜松解为主。实像是对大脑内体像的调整，肌筋膜的松解是调整机体内的力学平衡，其作用都是调整神经的功能。神经系统功能的正常，特别中枢神经功能的正常，能够调整全身各系统的功能，包括疾病的修复等。

髓海理论考探与脑户穴应用

四海理论为针灸的经典理论，阐述了经络的纵横关系，然而该理论在应用上多着眼于《灵枢·海论》中简要罗列的腧穴，未经系统分析、总结，故临床落实性较差，鉴于此，笔者试结合文献及实践以四海中的髓海为例探究之。

1　髓海之输范围性考

《灵枢·海论》论述了四海上下所输之处："胃者水谷之海，其输上在气街，下至三里；冲脉者，为十二经之海，其输上在于大杼，下出于巨虚之上下廉；膻中者，为气之海，其输上在于柱骨之上下，前在于人迎，脑为髓之海，其输上在于其盖，下在风府。"现代临床应用多据此段论述，取其所列腧穴，实际此种用法较内经本义有偏颇之处。我们回到经文看，①此文紧接的上文是："必先明知阴阳表里荥输所在，四海定矣。黄帝曰：定之奈何？"此处的回答即是荥输之所在，考之此"荥输"应非五腧穴之"荥输"。荥，《康熙字典》对其本义的训释有三方面：一是绝小水也；二以之形容波浪，如荥潆，乃波浪涌起貌；三用之形容地名、水名。我们知道五腧穴里用的是其绝小水义，而《灵枢·海论》中形容四海，海波不相离，用的应是其第二义。《康熙字典》引《广韵》中输字本义为"尽"，如《左传·襄公九年》："输积聚以贷。"我们不妨参考之，那么此处荥输当形容的是四海之波所尽处。放之下文也讲得通。②回到其所输之处的条文，其描述并非都是穴位，如气街，街者，四通之道也，四通八达，并非具体的点；柱骨之上下，上下更是一个范围的估量描述，也不是点；其盖，盖者，遮覆物也，也绝非一个点。故以上三者绝非指穴位，假设是描述穴位，"其盖"若用《内经》里的"颠顶"替换则更贴切。而气街、巨虚、上下廉、风府、其盖等这组描述只能统一在人体体表标志一词中，也就是说此段所述的点或部位都是人体测量的参照系，并非指具体穴位。这种混参具体穴位和部位测量人体的方式在《灵枢》其他篇中也能见到，如《灵枢·骨度》："天枢以下至横骨，长六寸半……耳后当完骨者，广九寸。耳前当耳门者，广一尺三寸。"再者，从上下文看，此段文字紧接上文所回答的设问是："四海定矣，定之奈何？"即四海如何划定。虽然"定"字也有平定的意思，然而根据上下文，此段之后的段落始陈述四海之生败、利害，既无生败、利害，不会先谈平定，也可见此处讲的是四海划定参照系。③此篇首述了水谷之海，其输上在气街，下至三里，用了一个"至"字，据此也可推断此处表述的该是一个范围，紧接其后又加有"出、上在、下在"等描述，叙述相对繁复，在古人以刀为笔的书写时代，考虑书写劳动成本，应不妄写加词。从反面看，我们也可以从《内经》之中找到简单罗列腧穴或部位而非表述范围的例子，例如《灵枢·卫气》表述：足少阴之本，在内踝下上三寸中，标在背输与舌下两脉也。足厥阴之本，在行间上五寸所，标在背腧也。足阳明之本，在厉兑，标在人迎，颊挟颃颡也。足太阴之本，在中封前上四寸之中，标在背腧与舌本也。其所表述并列部位，多用"与"字，而且辅有具体的分寸描述，与《灵枢·海论》篇截然不同。④此外，古人以四海合十二经水类比于自然界之水系，而自然地理之海当为一个区域、范围，也与上理相通，同时能与《内经》创作时代的地理学著作《山海经》之表述方式相互印证。最后我们得出一点，髓海之输，当非确定穴点，而是以具体部位和穴位为参照系的一个范围，大约从头盖到风府，其他三海亦然。考探至此，我们为髓海理论临床应用首先确定了结构上的靶向范围，下一步我们从功能角度探究之。

2 从脑主神志与心主神明矛盾到四海与精气神的对应

《灵枢·海论》有关髓海功能的论述如下："髓海有余，则轻劲多力，自过其度；髓海不足，则脑转耳鸣，胫酸眩冒，目无所见，懈怠安卧。"其中自过其度与懈怠安卧结的描述均属于人体生命活动控制及神志方面之变化，据此点推测髓海的功能指向可能与生命活动调控及神志有关，当然虽说这一点基于现代医学中大脑的作用无可非议，然而考虑中西医理论体系差异，推测的证实仍需我们回溯并探索先贤所构建的中医体系，首先需要解决"脑主神"与"心主神"之矛盾争议。此争议由来已久，《素问·灵兰秘典论》提出："心者，君主之官，神明出焉。"然而《素问·脉要精微论》又言："头者，精明之府。"历代学者对此解读不同，产生了神志之主的争议。虽说《内经》以后历代医家从心论神志者众，然而明代李时珍在《本草纲目》中明确提出了"脑为元神之府"，清代王清任更是在其《医林改错》中指出："灵机记性不在心而在脑"，逐步将脑在神志方面的主导作用凸显出来。争议至今悬而未决，翻阅古今内经研究文献，未见直接明确解决此争议者。当代学者烟建华之《黄帝内经》学术体系研究论述给笔者以启发，烟氏在其代表性著作《医道求真》一书中提出：神概念有大小之分，内经之中小概念之神有五，为神、魂、魄、意、志，心所主之神为小概念之神，是人在清醒状态下的自觉意识，应用上其主要落实在情志方面，主喜、怒、悲、惊、恐之中的喜，与人体情绪变化密切相关。而通用《中医基础理论》教材论述了神概念有广义、狭义之分，明确了广义的神是一切生命活动的总主宰。上述二者参合，就将广义之神和狭义之神概念、功能作了区分并统一起来。心主狭义之神，广义的神也当有所主，是否是髓海需要进一步考求。众所周知，中医体系的构建有赖于"天人合一，取象比类"的思维指导，把人体与自然界对应相参。我们所生活的自然界最下面是大地，为有形之物质；自地以上为大气层，为无形有质之物；根据古人的世界观，大气再上为九天之上及神祇所居，相对虚无。梳理一下，在古贤观念中，宇宙自下而上，由大地到大气再到九天之上，由物到气再到神，由有形渐入无形，由阴至阳。以"天人合一"思想将此自然三层架构找一个角度类比于人体，在针灸人体构建体系逻辑上在直接的对应即是"四根三结"，而人体结构上三结头、胸、腹又直接对应脑、膻中、胃冲脉四海。直接取"三结"为桥梁进行三三类比、一一对应，则自然之物、气、神分别对应人体腹（胃与冲脉）、胸（膻中）、头（脑）。我们再进一步类比，例如选取面部，则物、气、神分别对应面部的口、鼻、眼。这些简单的类比对应完全可以形成体系：下－大地－物－水谷之海－腹胃－口－口味、中－大气－气－气海－胸肺－鼻－鼻息、上－天之上－神－髓海－头脑－眼－眼神（图2-1），而血海冲脉行于人体中部，亦为十二经之海，上贯三阳，下渗三阴，前合阳明胃水谷系，后合少阴肾脑髓，贯通上述三个系统。

人体三部与三结四海对应三才全图

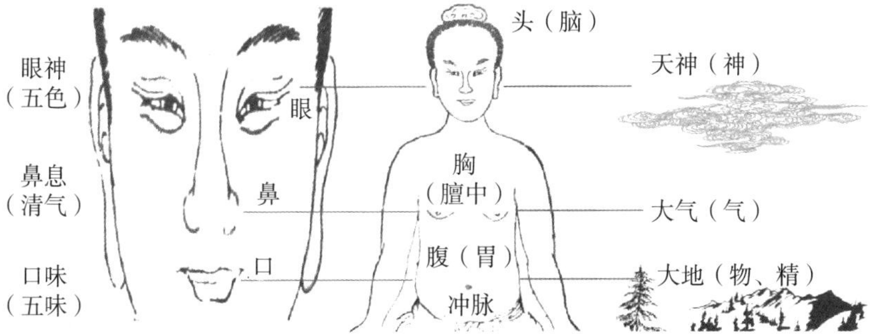

注：此图为作者参考《医宗金鉴》自绘

图2-1　天地与人体三三类比图

返回来我们进一步分析对应体系中的逻辑，人体通过口摄入物质性的五味入腹部肠胃以充养物质性的形体，通过鼻道吸入清气入胸肺之中以涵养气魄，通过眼睛见识五色传入头脑以颐养神采，这深合自然、生活之理，也可与现代科学物质－能量－信息的三元提法想通应。当然经过类比，人体其他部位也可入此体系，不再一一赘述。借上述体系我们得出结论，髓海所主是相对广义的神，类比于古人世界观中的天神，与气和物相对应的大概念。另一方面我们追溯一下神的本义，《说文解字注》："神，天神，引出万物者也。从示、申。"由此可见这个神引出万物，在至高至阳之处，含义基本与人体广义的神相一致。故至此我们可得出结论：脑主神志与心主神明并不矛盾，是从不同层面上的有机统一，头脑所主之神为大概念之神，居于人体至高至阳之处（头脑），为人体生命活动调控与信息的主宰，而心藏之神为小概念之神，是觉醒状态下的自主意识，为大概念神中指向高级意识的重要组成部分。也就是说髓海是人体一切生命活动调控与信息的主宰，髓海之重要可见一斑。以上结论在《内经》中也见到侧面映射性论述，如《灵枢·经脉》"人始生，先成精，精成而脑髓生"。脑髓生后，续再成骨、肉、筋、脉、皮等组织结构。

3 由髓海之输范围面到线再到点：督脉与脑户穴

如果将髓海理论落实到临床应用，一个范围是无的放矢的，那么我们再进行相对精细的校定。根据一般哲学思维，我们的精细化需先从一个区域、一个面浓缩至一条线。综合考虑各方面因素，在此区域内，我们首需重视的应是督脉，原因有以下几点：首先督脉穿过《灵枢·海论》中所列的全部两个髓海之输界定参照系——其盖及风府。再者在针灸经脉体系之中，督脉与髓海（脑）的联系最紧密，《素问·骨空论》载："督脉者，起于少腹以下骨中央，女子入系廷孔，其孔，溺孔之端也。其络循阴器，合篡间，绕篡后，别绕臀至少阴，与巨阳中络者，合少阴上股内后廉，贯脊属肾，与太阳起于目内眦，上额，交巅上，入络脑……"；《难经·二十八难》又载："督脉者，起于下极之俞，并于脊里，上至风府，入属于脑。"最后，二者在功用属性方面相应性最好，督脉为阳脉之海，总督一身之阳，与头脑之至高至阳属性恰相符合。

定线后进一步精细定位就需要落实到点上，在局部确定一个相对重要的点，也就是传统的大穴，才能真正将此理论落实到临床。我们还是回到经典，《素问·骨空论》有一段与"髓"相关具体点的论述："髓空在脑后三分，在颅际锐骨之下，一在龂基下，一在项后中复骨下，一在脊骨上空，在风府上。"其所述首个髓空，也可能是最重要的，就在脑后三分，在颅际锐骨下。颅的本义是头盖骨，也就是现代解剖学的顶骨，其后面的边际横向上就是顶枕结合部，基本就是小儿后囟区域，此区域中合上我们上文考证的纵向的督脉一线，在纵横两线交点确定位置，即是脑户一穴（图2-2）。

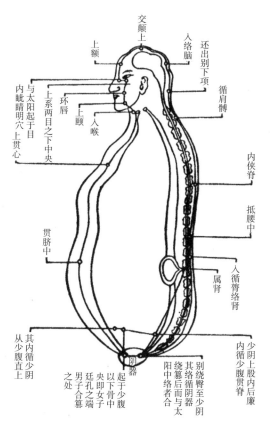

图2-2　督脉络脑图（摘自《医宗金鉴》）

再者关于脑户穴解的文献也佐证了此点,《古法新解会元针灸学》:"脑户者,头髓大脑所居之户也,故名脑户,又名合颅者,脑后骨之合缝也。"言明脑户即是颅骨后缘合缝,也点明了其与脑髓的密切关系。《经穴命名浅解》:"脑户,出入通气之处为户,穴当枕外粗隆上缘,是脑气出入之所,因名脑户"。《经穴释义汇解》:"穴在枕骨上,强间后一寸五分,枕骨中为脑所居,穴在其上,故名脑户",均阐述了脑户与脑髓联系紧密,且此穴位置对于脑髓有要塞性作用。现代学者刘杰更直接提出:"此穴位于人身八卦乾部,别名会额,是因其为督脉脉气入脑之处,行颠顶,下额头,故名之。若反之,督脉脉气上额交会颠顶,入络脑,由是穴而出下颈项,名之。"同时有多位现代针灸学者结合文献与临床实践考证,认为针灸髓会一穴并非绝骨,而是此穴所在的枕骨部。另外,从现代解剖学角度看,脑户穴所在的枕外隆凸部是项韧带、颅底肌群、枕肌、帽状腱膜等多方面肌筋膜组织的汇集、附着区域，干预此区可通过局部骨质及枕骨大孔的力学传导间接影响大脑，同时此处也与视觉传导路径有密切关系，这也与我们之前的髓海－眼对应的文献推断相符。除此之外，在《内经》医学体系之外的传统医学中，脑户穴的重要性及其调控性作用也有体现：在道家医学中，此处是通向泥丸宫的玉枕关；在佛家医学中，其乃启神开智的修明点。那么也就是说，我们通过合适方法刺激脑户穴，可以对人体的脑（髓海）产生调节作用，而髓海又是整个人体生命活动信息调控的主宰，在临床之上脑户穴治疗作用当是全身调控性的，故我们临床应用髓海理论时，不应限于简单选取《灵枢·海论》所列腧穴，更应将脑户穴作为重中之重。

4 有关脑户穴应用的古今文献提取与统计

关于脑户穴的临床应用文献，更是有力佐证了上论。参考现代学者对脑户穴古文献的整理，将其所治病种统计如表 2-1：

表 2-1 中医古籍对脑户穴应用记载

相关文献	所治疾病
《针灸甲乙经》	目不晌、目不明、痉、寒热、重衣不热、头重顶痛、脑中寒、汗出、头中恶风、暗不能言、颠疾、骨酸、眩、狂、瘛疯、口禁羊鸣
《备急千金要方》	狂癫惊风走、恍惚、头重痛、面赤肿、目痛不能视、呕、颈有大气
《千金翼方》	风、头重风劳
《外台秘要》	舌本出血
《医心方》	寒热痉、项痛、风眩
《铜人腧穴针灸图经》	目睛痛不能远视、面赤目黄、头肿
《针灸聚英》	瘿瘤
《循经考穴编》	颈项强痛、头风目泪

注：关于文献中主治疾病有重复记述者，归于年代较早的文献。

从上表的文献统计看出，脑户穴治疗范围广泛，涉及神志、脑、头、面、官窍、颈项、骨骼、言语、寒热、汗证等全身上下诸多方面疾病。然古人对脑户穴应用之记载更为广泛，不仅限于医学文献中，如史书《新唐书·高宗武后传》记载了唐代张秦二氏脑户刺血治风眩案：张文仲、秦鸣鹤为唐侍医，高宗苦风眩，头眩不能视，二医言："风上逆，砭头血可愈"，遂为之刺脑户及其处出血，立愈。现代学者则在古人基础上又将脑户穴用于治疗腰椎间盘突出、原发性高血压、特发性震颤、疼痛类疾病、脑昏迷、脑卒中、小儿脑瘫等多种疾病。现在国家中医药管理局适宜技术推广的脑针疗法，于全身范围内治疗多种疾病，主要着眼于枕外隆凸脑户穴区域。综合古今文献看出，脑户穴的治疗范围涉及全身，这与其和髓海的关系密不可分。

5　关于脑户禁刺讨论与骨空体系展望

关于脑户一穴古今多有禁刺之论，现代多位针灸学者对此进行了反驳，经过在文献及临床实践领域全方位梳理与考证，得出的结论是：脑户穴操作的危险因素在于颅骨变异和取穴不准偏向枕骨大孔，上述两者均是针灸临床低级错误，此两种情况凡稍有素养的针灸医师规范操作完全可以避免，故脑户穴针刺安全是无疑的。当然，髓海理论之用不单单限于脑空一穴，《灵枢·卫气失常》有云："骨之属者，骨空之所以受液而益脑髓也"，言髓必言骨，骨必有骨空，骨空与脑髓当有重要联系。现在已经有学者对《素问》穴位分类及骨空体系着手研究，我们也应结合经典进一步探索，结合骨空穴类探索髓海相关腧穴的体系性，这些相关研究或会进一步指导针灸临床具体操作。

综上所述，《灵枢·海论》所记载的髓海所输之穴仅为划定范围的参照系，并非直接应用于实践的穴点。当回归中医"天人合一、取象比类"思维，合以《灵枢》记述的髓海失常表现，有机统一"心主神明"与"脑主神志"后，我们发现髓海所主者为大概念之"神"，髓海之功能为人体生命活动及信息总调控。进一步以髓海之输的范围面为前提，利用逻辑思维梳理相关经络腧穴文献，由面到线再到点，得出脑户穴是影响、调控髓海的关键点，脑户穴借髓海之全身调控作用可影响周身，髓海理论的临床应用需重视此穴并参考与此穴相关的古今文献。髓海理论的应用不应局限于一穴，其与《素问》骨空体系关系密切，骨－髓－脑－肾相关人体系统及参合骨空的髓海穴位体系应进一步研究。

第三章 脑针临证实践

第一节 骨关节疾病

颈型颈椎病

姓名：胡某　**性别**：女　**年龄**：50 岁　**职业**：农民

就诊时间：2018 年 2 月 26 日。

就诊地点：郑州市骨科医院。

主诉：反复项背僵硬、疼痛不适 3 年余，加重 20 余日。

现病史：患者 3 年前无明显诱因出现颈项、背部僵硬疼痛、酸困不适，未系统治疗。近 20 日因低头劳累后上述症状加重，伴头晕昏沉来诊。**刻下症**：项背僵硬、疼痛不适，活动受限，伴头晕昏沉感，但无明显双侧上肢麻木、疼痛。

既往史及过敏史：既往体健，否认食物及药物过敏史。

家族史：否认家族性遗传病史。

查体：生命体征平稳，心肺检查未见异常。

诊断：颈型颈椎病急性发作。

治疗：脑针治疗，脑针实像透骨扎法。

　　部位：枕外隆凸高位实像，1 次 2 点。

　　操作：脑针透骨扎法，迅速透皮，匀速直达骨面，然后用杠杆力入骨少许，以出针时有咬针的感觉为宜。

治疗过程：高位实像 2 针，立竿见影，患者颈项僵硬疼痛、酸困不适明显减轻，头脑清醒，身体上下自觉较前轻松。

随访：随访至今未见复发。嘱其劳逸结合，注意防护，以防复发。

病例提供者：刘占平，男，1964 年出生，河南商水人，主任中医师，教授，郑州市名中医，郑州市骨科医院疼痛诊疗中心副主任。1989 年毕业于河南中医学院，现任河南省中医药学会针刀医学专业委员会常委，河南省中医药学会中医疼痛分会委员，郑州市中医药学会骨科专业委员会委员，中国中医药研究促进会中医微创专业委员会副主任委员，脑针学术委员会常务委员。发表《针刀治疗耳枕部神经卡压综合征 180 例疗效观察》等国家级核心期刊学术论文 23 篇，主持完成的《解郁消癖通络汤治疗乳癖的临床研究》及参与完成省市级科技成果奖 8 项，分获一、二、三等奖。参编《现代中医诊疗学》《现代中医老年病学》等著作 4 部。

2016 年 12 月师从宫长祥教授系统学习宫氏脑针医学疗法（宫氏脑针第 14 期学习班学员），以脑针治疗股骨头坏死、三叉神经痛、带状疱疹后遗神经痛、风湿、类风湿关节炎、强直性脊柱炎、幻肢痛（幻象痛）、落枕、急性腰扭伤、痛风、胆肾结石绞痛、胆囊炎等疼痛性疾病及头痛失眠、气管炎哮喘、冠心病、中风偏瘫、脑梗死后遗症等心脑血管病、脑瘫、截瘫、肿瘤疼痛、皮肤病、消化系统疾病及不明原因之疾病等内外妇儿各科临床许多常见病、疑难病、顽固病，取得了很好疗效。单纯应用脑针治疗病例约 7000 余人次，有效率达 80% 以上。

刘洋甫，男，1992 年出生，河南郑州人，本科学历。2014 年毕业于武汉科技大学艺术与设计学院工业设计专业，2017 年考入河南中医药大学针灸推拿专业单招班，现河南中医药大学针灸推拿专业大三在读。2016 年开始学习脑针疗法，为脑针第 15 期学习班学员、脑针"智"字号弟子。

神经根型颈椎病

姓名：王某　**性别：**女　**年龄：**63 岁　**职业：**农民

就诊时间：2018 年 8 月 26 日。

就诊地点：浙江省绍兴市中医院康复医学科。

主诉：颈肩部疼痛 8 年，加重伴左上肢麻木 1 周。

现病史：患者 8 年前无明显诱因出现颈项、肩臂部拘急疼痛，颈部活动受限，无上肢疼痛麻木，无头痛头晕。患者未予重视，后病情逐渐加重，1周前出现颈部及左上肢疼痛，伴左手桡侧3指麻木，握力减退，左拇指屈曲受限，不能左侧卧，并伴胸背部、腰部、双膝关节疼痛，双膝屈伸困难，影响睡眠，疼痛时仅能睡2小时。2018年8月22日患者至浙江省人民医院行颈部MRI，结果回报示① C4/5、C5/6、C6/7椎间盘突出，颈椎管狭窄。当地医院骨科建议行手术治疗，患者因惧怕手术，经人介绍来我处就诊。**刻下症：** 精神倦怠，痛苦面容，颈部疼痛伴有左上肢疼痛，左手桡侧3指麻木，握力减退，左拇指屈曲受限，难以左侧卧，伴胸背部、左侧腰部疼痛，双膝关节下蹲、起立困难，影响睡眠。无发热恶寒，无恶心呕吐，纳可，因疼痛夜间难以入睡，二便调。

既往史及过敏史： 既往体健，否认高血压、糖尿病、呼吸系统等病史，否认肝炎、结核等传染病史，否认重大外伤、手术史，否认中毒、输血史；否认食物及药物过敏史，预防接种史不详。

家族史： 否认家族性遗传病史。

入院查体： 神清，查体合作，对答切题，全身浅表淋巴结未触及肿大，皮肤巩膜无黄染，双瞳孔等大等圆，对光反射存在，鼻翼无扇动，五官无畸形，颈软，无静脉怒张，气管居中，双侧甲状腺未触及肿大，胸廓对称，胸廓叩压痛（−），两肺呼吸音清，未闻及干湿性啰音。心律齐，心音正常，未闻及病理性杂音。腹软，无压痛，无反跳痛，肝脾肋下未触及，双肾区无叩击痛，移动性浊音阴性。

专科查体： 颈部肌肉僵硬，左侧转颈活动受限，颈椎旁肌肉局部有压痛（+），L4、L5左侧旁开压痛（+），双膝关节股四头肌压痛（+），双下肢蹲起活动受限，左侧臂丛神经牵拉试验阳性，右侧臂丛牵拉试验阴性。右上肢肌力正常，右上肢皮肤感觉正常，左手桡侧3指皮肤麻木，握力减退，肌张力正常，腱反射正常引出，病理反射未引出。

辅助检查：（2018年8月22日，浙江省人民医院）MRI示① C4/5、C5/6、C6/7椎间盘突出，颈椎管狭窄。

诊断： 神经根型颈椎病；膝关节骨性关节炎。

治疗前病情评估：

1. 患者王某，女，63 岁，诊断：①神经根型颈椎病，②膝关节骨性关节炎。患者暂不考虑手术，否认既往史及家族遗传病史。

2. 目前患者表现为颈部疼痛并伴有左上肢疼痛，左手桡侧 3 指麻木，握力减退，左大拇指屈曲受限，患者不能左侧卧位，并伴有胸背部疼痛，左侧腰部疼痛，双膝关节下蹲、起立困难，影响夜间睡眠。

3. 体格检查：颈部肌肉僵硬，左侧转颈活动受限，颈椎旁肌肉局部有压痛（＋），L4、L5 左侧旁开压痛（＋），双膝关节股四头肌压痛（＋），双下肢下蹲起立活动受限，左侧臂丛神经牵拉试验（＋），右侧臂丛神经牵拉试验（－），右上肢肌力正常，右上肢皮肤感觉正常，左手桡侧 3 指皮肤麻木，握力减退，肌张力正常，腱反射正常，病理反射未引出。

4. 辅助检查：MRI 示 C4/5、C5/6、C6/7 椎间盘突出，颈椎管狭窄。

治疗：脑针治疗，脑针实像透骨扎法＋筋膜松解。

枕外隆凸上实像透骨针法 1 点，枕外隆凸项韧带筋膜松解治疗，治疗完毕，患者颈肩、左上肢和腰部疼痛减轻，麻木仍有。连续治疗 4 次，枕骨上实像透骨每次扎 2 点。

疗程设计：每日 1 次，根据病情调整治疗，隔日或隔 2 日治疗 1 次，间断治疗共 21 次。

治疗过程：

2018 年 8 月 29 日：患者左侧卧床能坚持 2~3 分钟，腰部疼痛明显缓解。

2018 年 9 月 3 日：患者左上肢、手指麻木减轻，腰部酸痛减轻，左侧转颈略受限，仰颈较前好转，左侧卧床可以达到 10 分钟左右，双膝下蹲、起立需用手扶住做支撑才能完成。

2018 年 9 月 6 日：患者双膝下蹲、起立较前好转。

2018 年 9 月 7 日：左上肢痛麻较前明显好转，胸背部疼痛缓解，腰痛基本消失，下蹲、起立基本正常，左手握拳不紧。

2018 年 9 月 9 日：患者左手握力增加。

2018 年 9 月 11 日：双侧髂后上棘实像治疗，患者左上肢疼痛麻木减轻。

2018 年 9 月 13 日：右髌骨实像 3 针，患者胸背部疼痛消失，左侧卧位时，左上肢、手指偶尔会出现麻木。

2018年9月18日：结束治疗，共治疗21次。治疗后，患者左颈肩、上肢、胸、腰背、双膝关节疼痛和上肢、手指麻木基本消失，左手握力恢复正常。

治疗后病情评估：

1.目前患者左颈肩、上肢、胸、腰背、双膝关节疼痛和上肢、手指麻木消失，左手握力恢复正常，左侧卧位无受限，双膝下蹲恢复正常。

2.专科查体：颈部活动正常，颈腰椎旁肌肉压痛不明显，双下肢下蹲、起立活动无受限，双侧臂丛神经牵拉试验阴性。双侧上肢皮肤感觉正常，肌力、肌张力正常，腱反射正常，病理反射未引出。

随访：2018年10月20日，患者痊愈后1个月进行回访，患者颈胸、腰背疼痛、左上肢手指麻木症状基本消失，能左侧卧位，夜间睡眠可，行走正常，日常生活、劳动等不受限，疗效满意。

病例提供者： 朱国文，男，1975年出生，浙江东阳人，医学硕士学位，主任中医师，兼职教授。1999年毕业于浙江中医药大学针灸专业，现为杭州市萧山区第一批医学重点学科"针灸学"学科带头人，萧山区第五届职业技术带头人，江西中医药大学科技学院兼职教授，杭州市针灸推拿学会理事。曾任杭州市萧山区中医骨伤科医院康复科副主任，现任绍兴市中医院康复医学科主任医师。撰写并发表《臂丛麻醉下针刀C形解剖入路闭合松解术治疗冻结肩100例》《弯形针刀经皮松解术治疗屈指肌腱狭窄性腱鞘炎的临床研究》《针刀闭合松解术配合金葡液治疗神经根型颈椎病临床研究》等学术论文20篇。主持、参与科研课题3项，获浙江省中医药科学技术奖三等奖1项，萧山区科学技术进步奖三等奖1项。

2016年开始学习脑针疗法，为脑针第18期学习班学员，现于绍兴市中医院康复医学科、颈腰腿痛专科门诊开展脑针治疗。擅长诊治：颈肩腰腿疼痛、颈椎病、腰椎间盘突出症、肩周炎、中风后遗症、各种骨质增生症、股骨头坏死、风湿、类风湿关节炎、强直性脊柱炎、膝关节骨性关节炎、头痛头晕、腱鞘炎、腱鞘囊肿、网球肘、跟痛症、三叉神经痛、带状疱疹后遗神经痛、痛风、关节扭伤等各类急慢性筋伤疾病，兼治心脏疾病、哮喘、晕车等各类常规疗法不能治愈的疾病。自学习脑针以来，已应用脑针治疗患者2000余人次。

混合型颈椎病

姓名：宁某　**性别**：女　**年龄**：43 岁　**职业**：心理咨询师

就诊时间：2017 年 5 月 7 日。

就诊地点：河南省郑州市三泰中医门诊部。

主诉：颈项部不适数年，加重伴头晕半年。

现病史：患者数年前无明显诱因出现颈部疼痛及右肩部疼痛不适，伴酸胀感。近半年以来患者症状加重，头晕，今日前来求治。**刻下症**：颈项部不适，伴头晕，后背沉重，晨起觉手肩臂部麻木，睡眠差，多梦，精神疲倦，胃纳可，二便正常。

既往史及过敏史：否认有肝炎、结核、伤寒等传染病病史，否认高血压、冠心病等慢性病病史，无外伤史，无输血史，否认食物及药物过敏史，预防接种史不详。

查体：颈椎两侧肌肉紧张，左臂外展、后伸、内旋及上举时活动不利。

诊断：颈椎病（混合型）。

疗程设计：2017 年 5 月 7 日开始行脑针治疗，取实像，前 7 日每日治疗 1 次，后根据病情调整治疗。

治疗过程：

2017 年 5 月 8 日头晕即缓解。

2017 年 5 月 9 日、10 日、11 日，头晕基本消失，颈项酸胀感、失眠改善。

2017 年 4 月 8 出院，右肩疼痛亦较来诊明显减轻，右上肢各方向活动均较初诊明显改善。

病例提供者：张战涛，男，1979 年出生，河南平顶山人，毕业于河南中医药大学，本科学历，执业医师。曾任四知堂中医院门诊部主任，副院长。现任四知堂中医院名誉院长，河南郑州市三泰中医门诊部针灸科主任。

2016 年 9 月开始学习脑针疗法，为脑针高研班 17 期班长，宫氏脑针疗法创始人宫长祥院长"智"字号弟子，现于河南郑州市三泰中医门诊部开展脑针治疗。擅长单用脑针治疗各种顽固性疼痛，颈肩腰腿痛、三叉神经痛，中风后遗症，脑瘫，面瘫，截瘫，哮喘，神经源性炎症疾病等脑针适应证。本人以宫氏脑针疗法临床 3 年，治疗 3000 余例患者。

脊髓型颈椎病（一）

姓名：周某　**性别**：女　**年龄**：52 岁　**民族**：汉族　**职业**：农民

就诊时间：2017 年 12 月 13 日。

就诊地点：内蒙古巴彦淖尔市杭锦后旗中蒙医院康复科。

主诉：双腿走路缓慢不稳、双手持物无力 45 日。

现病史：患者 3 年前于公路上骑电动车出行时被摩托车从后撞倒，头部先着地，当场昏迷，急送当地旗（县）医院查治，住院后神志仍时清时昧，意识模糊，治疗 4 日后逐渐恢复，遂回家调养，此后常感头晕及颈椎酸困不适。45 天前患者无明显诱因逐渐出现走路缓慢，双腿无力，双足麻木，走路不稳，如踩棉花，走路姿势不正常，左腿较重，伴左脚尖抬起无力，拖地行走，双腿行走不协调。自觉双小腿及双足冷感与热感交替。双手麻木无力，且常有持物跌落现象。头晕头痛，伴闷胀感，记忆力严重下降。查 MRI 示颈椎椎管狭窄，脊髓缺血，现就诊于我科。**刻下症**：双腿行走不稳，左腿沉重无力，左脚尖拖地，走路姿势不协调，双小腿及双足冰冷感及烘热感并见，双手持物无力，左手无法握持大于 500g 的东西，持物跌落，头晕头痛，伴闷胀感。

既往史：既往体健，否认高血压、糖尿病、呼吸系统等既往病史，否认肝炎、结核等传染病史，否认重大外伤、手术史，否认中毒、输血史。

过敏史：否认食物及药物过敏史。

查体：神清，言语流利，双侧瞳孔等大等圆，眼球各方向活动自如，无眼睑下垂，无睑结膜充血，无视野缺损，右侧面部感觉麻木，张口下颌无偏斜，双侧鼻唇沟、额纹对称，口角无偏斜，角膜反射正常，无饮水呛咳。左侧上肢肌力Ⅳ级，左侧下肢肌力Ⅳ级，右侧肢体肌力正常。双侧肱二头肌腱反射（+++），双侧霍夫曼征（+++），双侧髌腱反射（++++），敲打胫骨前下 1/2 段亦可引出反射。双侧髌阵挛（++）。双侧跟腱反射（++），双侧踝阵挛（+++），左侧巴宾斯基征（++），右侧巴宾斯基征（+++）。

辅助检查：（2017 年 11 月 7 日）CT 示颈椎间隙诸椎体序列规整，生理曲度变直。C3/4、C4/5 间隙见软组织密度影局限性后突 2~4mm，硬膜囊前缘变形。C4/5 椎管前后径约为 6mm，椎小关节未见异常。颅脑正常，C3/4、C4/5 椎间盘突出伴 C4/5 椎管狭窄（前后径 6mm）。（2017 年 12 月 4

日）MRI 示颈椎体顺列，生理曲度消失，椎体明显增生，增生的骨赘压迫硬膜囊。椎间盘信号降低，C4/C5、C6/C7 椎间盘突出并压迫硬膜囊，以 C4/5 为明显，C4/5 节段对应脊髓有边缘模糊长 T2 灶。颈椎病，椎间盘突出，脊髓缺血。

诊断：脊髓型颈椎病。

治疗：宫氏脑针（高位实像为主，周围实像及筋膜松解为辅）。

疗程设计：

1.2017 年 12 月 13 日开始行脑针治疗，前五日每日扎 1 次，休息 1 日，以后每扎 2 日休息 1 日，扎 15 次（20 日）为 1 个疗程。连续治疗 2 个疗程，复查后评估。

2. 根据病情调整治疗，连续扎 2 日，休息 1 日，治疗 2 个疗程。继续观察病情，后调整为隔日 1 次治疗。

治疗过程：

患者治疗 2 个疗程即 30 次以后，双腿走路缓慢不稳及双手持物无力有所好转，双小腿及双足既觉冰冷，又觉烘热的现象也见好转。肱二头肌腱反射正常，髌腱反射阳性，胫骨前已经引不出反射，髌阵挛消失、踝阵挛明显减弱，霍夫曼征弱阳性，巴宾斯基征弱阳性。

患者继续治疗至 4 个疗程即 60 次以后，双腿走路缓慢不稳及双手持物无力现象消失 85%，双小腿及双足既觉冰冷，又觉烘热的现象也明显好转。肱二头肌腱反射正常，髌腱反射弱阳性，髌阵挛、踝阵挛均完全消失，霍夫曼征弱阳性，巴宾斯基征弱阳性。

2018 年 5 月 3 日，患者来复查：自觉双腿走路缓慢不稳及双手持物无力症状几乎完全消失，双小腿及双足既觉冰冷，又觉烘热的现象显著好转，并且此症状非以前一样持续存在，而是短时、间断出现。肱二头肌腱反射正常，髌腱反射弱阳性，髌阵挛、踝阵挛消失，霍夫曼征阴性，巴宾斯基征阴性。双上肢双下肢肌力均为Ⅴ级，肌张力正常。

患者目前日常生活、劳动等均不受限，疗效满意。

病例提供者：薛建明，男，1958 年出生，内蒙古巴彦淖尔市人，大专学历，副主任医师。1981 年毕业于集宁医专中医专业，任内蒙古巴彦淖尔市杭锦后旗中蒙医院疼痛康复科主任。

2016 年开始学习宫氏脑针疗法，为宫氏脑针第 26 期学习班学员。现于内蒙古巴彦淖尔市杭锦后旗中蒙医院疼痛康复科开展宫氏脑针治疗。擅长单用宫氏脑针治疗脑中风后遗偏瘫、老年性血管性痴呆、脑瘫、震颤麻痹等疾病。以宫氏脑针结合刃针、艾灸、中药等疗法治疗椎基底动脉供血不足、小中风、各型颈椎病、哮喘、糖尿病、肩周炎、腰椎间盘突出、椎管狭窄等疾病。自学习宫氏脑针以来，已应用脑针治疗患者 8000 余人次。

脊髓型颈椎病（二）

姓名：唐某　**性别：**女　**年龄：**61 岁　**职业：**退休干部

就诊时间：2018 年 9 月 17 日。

就诊地点：江苏省淮安市盱眙王忠保中医综合门诊。

主诉：头昏、头晕 1 月余。

现病史：患者 1 个月前无明显诱因下突感头昏头晕，无恶心呕吐及二便失禁，曾于当地医院诊治，行颈椎 MRI 示 C3~C6 椎间盘突出伴相应椎管狭窄。当时予以解除血管痉挛、改善脑供血药物治疗及针灸、理疗、针刀等综合治疗，效果欠佳。发病至今，病情渐重，听朋友介绍求诊我院。

刻下症：头昏、头晕，伴视物模糊，胸部紧束感，行走不稳如脚下踏棉花感。病程中食纳如常，眠欠佳。

既往史及过敏史：既往体健，否认食物及药物过敏史。

家族史：否认家族性遗传病史。

查体：神清，精神欠佳，血压：140/80mmHg。压顶试验（＋），臂丛牵拉试验（＋），霍夫曼征（＋），四肢肌力正常。三支神经查体阳性。

辅助检查：（2018 年 8 月 15 日，盱眙县中医院）颈椎 MRI 示① C3~C6 椎间盘突出伴相应椎管狭窄；②颈椎退变。头颅 MRI 示未见常。

诊断：脊髓型颈椎病；C3~C6 椎间盘突出症。

治疗：脑针治疗，脑针实像透骨扎法＋筋膜松解＋红外线辅助理疗。

　　部位：枕外隆凸高位实像。

　　操作：脑针透骨扎法，常规局麻，迅速透皮，匀速直达骨面，然后用杠杆力入骨少许，以出针时有咬针的感觉为宜。筋膜松解扎法，摸准项韧带止点，落空四针，定向松解，以松为度。术毕治疗床休息 15 分钟，观察无不适，治疗术口部位予以红外线照射 10 分钟。

治疗过程：

2018 年 9 月 17 日：诉头晕、头昏感减轻，睡眠好转，继取高位实像

二针治疗。（枕外隆凸向上 2cm 依次定点）

2018 年 9 月 19 日：诉视物清楚，余无特殊，继取高位实像二针治疗。

2018 年 9 月 21 日：诉胸部紧束，行走踏棉花感较前略减，取项韧带钙化点松解治疗，以松为度。

2018 年 9 月 23 日：诉头晕、头昏较前明显好转，继取高位实像二针治疗。

2018 年 9 月 25 日：病史同前，感觉行走不稳，向下选两髎后上棘实像治疗，术毕行走即感脚底放气样轻松。

2018 年 9 月 27 日至 10 月 4 日：至第 10 次治疗继取高位实像二针巩固治疗。患者诉头晕消失，行走活动自如，视物清楚，胸部无不适，疗效满意。

按语：脑针治疗调整中枢神经功能平衡，改善脑部供血，解除临床症状，疗效确切，安全有效。

病例提供者：王忠保，男，1977 年出生于中医世家，江苏盱眙人，本科学历，副主任中医师。2003 年毕业于南京中医药大学中医临床专业，2008 年被盱眙县盱城医院特聘为颈肩腰腿痛科专家、院长。

2016 年 12 月参加宫氏脑针 13 期培训班学习，多次跟班复训，脑针"智"字号弟子，现创办江苏盱眙王忠保中医门诊部，运用脑针疗法为主，辅以针刀，理疗，专业诊治：颈腰椎病、类风湿关节炎、股骨头坏死、强直性脊柱炎、哮喘、中风瘫痪、脑瘫、脑萎缩、脑外伤后遗症、肿瘤疼痛等疑难杂症。自学习宫氏脑针以来，已运用脑针疗法治疗患者达 7000 余人次。

颈、腰椎病术后四肢麻木

姓名：沃某 **性别**：女 **年龄**：60 岁 **职业**：工人
就诊时间：2018 年 8 月 29 日。
就诊地点：江苏省淮安市盱眙王忠保中医综合门诊。
主诉：四肢麻木 7 月余。
现病史：患者 7 个月前因颈腰椎间盘突出在淮安市淮阴医院住院手术治疗，术中顺利，术后遗留四肢麻木，时有心慌胸闷感，双上肢肌肉不自主跳动，全身无规律性发热。行走活动尚可，多方诊治效果欠佳，病程中无昏迷抽搐及二便失禁，听朋友介绍慕名求诊我院。**刻下症**：四肢麻木，时有心慌胸闷感，双上肢肌肉不自主跳动，全身无规律性间歇发热，行走活动尚可。

既往史及过敏史：既往体健，否认食物及药物过敏史。

家族史：否认家族性遗传病史。

查体：神清，精神欠佳，T 37.6℃，BP 145/80mmHg。三支神经查体阳性。

辅助检查：（淮安市淮阴医院）腰椎 MRI 示① L5 椎体滑脱术后改变；② L3~S1 椎间盘膨出；③腰椎退变。颈椎 MRI 示 C3~C6 椎间盘突出。

诊断：颈腰椎病术后后遗症。

治疗：宫氏脑针治疗（15 次为 1 疗程）。

    部位：枕外隆凸 + 枕外隆凸上 2cm 定一点实像治疗。

    操作：脑针透骨扎法，常规局麻，迅速透皮，匀速直达骨面，然后用杠杆力入骨少许，以出针时有咬针感为宜。筋膜松解扎法，摸准项韧带止点，刺 4 针，定向松解，以松为度。术后针感强烈，观察休息 15 分钟无不适，离院。

治疗过程：

2018 年 8 月 30 日：病史同前，无特殊不适，继取高位实像治疗。（枕外隆凸向上 2cm 依次定点）

2018 年 8 月 31 日：诉全身发热次数减少，肌肉跳动减少，继取高位实像治疗。

2018 年 9 月 2 日：诉麻木感减缓，余同前，继取高位实像治疗。

2018 年 9 月 4 日：诉心慌胸闷感明显，取胸骨柄 2 针敏化点实像治疗。术毕即感症状缓解。

2018 年 9 月 6 日：诉颈肩部酸痛不适，取项韧带钙化点 + 两肩胛骨敏化点实像治疗。

2018 年 10 月 5 日：结束 15 次脑针治疗，患者自诉四肢麻木较前明显好转，肌肉跳动感消失，无发热，无特殊不适，疗效满意。

    按语：宫氏脑针新学科　疑难杂症有希望

            三支查体来帮忙　神经敏化治疗点

            疗效满意医术高　感恩创新美名扬

病例提供者：江苏省淮安市盱眙中医综合门诊王忠保医师，资料同前。

颈髓损伤

姓名：尹某　**性别**：男　**年龄**：76 岁　**职业**：其他

就诊时间：2018 年 4 月 25 日。

主诉：头颈部外伤后双上肢活动受限 20 日。

现病史：患者于 2018 年 4 月 4 日酒后头颈部跌伤，次日出现双手疼痛、双上肢无力，2018 年 4 月 6 日就诊于当地医院，诊断为"颈髓损伤、面部外伤"，予以抗炎、活血散瘀等保守治疗。住院 10 日后出院，双手疼痛消失，双上肢无力无改善。2018 年 4 月 25 日就诊于我院，门诊以"颈髓损伤、颈椎病、颈椎管狭窄"收入院治疗。刻下症：双上肢活动受限。

既往史：否认糖尿病、冠心病、高血压等慢性病史。否认肝炎、结核等传染病史，否认药物过敏史。

个人史：出生并居住于扬州，无外地久居史，无疫区居住史，无放射性物质接触史。嗜酒史 30 余年。

家族史：子女体健。家族中无明显遗传病史及传染病史。

查体：颈部肌肉紧张，颈中段散在压痛，颈部活动不同程度受限，左侧手指屈曲肌力 3 级，右侧手指屈曲肌力 4 级，左肘屈曲肌力 4 级，右肘屈曲肌力 5 级，左肩外展肌力 4 级，右肩外展肌力 5 级，双侧霍夫曼征阳性。双下肢肌力正常，二便正常，未引出病理反射。

辅助检查：血常规（－）；生化：谷氨酰转移酶 88U/L，高密度脂蛋白胆固醇 1.91mmol/L，总胆红素 42μmol/L，间接胆红素 31.5μmol/L，尿酸 437μmol/L，肌酐 118μmol/L，葡萄糖 6.37mmol/L，直接胆红素 10.5μmol/L，血沉 20mm/h。（2018 年 4 月 25 日）颈部 MR：颈椎退行性变，序列失稳，C4、C5 椎体后移位；颈椎间盘变性，C4~C6 椎间盘突出，相应水平黄韧带肥厚/椎小关节增生；右侧上颌窦炎。

诊断：颈髓损伤；颈椎间盘突出症；颈椎管狭窄。

治疗：脑针治疗。

治疗过程：

2018 年 4 月 25 日：枕外隆凸上下各一点，实像透骨，术毕 30 分钟查左手屈曲肌力 4 级，右手屈曲肌力 5 级。

2018 年 4 月 26 日：晨查房，双手屈曲，肌力回到治疗前状态，继续予以治疗：C2、C5、C6 棘突部项韧带松解。

2018 年 4 月 27 日至 5 月 7 日：沿枕外隆凸正中线依次每间隔 1cm 向头顶部实像透骨，每日 2 点。共计治疗 9 次后，双上肢肌力渐达 5 级。

2018 年 5 月 8 日至 5 月 12 日：陆续给予枕外隆凸两侧、双侧枕顶部、双侧乳突部治疗，均以实像透骨刺。双上肢肌力 5 级。

随访：1 个月后随访，颈部肌肉略紧张，压痛不明显，颈部活动略受限，双上肢无不适。肌力仍保持 5 级，期间无反复，双上肢霍夫曼征弱阳性。

病例提供者：汪东辉，男，1964 年出生，黑龙江省 597 农场人，大学专科学历，主治医师。1985 年毕业于牡丹江医学院医疗专业。从事外科临床工作，曾任黑龙江省农场总局第二医院外科主任、中国中医科学院长城医院病区主任、中国中医科学院针刀培训中心讲师。现任北京汉章针刀医学研究院附属扬州医院疼痛科主任。撰写并发表《同种异体脑组织移植治疗精神分裂症》《小针刀疗法治疗膝关节骨性关节炎》《怎样学好小针刀疗法》等外科、针刀医学学术论文 20 余篇。参与编写《原创针刀疗法》一书。

2015 年学习了脑针疗法。为脑针第 2 期学习班学员、脑针"礼"字号弟子。现于扬州水建中西医结合医院疼痛科开展脑针治疗。擅长单用脑针治疗神经功能障碍类疾病，自学习脑针以来，已应用脑针治疗患者 5000 余人次。

颈椎病

姓名：武某　**性别**：男　**年龄**：68 岁　**职业**：其他

就诊时间：2018 年 8 月 19 日。

就诊地点：山西大同惠林医院疼痛科。

主诉：反复颈肩部疼痛伴头晕 7 年，加重 10 日。

现病史：患者颈肩部疼痛伴头晕 7 年，10 日前症状加重来诊。外院诊断为"L3 横突综合征"，刻下症：一般状况良好，颈部僵直，活动受限，饮食、二便正常，余无不适。

既往史及过敏史：不详。

家族史：否认家族性遗传病史。

专科查体：颈部僵直，活动受限，C2~C7 棘突及棘突旁压痛明显，叩顶试验疼痛加重，余（–）。

辅助检查：入院血常规示中性粒细胞比例 71.9%，淋巴细胞比例 16.7%，红细胞压积 38.7%，红细胞平均体积 105.1%，血小板 $44 \times 10^9/L$。

诊断：颈椎病急性发作。

治疗：脑针治疗，脑针实像透骨扎法。

部位：枕外隆凸下定位 1 针，第 7 颈椎棘突上 1 针治疗。

治疗过程：

2018 年 8 月 19 日至 8 月 26 日：共行 3 次宫氏脑针治疗后，患者颈椎疼痛明显减轻，活动显著好转，头晕基本消失，8 月 28 日复查血常规示血小板 $144 \times 10^9/L$，血小板已恢复正常，患者对疗效满意。

按语：以上两例均为常规颈腰腿痛治疗中，偶然发现宫氏脑针对人体血液细胞及肝功方面的显著变化，提供给大家，有望进一步探讨和参考。

病例提供者：吕建忠，男，1962 年出生，山西太原人。1984 年毕业于长治医学院临床医学专业，大专学历，主治医师。先后就职于国内多家医院从事针刀工作，上海港医院疼痛门诊专家，重庆康骨医院二病区主任，北京武警总队第三医院微创骨科专家等，从事针刀工作 20 多年。2015 年任世界中医药联合会针刀专业委员会常务理事。先后发表《针刀治疗枕大神经痛 24 例》《针刀松解配合手法治疗脊柱侧弯》《针刀配合臭氧、玻璃酸钠三联疗法治骨性关节炎》等论文。

2018 年 3 月参加宫氏脑针第 28 期学习，一直专注脑针的临床治疗，目前就职于太原市杏花岭区中医院疼痛康复科。主要治疗颈性头晕头痛，腰腿疼，中风后遗症等内科杂症，治疗 2700 余人次。

L3 横突综合征

姓名：李某 **性别**：男 **年龄**：41 岁 **职业**：其他

就诊时间：2018 年 8 月 6 日。

就诊地点：山西大同惠林医院疼痛科。

主诉：腰部疼痛 3 月余。

现病史：患者反复腰部疼痛 3 月余，外院诊断为"L3 横突综合征"。

刻下症：一般状况良好，精神佳，饮食、二便正常，余无不适。

既往史及过敏史：不详。

家族史：否认家族性遗传病史。

查体：患者弯腰困难，疼痛加重，局部 L3 横突压痛（＋）。

辅助检查：2018 年 8 月 7 日肝功能示 ALT 349.9U/L，AST 109.9U/L，总胆红素 25.87μmol/L，直接胆红素 14.69μmol/L；尿酸 433.5μmol/L。

诊断：L3 横突综合征。

治疗：脑针治疗，脑针实像透骨扎法。

　　　部位：枕外隆凸下定位 1 针，第 7 颈椎棘突上 1 针治疗。

治疗过程：

2018 年 8 月 6 日：当日采用宫氏脑针治疗，于枕外隆凸下定位 1 针，第 7 颈椎棘突上 1 针治疗，手术顺利进行无不适。

2018 年 8 月 10 日：继续宫氏脑针治疗，枕外隆凸上 1cm 处 1 针，第 7 颈椎棘突下 1 针，后因患者因家中有事提前离院未进行第 3 次治疗。8 月 13 日：复查肝功能，报告显示 ALT 降为 184U/L，AST 降为 76.9U/L。

病例提供者：山西大同惠林医院吕建忠医师，资料同前。

腰椎间盘突出症（一）

姓名：张某　　**性别**：男　　**年龄**：43 岁　　**职业**：个体

就诊时间：2018 年 2 月 28 日。

就诊地点：河南省郑州市三泰中医门诊部。

主诉：反复腰部疼痛 5 年余，加重伴左下肢麻木 1 周。

现病史：患者 5 年前无明显诱因出现腰部疼痛，伴酸胀感，以腰骶部为甚，久坐久行后症状明显，平卧休息后症状稍可缓解，曾于开封医院保守治疗，但症状反复发作。近 1 周以来患者久坐久站后觉腰部疼痛较前加重，遂来求诊。**刻下症**：患者腰骶疼痛，有持续性酸胀感，活动受限，伴左下肢麻痛乏力，平卧休息后症状稍可缓解。

既往史：否认有肝炎、肺结核、伤寒等传染病病史，否认高血压、冠心病等慢性病病史，无外伤史，无输血史，否认食物及药物过敏史，预防接种史不详。

查体：疼痛面容，由家人以轮椅推送进病房；腰椎生理弯曲存在，腰椎见明显右侧弯曲，L3~L5 椎体附近压痛，以 L4、L5 棘突左侧压痛明显，腰椎前屈、后伸、侧弯活动受限，床上翻身动作不畅，左下肢直腿抬高试验 50°，加强试验阳性，右侧直腿抬高及加强试验阴性。四肢外观无畸形，双下肢无水肿，四肢肌力及肌张力正常，生理反射存在，双侧巴氏征、布氏征、克氏征阴性。

辅助检查：2015 年 7 月在河南中医药大学一附院检查颈椎、腰椎 CT 提示①颈椎退行性变，C4/5 椎间盘突出；②腰椎退行性变，L2/3~L5/S1 椎间盘突出。

诊断：腰椎间盘突出症。

治疗：脑针治疗。

疗程设计：取脑针实像，2018 年 2 月 28 日开始行脑针治疗，前 7 日每日治疗 1 次，然后根据病情调整治疗，一般 3~5 日治疗后改为隔日 1 次，15 次为 1 个疗程。

治疗过程：

2018 年 2 月 28 日：行第 1 次脑针治疗，治疗结束，患者即觉腰痛有所缓解。

2018 年 2 月 29 日：腰痛及下肢麻木疼痛感均减轻，自己步行至治疗室，继续头部实像第 2 次治疗。

2018 年 2 月 30 日：患者说以上症状已去大半，继续巩固治疗，取实像。

2018 年 3 月 17 日：患者共行脑针治疗 10 次，腰痛及下肢症状消除。半年后回访未复发，疗效满意。

病例提供者：河南郑州市三泰中医门诊部张战涛医师，资料同前。

腰椎间盘突出症（二）

姓名：汤某　**性别**：男　**年龄**：80 岁　**职业**：退休工人

就诊时间：2017 年 4 月 21 日。

就诊地点：杭州市萧山区中医骨伤科医院。

主诉：右侧腰臀部酸胀疼痛伴下肢麻木 3 年。

现病史：患者 3 年前无明显诱因出现右侧腰臀部疼痛，伴右下肢酸胀疼痛，且症状逐渐加重，累及右足背、足踇趾麻木，活动行走不利，翻身、咳嗽、弯腰后腰臀腿疼痛加重，无头痛头晕、偏身麻木等症。患者曾就诊于杭州市萧山区第一人民医院，门诊 MRI 检查示① L4 椎体轻度滑移；②多发胸椎椎间盘膨出；③L2~L5椎间盘膨出；④L5~S1椎间盘突出；⑤胸腰椎退行性改变。于多处医院治疗，经针灸、针刀、口服中西药物、静滴等治疗患者右腰腿疼痛未缓解，症状有加重趋势，直立步行不超过20m，正常工作生活严重受限，求治于我门诊。**刻下症：** 右侧腰腿疼痛，右足背、足踇趾麻木，直立强行走路不超过20m，需要停歇片刻才能继续行走。

既往史及过敏史： 前列腺增生病史2年，否认高血压、糖尿病、呼吸系统等疾病史，否认肝炎、结核等传染病病史，否认重大外伤、手术史，否认中毒、输血史；否认食物及药物过敏史；预防接种史不详。

家族史： 否认家族性遗传病史。

查体： 患者由人搀扶步入诊室，神清，查体合作，对答切题，精神倦怠，痛苦面容，全身浅表淋巴结未及肿大，皮肤巩膜无黄染，双瞳孔等大等圆，对光反射存在，鼻翼无扇动，五官无畸形，颈软，无静脉怒张，气管居中，双侧甲状腺未及肿大，胸廓对称，胸廓叩压痛未及，两肺呼吸音清，未闻及干湿性啰音。心律齐，心音中，未闻及明显病理性杂音。腹软，无压痛，无反跳痛，肝脾肋下未及，双肾区无叩击痛，移动性浊音阴性。L3、L4、L5、S1右侧椎旁、右臀中肌、梨状肌压痛（+），弯腰活动受限，仰卧挺腹实验（+），右下肢直腿抬高25°，加强试验（+），右踇背伸肌力减退，右跟腱反射消失，足背、足踇趾皮肤感觉麻木，左下肢无殊，肢体肌力Ⅴ级，肌张力正常，腱反射正常，病理反射未引出。

辅助检查： MRI影像表现示胸腰椎生理曲度欠自然，L4椎体轻度前滑移。胸腰椎体边缘不同程度骨质增生。多发胸腰椎间盘膨出，L2~L5椎间盘向周边不同程度晕轮状膨出，L5~S1椎间盘向后突出。硬脊膜囊受压，骨性椎管未见明显狭窄征象。所见脊髓形态及信号未见明显异常改变。检查示①L4椎体轻度滑移；②多发胸椎椎间盘膨出；③L2~L5椎间盘膨出；④L5~S1椎间盘突出；⑤胸腰椎退行性改变。

诊断： 腰椎间盘突出症；腰椎滑移。

治疗前病情评估：

1.患者汤某，男，80岁，患者年高暂不考虑手术治疗，否认家族遗传病史。

2.目前患者表现为右侧腰腿疼痛明显，右足背、足蹬趾麻木，直立强行走路不超过 20m，休息后才能继续行走。

3.体格检查：L3、L4、L5、S1 右侧椎旁、右臀中肌、梨状肌压痛（+），弯腰活动受限，仰卧挺腹实验（+），右下肢直腿抬高 25°，加强试验（+），右蹬背伸肌力减退，右跟腱反射消失，足背、足蹬趾皮肤感觉麻木，左下肢肌力 V 级，肌张力正常，腱反射正常，病理反射未引出。

4.辅助检查：MRI 检查示① L4 椎体轻度滑移；②多发胸椎椎间盘膨出；③ L2~L5 椎间盘膨出；④ L5~S1 椎间盘突出；⑤胸腰椎退行性改变。

治疗： 脑针治疗，脑针实像透骨扎法＋筋膜松解。

疗程设计：

1.2017 年 4 月 21 日始行脑针治疗，每日 1 次，10 次为 1 个疗程，复查后评估。

2.根据病情调整治疗，隔日或隔 2 日治疗 1 次，后面疗程 1 周 2 次或 1 周 1 次，治疗 3 个疗程。

治疗过程：

第 1 疗程，2017 年 4 月 21 日至 4 月 30 日，第 1 次治疗，枕外隆凸上实像透骨针法 1 点，枕外隆凸项韧带筋膜松解治疗，治疗完毕患者右腰腿疼痛减轻，足背及足趾麻木未见好转。接着连续治疗 4 次，以枕骨上实像透骨每次扎 2 点，治疗后症状有所减轻，但不明显。给予脑针治疗 10 次后，患者腰腿疼痛、足趾麻木减轻，久立后麻、痛仍有加重，患者步行可以达到 100m 左右。

第 2 疗程，2017 年 5 月 21 日至 6 月 15 日，患者休息 20 日后继续治疗。2017 年 6 月 1 日第 15 针，患者自觉腰腿疼痛症状明显减轻，步行可达 150m，可持续行走 5~6 分钟。第 2 疗程继续实像扎法＋筋膜松解一并施行，第 18 次治疗时，患者行走可以达到 250m，腰部酸痛明显缓解，右足背及蹬趾麻木减轻。患者 2 疗程结束时已能行走 2km 而不引发腰腿酸痛麻木。

第 3 疗程，2017 年 7 月 3 日至 7 月 20 日，脑针继续巩固治疗 6 次。全部 26 次治疗结束，患者腰腿痛症状基本痊愈，患者自述持续长时间行走过程中，右臀部会略有酸痛，右外踝轻微不适。

治疗后病情评估：

1.目前患者右侧腰腿疼痛、麻木已基本消失，劳累时右臀和右踝偶有不适感，可以持续行走 2km 而无明显不适。

2. 阳性查体：L3、L4、L5、S1 右侧椎旁压痛不明显，右臀部轻压痛，弯腰活动正常，仰卧挺腹实验（－），右下肢直腿抬高 70°，右蹈背伸肌力减退，右跟腱反射消失，足背、足蹈趾皮肤感觉正常，左下肢肌力 V 级，肌张力正常，腱反射正常，病理反射未引出。

随访：2017 年 11 月 1 日，3 个月后回访，患者腰腿疼痛、足背、足趾麻木基本消失，未见复发，走路正常，日常生活、劳动等不受限。

病例提供者：浙江省绍兴市中医院康复医学科朱国文医师，资料同前。

腰椎间盘突出症（三）

姓名：李某　性别：男　年龄：42 岁　职业：工人

就诊时间：2018 年 8 月 12 日。

就诊地点：绍兴市中医院。

主诉：左腰臀腿疼痛 1 月余。

现病史：患者 1 个月前在家无明显诱因出现左腰臀部疼痛，左下肢酸痛拘急，活动、行走不利，翻身及咳嗽、弯腰时腰臀腿疼痛加重，无头痛头晕、偏身麻木、行走不稳等症。患者曾就诊于绍兴市人民医院，门诊 CT 检查示 L4/5 椎间盘突出，腰椎退行性变，予行局部封闭、针灸、针刀、口服药物等治疗，患者左腰腿疼痛未缓解，后有加重趋势，夜间不能平卧，行走活动困难，严重影响正常工作及生活，因病近期体重减轻 6kg，故求治于本院门诊，门诊医师经查体及阅片后以"腰椎间盘突出症"收治入院。刻下症：左侧腰腿疼痛明显，左下肢不能伸直，夜间不能平卧，影响睡眠，行走需由人搀扶。

既往史及过敏史：否认高血压、糖尿病、呼吸系统等疾病史，否认肝炎、结核等传染病史，否认重大外伤、手术史，否认中毒、输血史；否认食物及药物过敏史，预防接种史不详。

家族史：父母体健，否认家族性遗传病史。

查体：T 36.8℃，P 68 次/分，R 19 次/分，BP 117/63mmHg。神清，查体合作，对答切题，痛苦面容，全身浅表淋巴结未及肿大，皮肤巩膜无黄染，双瞳孔等大等圆，对光反射存在，鼻翼无扇动，五官无畸形，颈软，无静脉怒张，气管居中，双侧甲状腺未及肿大，胸廓对称，胸廓叩压痛未及，两肺呼吸音清，未可闻及干湿性啰音。心律齐，心音中，未闻及明显病理性杂音。腹软，无压痛，无反跳痛，肝脾肋下未及，双肾区无叩击痛，移动性浊音阴性。L3、L4、L5 棘上韧带及左侧椎旁竖棘肌、左臀中肌、梨状肌压痛（＋），叩击痛（－），弯腰活动受限，仰卧挺腹实验（＋），左下肢直腿抬高 40°，加强试验（＋），左"4"字试验（－），左跗背伸肌力减退，左跟腱反射较右侧减弱，皮肤感觉无麻木，右下肢无殊，肢体肌力Ⅴ级，肌张力正常，腱反射正常。舌暗红，苔薄白；脉弦。

辅助检查：（2018 年 7 月 30 日，绍兴市人民医院）CT 影像示腰椎顺列，生理曲度存在。各椎体及附件未见明显异常。L4/5 椎间盘向后延伸，脊膜囊前缘略受压。L5/S1 椎间盘向后延伸，后缘钙化，脊膜囊前缘、两侧神经根受压，椎管略窄。检查示 L4/5 椎间盘轻度膨出，L5/S1 椎间盘膨出。

凝血功能：正常。

诊断：腰椎间盘突出症。

治疗前病情评估：

1. 患者李某，男，42 岁，诊断为腰椎间盘突出症，否认既往史、家族性遗传病史。

2. 目前患者表现为左侧腰腿疼痛，因痛活动不佳，不能平卧，影响夜间睡眠。

3. 体格检查：L3、L4、L5 棘上韧带及左侧椎旁竖脊肌、左臀中肌、梨状肌压痛，叩击痛（－），弯腰活动受限，左下肢直腿抬高 40°，加强试验（＋），左"4"字试验（－），左跗背伸肌力减退，左跟腱反射减弱，皮肤感觉无麻木，右下肢无殊，肢体肌力Ⅴ级，肌张力正常，腱反射正常，病理反射未引出。

4. 辅助检查：CT 示 L4/5 椎间盘轻度膨出，L5/S1 椎间盘膨出。肌电图报告：双侧腓总神经运动诱发电位波幅降低，左侧运动传导速度减慢双侧腓肠神经、腓浅神经感觉诱发电位波幅降低双侧胫神经 H 波潜伏期延长（请结合临床及腰椎 MRI，必要时复查）。

治疗：脑针治疗，脑针实像透骨扎法＋筋膜松解。

疗程设计：

1.2018 年 8 月 16 日开始行脑针治疗，每日 1 次，15 日为 1 个疗程，复查后评估。

2. 根据病情调整治疗，隔日 1 次或 3 日 1 次，治疗 1~2 个疗程。

治疗过程：

患者入院后行常规口服消炎镇痛药、静滴地塞米松消炎、甘露醇针剂脱水治疗，配合超微针刀、圆利针治疗 3 日无效，患者要求手术治疗，与患者沟通后患者同意行脑针治疗。第 1 次枕外隆凸上实像透骨针法取 2 点治疗，治疗过程中，患者即觉左下肢有一股热流。治疗完毕，患者左腰腿疼痛明显减轻。此后的 8 次脑针治疗患者都出现左下肢热流感，经治疗后症状逐渐好转。行脑针治疗至第 9 次，患者疼痛基本消失，但仍然不能平卧治疗床。行脑针治疗至第 10 次，取腰部筋膜松解、骶骨实像透骨针各一，患者此次治疗后症状较前缓解明显，可平躺治疗床 15 分钟左右。

患者继续巩固治疗，至 2018 年 8 月 31 日共治疗 12 次，患者自觉左腰腿疼痛症状基本消失，仍遗留有左下肢后侧酸痛感。在第 9、10、11 次脑针治疗过程中患侧下肢有流汗感。9 月 2 日双侧髂后上棘 2 点实像治疗，治毕患者觉腰腿力量加强，可保持俯卧体位半小时。9 月 3 日复诊，患者自述已无腰痛，左下肢小腿后侧、左外踝久行后有酸痛拉扯感。查体：左下肢直腿抬高 70°，加强试验（－），左踇背伸肌力减退，左跟腱反射较前有好转。9 月 3 日行第 14 次治疗，取左臀股骨粗隆 1 点、骶骨 3 点实像针法。后继续巩固治疗。

治疗后病情评估：

1. 目前患者表现为左小腿后侧略感疼痛，能平卧于治疗床，日常生活和工作等基本不受限。

2. 阳性查体：L5、S1 左侧椎旁压痛不明显，左臀部轻压痛，弯腰活动正常，仰卧挺腹实验（－），右下肢直腿抬高 70°，左踇背伸肌力减退，左跟腱反射较右侧弱，足背、足踇趾皮肤感觉正常，左下肢肌力Ⅴ级，肌张力正常，腱反射正常，病理反射未引出。

病例提供者：浙江省绍兴市中医院康复医学科朱国文医师，资料同前。

腰椎间盘突出症（四）

姓名：安某　**性别：**女　**年龄：**68 岁　**职业：**农民
就诊时间：2018 年 9 月 1 日。

就诊地点：乐亭福平医院康复理疗科。

主诉：腰痛伴左下肢疼痛、麻木半个月，加重 3 日。

现病史：患者自述半个月前因劳累后出现腰部疼痛，伴左下肢疼痛、左小腿麻木，站立、行走时症状加重，卧床休息后症状减轻，自行口服药物和外敷膏药（具体用药名称和剂量不详）后未见好转。近 3 日症状加重，行走困难，不能平卧，夜间因疼痛难以入睡，由家属送来我院就诊。门诊查体及腰部 CT 检查后以"腰椎间盘突出症、腰椎骨质增生"收治入院。

刻下症：神志清，精神可，痛苦面容，轮椅代步，腰部疼痛，不敢直立，伴左下肢疼痛、麻木，行走活动受限。患病发病以来无头痛发热，无恶心呕吐，食欲尚可，不能平躺，睡眠欠佳，二便正常。

既往史及过敏史：高血压病史 7 年，口服药物治疗（具体不详）。否认糖尿病、冠心病等其他慢性病病史及传染病史，否认药物过敏史。

家族史：否认家族性遗传病史。

查体：T 36℃，P 92 次 / 分，R 20 次 / 分，BP 150/90mmHg。发育正常，营养中等，神清，痛苦面容，精神尚可，言语流利，查体合作。全身皮肤黏膜无黄染及出血点，巩膜无黄染，双侧瞳孔等大等圆，对光反射灵敏。颈软无抵抗，气管居中，甲状腺无肿大。胸廓两侧对称，触觉语颤相等，双肺呼吸音正常。心前区无隆起，心界无扩大，心率 92 次 / 分，律齐，各瓣膜听诊区未闻及病理性杂音。腹部平软，无胃肠型及蠕动波，肝脾肋下未触及，肠鸣音 4~6 次 / 分。双肾区叩击痛（－）。脊柱及四肢无畸形。双上肢肌力及肌张力正常，活动自如。（腰部及双下肢见专科检查）。双侧肱二、肱三头肌腱反射正常，双侧克氏征、巴氏征、霍夫曼征均未引出。

专科检查：L3/4、L4/5、L5/S1 椎旁肌肉紧张，有压痛，L4、L5、S1 棘突压痛明显，叩击痛（＋），左侧梨状肌下孔处有叩击痛，并向左下肢放射至膝部。双下肢无畸形，肌力、肌张力正常，不能弯腰拾物及蹲起，直腿抬高实验：右侧 80°，左侧 30°，加强试验（＋），左侧"4"字试验阳性，右侧"4"字试验阴性。仰卧挺腹试验（＋），股神经牵拉试验（＋）。双侧膝、跟腱反射正常存在。左侧大腿及小腿后侧感觉麻木、疼痛，右下肢感觉正常。鞍区及肛门区皮肤感觉正常，髂腰肌、股四头肌、胫前肌及腓骨长、短肌肌力正常，双下肢末梢血运正常，病理反射未引出。

辅助检查：腰椎 CT 示 L3/4、L4/5 椎间盘膨出；L5/S1 椎间盘突出；

腰椎骨质增生。

    诊断：腰椎间盘突出症；腰椎骨质增生；高血压。

    治疗：脑针实像透骨扎法。

        部位：枕外隆凸实像 1 点。

        操作：脑针透骨扎法，迅速透皮，匀速直达骨面，然后用杠杆力入骨少许，以出针时有咬针的感觉为宜。

    疗程设计：5 次为 1 个疗程，前 3 次每日 1 次，第 4 次以后隔日 1 次。预计治疗 3 个疗程。继续观察病情，后调整为每周 2 次治疗。

    治疗过程：

    2018 年 9 月 1 日：予枕外隆凸上高位实像 1 针。针出 5 分钟后，患者诉眼睛较前明亮，腰及左下肢痛感已减轻，能扶床站起。嘱佩戴护腰、休息，按疗程治疗。

    2018 年 9 月 8 日：患者诉腰腿疼痛已经明显减轻，自我感觉症状已好转 60%，能平躺，夜间睡眠可，可睡 4~5 个小时，二便正常，可自行直立行走，已能弯腰拾物，左小腿仍有发沉、胀痛的感觉，下蹲仍感觉费力。继续脑针第 5 次治疗，给予双侧髂后上棘 + 枕外隆凸上高位实像脑针治疗。嘱适当做腰部操和下蹲练习。

    2018 年 9 月 14 日：患者诉腰部疼痛感已消失，可自己下床独立行走，能完成弯腰、下蹲动作，能自由平躺，睡眠好转，左小腿外侧麻、痛感较前减轻。左侧大腿和小腿外侧仍有牵拉疼痛感。查体：BP 110/70mmHg，精神好，面色红润，查体合作。L4、L5、S1 旁有轻度压痛，左股骨大转子处压痛明显，并放射至小腿外侧。双下肢直腿抬高试验阴性，双侧 "4" 字试验阴性。今继续第 8 次脑针治疗，给予双侧大转子实像 + 枕外隆凸上高位实像 1 针。针出，患者诉左大腿和小腿外侧疼痛明显减轻，疗效满意。当日患者要求出院，嘱其回家后腰部注意保暖，避免负重，适量活动，加强床上练习挺腹、直腿抬高及踝关节活动，休息 10 日后继续治疗，如有不适，随诊。

    治疗后病情评估：

    1. 目前患者腰部和左下肢的疼痛已消失，可自己直腰独立行走，能完成弯腰、下蹲动作，在床上可自由平躺、侧卧，夜间睡眠好，活动时感觉左大腿和小腿外侧稍有疼痛。

2. 阳性查体：L4、L5、S1 棘突左侧有轻压痛，左梨状肌下孔处无叩击痛，无放射痛。双下肢直腿抬高试验阴性，双侧"4"字试验阴性。四肢肌力、肌张力正常，双侧膝、跟腱反射右侧正常存在。病理反射未引出。

病例提供者：刘贵江，男，1970 年出生，河北唐山人，本科学历，主治医师。1995 年毕业于武汉冶金科技大学。曾在唐山开平区医院从事神经外科临床工作 18 年，曾于多家三甲医院进修。现任唐山乐亭福平医院院长、乐亭县政协委员。

2017 年开始学习脑针疗法，为脑针第 16 期学员，脑针"智"字号弟子。现于福平医院疑难杂症专科门诊开展脑针治疗。擅长用脑针治疗各种疼痛类疾病、眩晕、耳聋耳鸣、皮肤病、抑郁症，以及呼吸系统、消化系统、循环系统等内科疑难病症，尤其对脑中风后遗症、脑瘫治疗有独到的见解。

腰椎间盘突出症（五）

姓名：强某　**性别**：女　**年龄**：59 岁　**职业**：退休

就诊时间：2018 年 11 月 27 日。

就诊地点：长春馨康中医院。

主诉：腰部疼痛 5 年，伴左下肢麻木 2 月余。

现病史：患者自述 5 年前因劳累后出现腰部疼痛，活动受限，当时未进行诊治，经休息后症状缓解。2 个多月前因滑倒摔伤尾椎出现骶尾部疼痛，在家休息 1 个月，疼痛逐渐加重，并出现腰臀部疼痛伴左下肢麻木、疼痛，当时就诊于一汽总医院，查磁共振示尾骨骨折、腰椎间盘突出，于门诊治疗数日，腰部疼痛伴左下肢麻木、疼痛逐渐加重，不能活动，遂就诊于长春中医药大学附属医院，经住院行针刺、溻渍、射频电疗等治疗 22 日后左下肢疼痛消失。为进一步缓解症状，遂来我院门诊求治。**刻下症**：腰臀部疼痛伴左下肢麻木，坐位、站立、行走即加重。

既往史、**个人史**、**家族史**：否认异常。

过敏史：否认食物及药物过敏史。

查体：L3、L4、L5 椎旁左侧旁开 1.5cm 压痛阳性，叩击痛阳性，左臀部广泛性压痛阳性，左侧臀大肌萎缩，直腿抬高试验左 30° 阳性，足背伸加强试验阴性，左侧"4"字试验阳性，左侧膝腱反射减弱，跟腱反射正常，腰部活动范围：前屈30°，后伸5°，左右旋转5°，左右侧屈5°。

辅助检查：2018年9月19日于一汽总医院行腰椎、尾椎MRI提示L3/4、L4/5椎间盘突出；尾骨骨折。

诊断：腰椎间盘突出症。

治疗：脑针治疗，取实像。

疗程设计：

2018年11月27日开始行脑针治疗，隔日1次，5次为1个疗程。

治疗过程：

2018年11月27日：行第1次脑针治疗，患者腰臀部疼痛伴左下肢麻木减轻。

2018年11月29日：行第2次脑针治疗，患者腰臀部疼痛伴左下肢麻木明显减轻。

2018年12月1日：行第3次脑针治疗，患者腰臀部疼痛消失，左下肢外侧麻木继续减轻，面积减小。

2018年12月3日：行第4次脑针治疗，患者可盘腿坐位而无不适，L4椎旁1.5cm压痛略缓解，无叩击痛，左臀部压痛面积明显减小。

2018年12月5日：行第5次脑针治疗，患者可下地行走10m，偶感轻微左下肢麻木，继续治疗中。

病例提供者：潘丽华，女，1972年出生，吉林长春人，本科学历，主治医师。1996年毕业于长春中医药大学针灸骨伤专业，现任长春馨康中医院中医科主任，撰写并发表论文《中医药辨证治疗腰椎间盘突出症68例》《颈痛颗粒对神经根型颈椎病术后并发症的防治》《人工股骨头置换术配合中药治疗高龄老年人股骨颈骨折》等学术论文。

2017年3月师从宫长祥老师学习宫氏脑针疗法，是第15期学员，现于长春馨康中医院门诊开展脑针治疗工作，擅长脑针结合中药口服、外敷治疗颈椎病、腰椎间盘突出症、股骨头坏死、关节炎、肩周炎等骨科疾病，单用脑针治疗偏瘫、耳聋、耳鸣、失眠、头部供血不足、银屑病、顽固性湿疹、高血压、糖尿病、哮喘、面瘫、强直性脊柱炎、肿瘤等疾病，自学习脑针以来扩大了诊疗范围，很多疑难病症取得良好效果，大大缩短常见病诊疗时间。自学习脑针以来，应用脑针诊治病患 1800 余人。

腰椎间盘膨出

姓名：马某　**性别：**女　**年龄：**63 岁　**职业：**其他

就诊时间：2018 年 8 月 2 日。

就诊地点：济南市济阳县仁风镇孙家村卫生室。

主诉：腰痛伴右下肢麻痛反复发作 20 年。

现病史：患者 20 年前无诱因出现腰痛伴右下肢麻痛，20 年间患者多次就诊于山东、北京各大医院，行针灸推拿、埋线、针刀等治疗，仍反复发作。近 2 年患者疼痛逐渐加重，行走坐卧均痛，夜间疼痛难忍，严重影响睡眠，久站或行走 10m 即下肢麻痛，跛行，现求脑针治疗。**刻下症：**腰痛伴右下肢麻痛，行走坐卧均痛，间歇性跛行，夜间疼痛难忍，影响睡眠。

既往史：高血压病史，神经性头痛。

诊断：腰椎间盘膨出症；腰椎退行性病变。

疗程设计：15 次为 1 个疗程，前 5 次每日 1 次，以后隔日 1 次。

1.2018 年 8 月 2 日：第 1 次治疗，选点：以项韧带为标准，枕外隆凸及枕外隆凸上 1.5cm 各选一点。操作：迅速透皮，杠杆力入骨。治疗完毕患者腰痛、腿痛麻症状缓解，走路跛行消失。

2.2018 年 8 月 3 日：第 2 次治疗，继续高位实像 2 针，针毕，患者诉腰痛、腿痛症状消失，腿麻仍未缓解。

3.2018 年 8 月 4 日：第 3 次治疗，予高位实像 2 针，针后嘱患者行走，疼痛、麻木消失。

4.继续巩固治疗，共 15 次，患者痊愈，治疗期间未服用止痛药、降压药等药物，患者血压也降至正常，头痛未再发作。

病例提供者：许荣明，男，1981 年出生，山东济南人，中专学历，执业助理医师。2001 年毕业于山东黄河医学院，曾任济阳区仁风镇中心卫生院许家村卫生室负责人，现任济阳区仁风镇卫生院孙家村卫生室负责人。

2017 年开始学习脑针疗法，为脑针第 25 期学习班学员，现于济阳区仁风镇卫生院孙家村卫生室开展脑针治疗。擅长单用脑针治疗各种疑难杂症，如脑卒中、脑瘫、肺癌、胃癌、哮喘、颈椎病、肩周炎、腰椎间盘突出症、失眠、耳聋、耳鸣等，自学习脑针以来，已应用脑针治疗患者达3500余人次。

腰椎间盘突出伴陈旧性压缩性骨折

姓名：高某　**性别**：女　**年龄**：84 岁　**职业**：退休教师

就诊时间：2017 年 6 月 8 日。

就诊地点：河北省故城县医院针灸推拿科。

主诉：左下肢放射性剧烈疼痛 5 日。

现病史：患者 2 年前出现腰部轻微不适，膏药治疗后症状缓解，未系统性治疗。近 5 日腰部突然剧烈疼痛，疼痛放射至小腿外侧。患者行走困难，疼痛影响睡眠，右侧卧位疼痛稍减轻，现求脑针治疗。**刻下症**：腰部剧烈疼痛，向臀部、大腿后侧、小腿外侧至足大趾放射。

既往史：既往体健。

过敏史：否认食物及药物过敏史。

查体：疼痛面容，强迫右侧卧位，不能翻身，不能下床行走。两侧膝腱反射和跟腱反射减弱。

辅助检查：（2017 年 6 月 7 日）腰椎 MRI 所见腰椎曲度如常，L3 椎体略向前方移位，T12 椎体变扁，上缘凹陷，椎体内见线、片状 T1W1 低信号，抑脂像呈混杂号；L2~L5 椎体边缘见斑片状长 T1W1 长 T2W2 异常信号，部分压脂序列呈低信号，边界不清。L1~L5 椎体前缘见轻度骨质增生，L3/4 椎间盘向四周弥漫性膨出，L4/5 椎间盘向后突出，硬膜囊受压，双侧椎间孔受压。椎间隙尚适宜。椎管内信号如常。周围软组织未见明显异常信号。提示：L3/4 椎间盘膨出，L4/5 椎间盘突出，T12 椎体压缩性骨折。

诊断：腰椎间盘突出伴陈旧性压缩性骨折。

治疗：脑针治疗。

疗程设计：2017 年 6 月 8 日开始行脑针治疗。前 7 日每日治疗 1 次，直至病情明显减轻，后改为隔日 1 次，根据病情进行调整。

治疗过程：

2017 年 6 月 8 日：接受脑针治疗 1 次，治疗结束，患者感觉轻微好转。

2017 年 6 月 14 日：每日脑针治疗 1 次，疼痛有所减轻，可以翻身，拄拐杖可下床行走，但时间不长。

2017 年 7 月 5 日：隔日进行脑针治疗，共 10 次，疼痛明显缓解，可正常行走，但呈跛行。

2017 年 7 月 26 日：隔 5 日治疗 1 次，共治疗 4 次。疼痛消失，行走正常，下楼活动自如。

治疗后回访：2018 年 9 月 3 日回访，患者可正常生活，症状消除。患者及其家属对疗效表示满意。

病例提供者：于树千，男，1970 年出生，河北衡水人，大学学历，医师。2005 年毕业于河北医科大学中西医结合专业，任河北省故城县医院针推科主任。

2016 年 7 月学习脑针疗法。为脑针第 9 期学习班学员，脑针"智"字号弟子。在故城县医院开展脑针治疗，擅长脑针结合推拿、针灸治疗中风后遗症、带状疱疹后遗症、偏瘫、重症肌无力、颈椎病、腰椎间盘突出症、膝关节骨性关节炎、肩周炎、失眠、胃肠系统功能紊乱等。已用脑针治疗 3500 余人次。

腰椎间盘突出症伴椎管狭窄（一）

姓名：陈某　**性别**：女　**年龄**：67 岁　**职业**：农民

就诊时间：2018 年 5 月 18 日。

就诊地点：长春馨康中医院。

主诉：腰痛 20 余年，加重伴行走困难 4 个月。

现病史：患者 20 年前无明显诱因出现腰部疼痛，伴右侧臀部及右小腿痛。劳累后疼痛加重，无其他明显不适，曾在当地医院以"坐骨神经痛"接受按摩、针灸等治疗，治疗后缓解，但疼痛反复发作。近 1 年来腰部疼痛加重，行走 50m 即有腰骶部坠痛，右小腿外侧疼痛麻木难忍，活动受限，休息后可缓解。4 个月前腰部疼痛明显加重，于长春中日联谊医院行腰椎 MRI 确诊为"腰椎间盘突出症、腰椎管狭窄症"，为进一步缓解症状，来我院门诊求治。**刻下症**：腰痛，骶部坠痛，右小腿外侧疼痛麻木，不能自主行走，因疼痛夜间难以入睡，入睡后经常痛醒。

既往史：既往体健，否认高血压、糖尿病等慢性病史，否认肝炎、结核等传染病史，否认手术、输血史。

过敏史：否认食物及药物过敏史。

查体：腰椎生理曲度变直，L2~S1 椎体压痛，L3、L4、L5 右侧椎旁压痛（++），腰椎前屈、后伸、侧弯活动受限，右下肢直腿抬高试验 30°（+），加强试验（++），左侧（－），双膝关节略"O"形改变，双下肢无水肿，四肢肌力及肌张力正常，生理反射存在，双侧巴氏征（－）。

辅助检查：2018 年 5 月于长春中日联谊医院行腰椎 MRI 提示腰椎退行性变，部分椎体内脂质沉积。L5、S1 椎体相邻终板炎（Ⅱ型）。腰 1 椎体下缘施莫尔结节形成。L1/2、L2/3、L3/4、L4/5、L5/S1 椎间盘突出。L1/2、L2/3、L3/4、L4/5、L5/S1 黄韧带肥厚。

诊断：腰椎间盘突出症；腰椎管狭窄症。

治疗：脑针治疗。

疗程设计：

2018 年 5 月 18 日开始行脑针治疗，前 3 日每日治疗 1 次，之后改为隔日 1 次，15 次为 1 个疗程。

治疗过程：

2018 年 5 月 18 日：行第 1 次脑针枕外隆凸及其上实像 2 针，患者腰痛略减轻。

2018 年 5 月 20 日：第 3 次脑针实像 2 针治疗后患者自觉腰骶部疼痛明显减轻，右下肢外侧麻木减轻，睡眠略改善。

2018 年 5 月 24 日：行第 5 次脑针实像 2 针。

2018 年 5 月 26 日：行第 6 次脑针实像 2 针后，患者自觉腰骶部疼痛减轻更明显，右下肢外侧麻木减轻，睡眠时间明显延长。休息 1 周后继续治疗。

2018 年 6 月 4 日至 6 月 6 日：行脑针实像 2 针，症状减轻不明显。

2018 年 6 月 8 日：行第 10 次局麻下枕外隆凸筋膜松解及实像 1 针后，腰骶部稍有疼痛，L2~L4 椎体压痛消失，L5、S1 椎体略有压痛，L3、L4 右侧椎旁压痛（－），L5 右侧椎旁压痛（+），右下肢直腿抬高试验 50°（+）。

2018 年 6 月 10 日：行第 11 次局麻下项韧带松解。

2018 年 6 月 12 日：局麻下双肩胛冈各实像 1 针，自诉腰骶部疼痛消失，右小腿外侧仅有巴掌大麻木，睡眠趋正常。

2018 年 6 月 14 日：行第 13 次局麻下 T5 棘上韧带松解术，自诉行走 500m 后右小腿外侧略麻木，余症未见。

2018 年 6 月 16 日：局麻下双侧髂后上棘实像各 1 针。

2018 年 6 月 18 日：局麻下双侧髌骨实像各 1 针，查体腰椎及椎旁无压痛，腰椎前屈、后伸、侧弯活动无明显受限，右下肢直腿抬高试验 60°，加强试验（－），左侧（－）。自诉无不适症状。

2018 年 6 月 20 日：局麻下双侧外踝各实像 1 针巩固治疗。结束全部 1 疗程治疗，查体无明显疼痛。

结束治疗后随访，半年后无复发。

病例提供者：长春馨康中医院潘丽华医师，资料同前。

腰椎间盘突出症伴椎管狭窄（二）

姓名：刘某　**性别：**男　**年龄：**78 岁　**职业：**农民

就诊时间：2017 年 9 月 28 日。

就诊地点：长春馨康中医院。

主诉：腰痛 20 余年，加重伴行走困难 2 个月。

现病史：患者 20 年前无明显诱因出现腰部疼痛，伴右侧臀部及右小腿痛。劳累后痛甚，无其他明显不适，曾于当地医院确诊为"腰椎间盘突出症"接受按摩等治疗，治疗后缓解，但疼痛反复发作。近 1 年来腰部疼痛加重，行走 100m 即有腰骶部坠痛，右小腿外侧疼痛，活动受限，原地休息 2 分钟左右可缓解。2 个月前腰部疼痛明显加重，伴骶部坠痛，右小腿外侧疼痛，家人搀扶下可平地行走 10 余步，于前卫医院行腰椎 MRI 确诊为"腰椎间盘突出症、腰椎管狭窄症"。为进一步缓解症状，来我院门诊求治。**刻下症：**腰骶部坠痛，右小腿外侧疼痛，因疼痛自主行走困难。

既往史：既往体健，否认高血压、糖尿病等慢性病史，否认肝炎、结核等传染病史，否认手术、输血史。

过敏史：否认食物及药物过敏史。

查体：腰椎生理曲度变直，L4~S1 椎体压痛，L4、L5 右侧椎旁压痛（＋），腰椎前屈、后伸、侧弯活动受限，右下肢直腿抬高试验 40°（＋），加强试验（＋），左侧（－），双膝关节略"O"形改变，双下肢无水肿，四肢肌力及肌张力正常，生理反射存在，双侧巴氏征（－）。

辅助检查：2017 年 9 月于前卫医院行腰椎 MRI 提示腰椎退行性变，

L4/5~L5/S1 椎间盘突出，相应硬膜囊受压。

诊断：腰椎间盘突出症；腰椎管狭窄症。

治疗：脑针治疗，取实像。

疗程设计：

2017 年 9 月 28 日开始行脑针治疗，前 3 日每日治疗 1 次，之后改为隔日 1 次，15 次为 1 个疗程。

治疗过程：

2017 年 9 月 28 日：行第 1 次脑针治疗，患者腰痛略减轻。

2017 年 9 月 30 日：第 3 次脑针治疗后患者自觉腰骶部疼痛明显减轻。

2017 年 10 月 6 日：（行 5 次脑针后），可自主行走 20m（之前来诊需在车旁坐轮椅，这次就诊可自行步入医院大厅），腰部无明显疼痛，骶部坠痛明显减轻。

2017 年 10 月 14 日：（行 9 次脑针后），可自主行走 50m 左右（自己去医院卫生间来回），腰骶部无明显疼痛，右小腿外侧行走后疼痛加重。

2017 年 10 月 22 日：（行 13 次脑针后），上述症状基本消失，可自行步入诊室，患者自诉在家里正常活动无明显不适。

继续行脑针巩固治疗 2 次，结束全部 1 疗程治疗。诸症消失，查体无明显阳性体征。

病例提供者：长春馨康中医院潘丽华医师，资料同前。

腰椎间盘突出症伴椎管狭窄（三）

姓名：吴某　**性别：**女　**年龄：**72 岁　**职业：**农民

就诊时间：2018 年 7 月 20 日。

就诊地点：镇雄福德医院。

主诉：反复腰痛 9 年，加重伴双下肢酸痛、麻木 1 年。

现病史：患者自诉 9 年来腰痛稍劳即作，气候变化时更甚。曾于当地县人民医院诊断为腰椎间盘突出、椎管狭窄，长期行中药、针灸、牵引治疗，病情不见好转，1 年前并发双下肢酸痛、麻木，局部白天觉冷，晚上觉热。患者曾于杭州某医院实行微创治疗（具体过程未详述），术后诸症消失，术后 2 个月病情复发，需拄拐杖才能行走，夜间疼痛加重。2018 年 7 月 20 日来我院就诊，**刻下症：**腰痛，拄拐杖步入诊室，腰不能挺直。精神尚可，眠差，饮食正常，二便可。

既往史：慢性胆囊炎病史 10 多年。

个人史、家族史：否认异常。

过敏史：否认药物及食物过敏史。

查体：神清，查体合作，言语流利，双侧瞳孔等大等圆，眼球各方向活动自如，双眼睑无下垂，无睑结膜充血，无视野缺损。五官无异常，气管居中。心率 96 次 / 分，节律规整，各瓣膜听诊区未闻及杂音。腹部平软，胆囊区明显压痛，余未见异常，脊柱侧弯，T5、T6 棘突压痛较明显，L3、L4、L5 棘突压痛，臀部深压痛，下肢皮肤温度正常，自觉麻木、冰凉，髌骨压痛，股骨内外侧髁压痛，胫骨平台内外侧均压痛。跟骨走路时痛，局部无压痛。神经系统检查未见阳性体征。腹肌痉挛，压痛不明显，未触及具体疼痛部位，无反跳痛。四肢功能活动正常。

辅助检查：腰部 CT 示 L4/5 腰椎间盘突出，腰椎椎管狭窄。

治疗前病情评估：

1. 患者吴某，女，72 岁，慢性腰腿痛，病程较长，微创治疗后复发加重。

2. 腰痛转侧不利，腰不能挺直，可见脊柱侧弯，T5、T6 胸椎棘突压痛明显。

3. L4、L5 腰椎棘突压痛，臀部深压痛，双下肢酸痛麻木。自觉局部日间凉而夜间热。股骨内外侧髁压痛，胫骨平台内外侧压痛。

诊断：腰椎间盘突出；椎管狭窄。

治疗：脑针治疗，实像透骨扎法。

疗程设计：

2018 年 7 月 20 日开始行脑针治疗，第 1~6 日每日 1 次，每次 2 针高位实像，第 7~20 日隔日 1 次。

治疗过程：

患者于 2018 年 7 月 21 日至 8 月 9 日经脑针治疗 1 个疗程。7 月 21 日至 7 月 26 日共 6 高位实像。每次两针。至 7 月 27 日患者腰痛减轻，腰已能勉强挺直，双下肢酸痛减轻，仍麻木。予加以枕外隆凸下项韧带松解，至 29 日病情进一步好转，腰部转动灵活，当日取髂后上棘高骨实像。31 日取股骨大转子实像，8 月 2 日取髌骨实像，8 月 4 日取跟骨骨突实像，8 月 6 日取肩胛冈实像，8 月 8 日取胸椎棘突敏化点棘上韧带松解。

治疗后病情评估：

患者腰部转侧较治疗前灵活，自诉疼痛减轻大半，双下肢酸痛消失，局部冰凉、热感明显减轻，麻木缓解，不拄拐杖也可自己行走。精神状态较前明显好转。后继续第 2 个疗程脑针治疗。

病例提供者：白庆虞，男，1977 年出生，云南镇雄人，中专学历，中医主治医师。1999 年毕业于云南省玉溪卫校中医医疗专业，毕业后在偏远乡镇医院一直从事临床医疗工作 16 年，2016 年至 2018 年开办以疼痛科为特色的中医诊所。2018 年至今在乡镇民营医院镇雄福德医院从事中医医疗工作。

2018 年开始学习脑针疗法，为脑针 28 期学习班学员。现在云南镇雄福德医院中医疼痛科开展脑针治疗。擅长单用脑针治疗脑卒中、哮喘、带状疱疹后遗神经痛、顽固性疼痛、强直性脊柱炎及常规治疗无效的疑难杂症。脑针结合理疗、中药汤剂治疗面瘫、面肌痉挛、三叉神经痛、骨性关节炎等多种疾病。自学习脑针以来，已应用脑针治疗患者 3000 余人次。

腰椎间盘脱出

姓名：林某　**性别：**男　**年龄：**38 岁　**职业：**工人

就诊时间：2018 年 1 月 18 日。

就诊地点：中国科学院大学深圳医院（光明）西院区。

主诉：反复腰痛伴双下肢麻木、疼痛 1 年余。

现病史：患者 1 年前因弯腰劳作后出现上症，腰痛以腰骶部明显，伴双下肢麻木、胀痛不适，逐渐加重，间歇性跛行，经平卧休息及服用止痛药物、脐针、中频电刺激等治疗，疼痛稍可减轻，近 2 个月疼痛加重，经上述处理，腰腿疼痛均未见缓解，因疼痛难忍，遂至深圳市北大医院就诊，行腰椎 MRI 检查后确诊为"腰椎间盘突出症并腰椎管狭窄"，并推送至手术室拟行手术治疗，但术前注射麻药后，由于患者心情紧张，恐惧手术，血压飙升，手术未能顺利进行，经他人介绍来诊，要求行脑针治疗。

刻下症：疼痛面容，神志清醒，检查配合，由家人搀扶进诊室，歪臀，间歇性跛行，腰椎活动度前屈、后伸、左右侧屈均明显受限，翻身时腰痛及双下肢酸麻胀痛均加重。

既往史、个人史、家族史：否认异常。

过敏史：否认药物及食物过敏史。

查体：腰椎侧弯畸形，L4、L5棘突两侧明显压痛，指压疼痛反射至双下肢，双下肢直腿抬高试验阳性，加强试验阳性。

辅助检查：2017年11月于齐齐哈尔建华医院行腰椎MRI提示L4/5椎间盘脱出，继发椎管狭窄，不除外髓核游离，L5/S1椎间盘突出。2018年2月于我院行腰椎MRI提示① L3/4椎间盘膨出；② L4/5椎间盘膨出，左后方脱出，继发椎管及侧椎管狭窄，左侧神经根受压；③ L5/S1椎间盘变性、膨出并突出；④ L3~S1相邻椎体终板炎，部分椎体施莫尔结节形成。

诊断：腰椎间盘脱出并椎管狭窄。

治疗：脑针治疗。

疗程设计：2018年1月18日开始行脑针治疗，前3~5日每日治疗1次，然后根据病情调整治疗，一般3~5日治疗后改为隔日1次，15次为1个疗程。

治疗过程：

2018年1月18日，接受脑针治疗1次，治疗结束，患者即觉疼痛有所减轻，次日觉疼痛明显减轻，已不需家人搀扶，自己步行至治疗室。

截至2018年4月初，患者一共行2个疗程脑针治疗，腰腿疼痛基本消失，歪臀、跛行消失。2018年9月6日电话回访，诉治疗后至今，腰腿疼痛未再出现，行动自如，疗效满意。

病例提供者：覃学斌，男，1984年出生，广西岑溪人，本科学历，主治医师。2008年毕业于广西中医药大学中西医结合临床专业，现任中国科学院大学深圳医院（光明）中医科脑针治疗组组长；为世界手法医学联合会会员、世界中医药联合会骨关节疾病专业委员会针刀学组委员。

2017年开始学习脑针疗法，为脑针第25期学习班学员、脑针"智"字号弟子，现于中国科学院大学深圳医院（光明）西院区中医科门诊开展脑针治疗。临床上擅长以脑针及传统中药为主要疗法，结合整脊手法、针灸、浮针、小针刀等疗法，治疗各类急慢性、顽固性疼痛，对颈椎病、肩周炎、网球肘、背肌筋膜炎、腰椎间盘突出症、腰肌劳损、强直性脊柱炎、股骨头坏死、类风湿关节炎、哮喘、心律失常、中风后遗症、脑瘫、自闭症、皮肤病等病症的诊治有较丰富的临床经验。自学习脑针以来，已应用脑针治疗患者7000余人次。

腰椎间盘突出症术后

姓名：张某　**性别**：女　**年龄**：65 岁　**职业**：退休工人

就诊时间：2018 年 8 月 20 日。

就诊地点：中国科学院大学深圳医院（光明）西院区。

主诉：反复腰部疼痛 10 年余，加重伴左下肢麻木 1 周。

现病史：患者 10 年前无明显诱因出现腰部疼痛，为间歇性酸胀感，以腰骶部为甚，久坐、久行后症状明显，平卧休息后症状稍可缓解，无头晕头痛，无胸闷气促，无腹胀腹痛，无尿频、尿急、尿痛，曾于广州当地医院接受腰椎间盘突出手术治疗（具体不详），术后腰痛有所缓解，但症状反复发作。近 1 周以来患者久坐、久站后觉腰部疼痛较前加重，以腰骶部为甚，呈持续性酸胀感，活动受限，伴左下肢麻木、乏力，间有反射痛，平卧休息后症状稍可缓解，家人搀扶下尚可平地行走，上下楼梯稍受限，无头晕头痛，无心慌胸闷，为进一步诊治，门诊拟"腰椎间盘突出症"收入院。自发病以来，患者神清，精神疲倦，无尿频、尿痛，无大小便失禁，胃纳可，睡眠一般。近期体重无明显变化。患者约 9 个月前自觉颈部及左肩部疼痛不适，自行外贴膏药（具体不详），疼痛无缓解，近 1 周上述症状加重，左上肢外展、后伸、上举动作受限，晨起觉左肩臂部麻木、疼痛，自行揉按后疼痛稍可缓解。

既往史：糖尿病史 10 年余，自服盐酸二甲双胍及盐酸吡格列酮片，其间未规范监测血糖。10 年前曾于当地医院接受腰椎间盘突出微创手术治疗（具体不详）。否认有肝炎、结核、伤寒等传染病病史，否认高血压、冠心病等其他慢性病病史，无外伤史，无输血史，否认食物及药物过敏史，预防接种史不详。

个人史、家族史：否认异常。

查体：疼痛面容，神志清醒，由家人以轮椅推送进病房，床上翻身动作均导致腰痛加重；颈椎两侧肌肉紧张，C3~C7 椎体两侧压痛，椎间孔挤压试验阳性，椎间孔旋压试验阳性，位置性眩晕试验阴性，左侧臂丛牵拉试验阳性，右侧阴性。左臂外展、后伸、内旋及上举时活动均受限，左侧冈下肌、小圆肌明显压痛。腰椎生理弯曲存在，L3~L5 椎体压痛，以 L4、L5 棘突左侧压痛明显，腰椎前屈、后伸、侧弯活动受限，左下肢直腿抬高试验 50°（＋），加强试验阳性，右侧阴性，四肢外观无畸形，双下肢无水肿，四肢肌力及肌张力正常，生理反射存在，双侧巴氏征、布氏征、克氏征阴性。

辅助检查：2018 年 8 月于我院行颈椎、腰椎 CT 提示①颈椎退行性变，C2/3~C4/5 椎间盘突出，C5/6 及 C6/7 椎间盘右后突出；②腰椎退行性变，L2/3~L5/S1 椎间盘膨出、突出；③ L3~L5 椎体终板炎。

诊断：腰椎间盘突出症术后；左侧肩周炎；颈椎病；2 型糖尿病。

治疗：脑针治疗。

疗程设计：2018 年 8 月 20 日开始行脑针治疗，前 5 日每日治疗 1 次，然后根据病情调整治疗，改为隔日 1 次，15 次为 1 个疗程。

治疗过程：

2018 年 8 月 20 日：行第 1 次脑针治疗，治疗结束，患者即觉腰痛有所减轻，次日腰痛及下肢麻木、疼痛感均减轻，自行步入治疗室。

截至 2018 年 9 月 13 日，患者一共行脑针治疗 15 次，腰腿疼痛在第 10 次治疗时基本消失，因左肩疼痛及活动受限未痊愈，继续脑针治疗。

2018 年 9 月 14 出院，腰腿疼痛未再出现，左肩疼痛亦较入院时明显减轻，左上肢各方向活动均较入院时明显改善，疗效满意。

病例提供者：中国科学院大学深圳医院（光明）覃学斌医师，资料同前。

急性腰痛

姓名：李某　**性别：**男　**年龄：**83 岁　**职业：**其他

就诊时间：2019 年 1 月 11 日。

主诉：急性腰痛 1 日。

现病史：患者昨日无明显诱因出现腰部疼痛，无法坐立及行走，咳嗽、喷嚏时疼痛加重，未自行处理。**刻下症：**腰部剧烈疼痛，无法坐立及行走，咳嗽、喷嚏时疼痛加重，卧位不动时稍可缓解，无头晕头痛，无胸闷气促，无腹胀腹痛，无尿频、尿急、尿痛。

既往史：脑梗死 6 年，自服脑心通。否认有肝炎、肺结核、伤寒等传染病病史，否认高血压、冠心病等其他慢性病病史，无外伤史，无输血史。

过敏史：否认食物及药物过敏史。

查体：患者右侧卧位，疼痛面容，神志清醒，床上翻身动作均导致腰痛，T1~T3 椎体两侧压痛，T4 尤甚。

诊断：急性腰痛；脑梗死后遗症。

治疗：脑针治疗。

治疗过程：

患者右侧卧位行 T4 脑针棘上韧带松解治疗，治疗结束，患者即觉腰痛有所减轻，起床翻身行走时腰痛消失，仅坐位弯腰时，腰部有紧束感。继续治疗，进一步观察中。

病例提供者：邝丽，女，曲阜中医药学校毕业，中国中医药信息学会宫氏脑针研究分会专职副秘书长，宫氏脑针疗法嫡系传人。2002 年开始追随宫长祥老师研习宫氏脑针疗法，宫长祥老师助教。

急性尾骨痛症

姓名：范某　**性别**：女　**年龄**：36 岁　**职业**：其他

就诊时间：2018 年 1 月 30 日。

就诊地点：郑州市骨科医院。

主诉：尾骨疼痛 1 日。

现病史：患者昨晚无明显诱因出现尾骨剧烈疼痛，不能坐卧和弯腰。

刻下症：尾骨剧痛，不能坐卧和弯腰。

既往史及过敏史：既往体健，否认药物及食物过敏史。

查体：生命体征平稳，心肺检查未见异常。

诊断：急性尾骨痛症。

治疗：脑针治疗，脑针实像透骨扎法。

　　部位：枕外隆凸高位实像，1 次 2 点。

　　操作：脑针透骨扎法，迅速透皮，匀速直达骨面，然后用杠杆
　　　　　力入骨少许，以出针时有咬针的感觉为宜。

　　效果：高位实像 2 针后，患者疼痛明显减轻，可以坐板凳，患
　　　　　者对即时效果满意，未再复诊。

　　随访：2018 年 2 月 10 日，对患者进行随访，未见复发。

病例提供者：郑州市骨科医院疼痛治疗中心刘占平医师，资料同前。河南中医药大学针灸推拿学院刘洋甫，资料同前。

半月板损伤

姓名：代某　**性别**：女　**年龄**：61 岁　**职业**：农民

就诊时间：2018 年 8 月 24 日。

就诊地点：湖北省公安县斗湖堤镇社区卫生服务中心。

主诉：右膝关节疼痛活动受限 7 年，加重 1 个月。

现病史：患者 7 年前无明显诱因出现右膝部疼痛不适，活动受限，上下楼梯及劳累后疼痛加重，当时未予重视，后疼痛逐渐加重。在公安县中医院诊为"右膝关节半月板损伤"，后行热敷、理疗、膏药外贴、玻璃酸钠注射、口服止痛药维持治疗，症状时轻时重。1 个月前不慎跌倒，右膝疼痛加重，活动明显受限，故 2018 年 8 月 2 日于公安县人民医院行膝关节 MR 平扫示①左膝关节外侧盘状半月板，其前后角及体部内异常信号，考虑撕裂；②左膝关节内侧半月板前、后角内异常信号，考虑变性；③左股骨内侧髁软骨变性伴关节面下骨髓水肿；④左膝关节腔积液；⑤左膝关节退行性病变。现为求进一步治疗，遂来我院门诊。**刻下症**：右膝部疼痛不适，活动受限，上下楼梯及劳累后疼痛加重，跛行，起立、坐下困难。

既往史及过敏史：腰椎间盘突出症病史 10 年，高血压病史 10 年，一直口服硝苯地平缓释片 10mg，每日 1 次。否认肝炎、结核等传染病病史，否认药物及食物过敏史。

查体：P 80 次 / 分，R 20 次 / 分，BP 132/76mmHg。神志清楚，跛行入院，右膝关节疼痛、肿胀，活动受限，上下楼梯疼痛加重。浮髌试验（±），膝关节过伸、过屈试验（+）、回旋挤压试验（+）、膝关节间隙处压痛（+）、研磨试验（+），下肢肌力无异常，膝腱反射、跟腱反射无异常。

辅助检查：（2018 年 8 月 2 日，公安县人民医院）膝关节 MR 平扫示①左膝关节外侧盘状半月板，其前后角及体部内异常信号，考虑撕裂；②左膝关节内侧半月板前、后角内异常信号，考虑变性；③左股骨内侧髁软骨变性伴关节面下骨髓水肿；④左膝关节腔积液；⑤左膝关节退行性病变。

诊断：左膝关节半月板损伤。

治疗：脑针实像透骨扎法。

　　部位：枕外隆凸实像 2 点，枕外隆凸上实像取点，沿枕外隆凸上至前发迹中点连线，连续每两点 1.5~2.0cm 间距为标准取点。

操作：脑针透骨扎法，迅速透皮，匀速直达骨面，然后用杠杆力入骨少许，以出针时有咬针的感觉为宜。出针后半小时，患者感觉右膝部疼痛减轻。

疗程设计：15 次为 1 个疗程，20 日扎完。

治疗过程：

2018 年 8 月 25 日：第 2 次脑针治疗，患者诉右膝关节疼痛减轻，肿胀减轻，治疗的部位仍然选择高位实像点，继续颅骨实像扎法，第 8 次治疗后，患者已经走平路无明显疼痛，扶楼梯上下楼疼痛减轻。

2018 年 9 月 15 日：1 个疗程结束，患者走平路已无疼痛，上下楼梯轻微疼痛。

2018 年 10 月 5 日：随访结果，患者右膝无肿胀，快速走平路无疼痛，上下楼梯、提重物感右膝部轻微疼痛。

按语：膝关节是大脑膝部功能区所对应的一个功能单位，通过高位实像扎法，启动内源性镇痛机制，通过逐级抑制，故疼痛可除。有感觉神经存在的地方，就有神经源性水肿，通过高位抑制，故肿胀可消。

病例提供者：马越，男，1973 年出生，湖北公安人，专科学历，主治医师。1996 年毕业于湖北中医学院针灸骨伤专业，现任湖北省公安县斗湖堤镇卫生院康复科主治医师。

2017 年开始学习脑针疗法，为脑针第 28 期学习班学员，现于湖北省公安县斗湖堤镇卫生院（湖北省公安县斗湖堤镇社区卫生服务中心）开展脑针治疗。擅长单用脑针治疗股骨头坏死、半月板损伤、眩晕综合征、顽固性头痛、面瘫、顽固性呃逆、更年期综合征、严重性失眠、顽固性皮肤病、腰椎椎管狭窄症等疾病，以脑针结合针灸、推拿、理疗进行中医药辨证治疗急性扭伤、膝骨关节炎、颈椎病、腰椎间盘突出、陈旧性关节损伤等，以及部分内科疑难疾病。自学习脑针以来，已应用脑针治疗患者 1000 余人次。

膝骨关节炎

姓名：李某　**性别**：女　**年龄**：70 岁　**职业**：农民

就诊时间：2018 年 6 月 10 日。

就诊地点：湖北荆门钟祥郢中林集中心卫生室。

主诉：右膝关节疼痛 20 年。

现病史：患者 20 多年前因劳动强度大致膝关节损伤，当时未系统治疗，疼痛间断出现，近 10 年疼痛加重，因痛彻夜难眠，服药、注射治疗（具体药物不详）无缓解，可见右膝关节肿胀、变形，有僵硬感，伸缩受限，日前在荆门市人民医院行磁共振检查后诊为膝骨性关节炎，拟手术治疗，患者因年高未同意手术，现口服去痛片 3 粒，每日 3 次，止痛效果仍不佳。**刻下症**：右膝关节肿胀、变形、僵硬疼痛，屈伸受限，可见明显畸形，行走由他人搀扶，尚有颈肩疼痛，腰痛，手指关节亦见肿胀变形、疼痛。

既往史：颈椎病、肩周炎、腰痛史，否认高血压、冠心病等其他慢性病病史，否认肝炎、结核等传染病史，否认手术、输血史。

过敏史：否认食物及药物过敏史。

查体：疼痛面容，面色萎黄，股骨内外髁多处按压疼痛，髌骨活动度差，手指关节变形疼痛，形似鸡爪。

辅助检查：X 线及磁共振示膝关节退行性改变。

诊断：膝关节骨性关节炎；颈椎病；肩周炎；腰椎退行性病变。

治疗：脑针治疗。

疗程设计：2018 年 6 月 10 日开始脑针治疗，前 3 日每日 1 次，后根据病情调整为隔日 1 次，15 次为 1 个疗程。

治疗过程：

2018 年 6 月 10 日：行第 1 次治疗，脑针治疗后患者即感诸疼痛有所减轻，第 1 个疗程（15 次）结束后患者疼痛已去大半，手指较前灵活，遂嘱患者休息 20 日后再行脑针治疗。

2018 年 7 月 28 日：行第 2 个疗程，患者诉第 1 个疗程结束，休息 5 日后疼痛复发，当即予高位加髌骨实像治疗，疼痛即刻缓解。后按疗程设计至第 2 个疗程结束，膝、颈、肩、腰部疼痛基本消失。

2018 年 9 月 2 日：开始行第 3 个疗程巩固治疗，此后疼痛未发。

病例提供者：陈传玉，男，1964 年出生，湖北荆门人，中医执业医师。1989 年毕业于湖北药检高等专科学校（湖北中医药大学前身），2011 年被评为钟祥市十佳村医，多次被评为先进模范医生称号。

2017 年开始学习宫氏脑针，为 29 期第 135 号学员，现在荆门市林集中心卫生室开展以脑针为主的疑难病治疗，擅长用脑针治疗面肌痉挛、中风后遗症、截瘫、颈椎病、肩周炎、腰椎间盘突出症、膝关节病变等，以脑针结合中医中药治疗抑郁症、颈肩腰腿疼痛等疾病。自学脑针以来，治愈了很多疑难杂症，用脑针治疗患者 2000 余人次。

类风湿关节炎

姓名：吴某　**性别**：女　**年龄**：45 岁　**职业**：家庭主妇

就诊时间：2017 年 9 月 8 日。

就诊地点：福建省泉州市南安市东田镇陈丰实颈腰痛专科。

主诉：肘关节肿痛不能伸直、双手指关节严重变形 3 年余。

现病史：患者 3 年前检查出类风湿关节炎，长期服用医院开具的中西药，病情并未得到有效控制，逐渐加重，出现双手指关节严重变形，双肘关节屈曲，双肩关节外展受限，右膝肿痛，下蹲受限，失去劳动能力，同时伴眼睑色白，面色萎黄，声音低微，气短乏力，不思饮食。**刻下症**：双肩关节外展不利，小于 90°，肘关节屈曲，指关节严重变形，右膝关节肿痛，行走、下蹲受限，双小腿水肿，面色萎黄。

辅助检查：（2015 年 4 月 3 日）类风湿因子 254IU/mL，全血超敏 C 反应蛋白 11.9mg/L，血沉 24mm/h；2017 年 10 月 10 日南安市东田镇卫生院检查：抗链球菌溶血素 O 135IU/mL；全血超敏 C 反应蛋白 11mg/L；类风湿因子 275IU/mL；血常规检查：嗜酸性粒细胞百分比 9.9%，血红蛋白 73g/L，红细胞压积 24.9%，平均红细胞血红蛋白含量 20.2pg。

诊断：类风湿关节炎；贫血。

治疗：脑针治疗。

治疗过程：患者经过 1 个月即 2 个疗程的脑针治疗后，肩关节外展大于 90°，肘关节可完全伸直，膝关节可下蹲，行走正常，面色红润，饮食正常。

治疗后评估：患者病情得到有效控制，功能基本恢复，配合中药调理，嘱其定期复查。

病例提供者：陈丰实，男，1975 年出生，1998 毕业于广西中医药大学，执业中医师。2017 年开始学习脑针，15 期学员，中华针刀医师学会常务理事，软组织诊疗专业委员会常务理事，在医学刊物和研讨会上发表论文 10 多篇，单用脑针或脑针结合其他疗法治疗颈椎病、肩周炎、腰椎间盘突出症、关节炎、各种骨质增生症、坐骨神经痛、腰椎管狭窄、腰椎手术失败综合征、强直性脊柱炎、股骨头无菌性坏死、痛风、各种软组织损伤后遗症、面瘫、三叉神经痛、偏瘫、脑瘫等。

股骨头坏死（一）

姓名：何某　　**性别**：女　　**年龄**：71 岁　　**职业**：农民

就诊时间：2018 年 6 月 23 日。

就诊地点：湖北省公安县斗湖堤镇社区卫生服务中心。

主诉：左髋部疼痛伴活动受限 50 年，右髋部疼痛伴活动受限 15 年。

现病史：患者于 50 年前无明显诱因出现左髋部疼痛，未予诊治，后疼痛逐渐加重，于当地医院行热敷、理疗、膏药外贴、口服止痛药维持治疗，此后逐渐出现左髋关节功能受限，跛行。15 年前右髋亦逐渐出现疼痛，活动受限，跛行。2016 年 3 月 26 日，患者因双髋疼痛加重，活动受限，无法行走，坐轮椅到公安县中医院就诊。MRI 示双侧股骨头缺血性坏死。予诊"股骨头坏死"，经针灸、理疗、推拿及中医药口服等治疗后（具体方案不详），疗效欠佳。此后一直以轮椅代步，起立、坐下皆需他人帮助。刻下症：双侧髋关节疼痛，活动受限，需轮椅代步，无法自行起立、坐下。

既往史及过敏史：糖尿病病史 20 年，现规律口服格列喹酮片、阿卡波糖控制血糖。冠心病病史 10 年。否认高血压病史。否认肝炎、结核等传染病史，否认药物及食物过敏史。

查体：P 88 次 / 分，R 20 次 / 分，BP 120/70mmHg。神志清楚，坐轮椅入院，双髋部疼痛活动受限，局部压痛，髋关节外展、外旋、内收活动受限，Thomas 征阳性、双侧"4"字试验阳性、单腿独立试验阳性、骨盆倾斜、左下肢较右下肢短缩约 2cm、臀肌及大腿肌肉萎缩，左侧为甚。Ober 征阳性。

辅助检查：（2016 年 3 月 26 日，公安县中医院）双髋关节 MRI 平扫影像表现为左侧股骨头形态失常，可见骨质缺损区，双侧股骨头及左侧髋臼小片状长 T1、长 T2 信号，双侧髋关节间隙变窄，髋臼缘示骨质增生，余未见明显特殊。提示双侧股骨头坏死，左髋退变。

诊断：双侧股骨头坏死。

治疗：脑针实像透骨扎法。

部位：枕外隆凸实像 2 点，枕外隆凸上实像取点，沿枕外隆凸上至前发迹中点连线，连续每两点 1.5~2.0cm 间距为标准取点。

操作：脑针透骨扎法，迅速透皮，匀速直达骨面，然后用杠杆力入骨少许，以出针时有咬针的感觉为宜。出针后，患者即感觉双髋部疼痛有所减轻，右侧疼痛减轻明显。

治疗过程：

2018 年 6 月 24 日：第 2 次脑针治疗，治疗的部位仍然选择高位实像点，继续颅骨实像扎法，15 次为 1 个疗程，隔 2 日治疗 1 次。第 5 次针后，患者能自行从轮椅上起立、坐下，并扶楼梯缓慢上下楼。

2018 年 7 月 13 日：第 11 次针治疗后，患者可自行从轮椅上站立，不借助他物，自行行走 12 步。目前已经结束两个疗程治疗，患者由坐轮椅改为拄双拐步行。

痊愈后随访：患者治疗半月后随访，左髋部有轻微疼痛，每日拄拐行走约 20 分钟，每日规律少食多餐，体重无增加。

按语：股骨头坏死是因为多种因素干扰了骨细胞生长、凋亡程序，骨细胞死亡的方式可分为病理性死亡、外伤性死亡、凋亡、自然死亡等，骨细胞死亡后由生骨细胞填充，由破骨细胞来吸收。通过神经调衡，重新建立神经、骨细胞传导通路，改变力学环境。故患者病情可明显好转，临床治愈。

病例提供者：湖北省荆州市公安县斗湖堤镇社区卫生服务中心马越医师，资料同前。

股骨头坏死（二）

姓名：王某　**性别**：男　**年龄**：60 岁　**职业**：农民

就诊时间：2018 年 3 月 6 日。

就诊地点：甘肃省高台县人民医院。

主诉：双侧髋关节疼痛 5 年，加重 1 周。

现病史：患者自诉 5 年前无明显诱因出现双侧髋关节疼痛，呈持续性酸痛，久行、久立后明显加重。严重时站立困难，需辅助手杖步行，影响日常生活。患者行 CT 检查示"双侧股骨头坏死"。1 周前患者因过度劳作双髋关节酸困疼痛加重，右侧较左侧严重。患者经卧床休息后症状无改善，伴站立困难、双侧髋关节屈伸活动明显受限。为进一步治疗，就诊于我院，门诊以"双侧股骨头坏死"收住入院。**刻下症：** 双侧髋关节持续性疼痛，行走困难，由家属轮椅推入，活动严重受限，尤以腹股沟区、大腿内侧、臀后侧和膝内侧放射痛明显，并伴有该区麻木感，跛行。

既往史及过敏史： 高血压病史 3 年，未规律口服硝苯地平片及降压胶囊，血压控制情况不详。否认肝炎、结核等传染病病史，否认心脏病病史，无手术、外伤及药物过敏史。

查体： T 36.7℃，P 84 次 / 分，R 19 次 / 分，BP 170/100mmHg。右侧肢体缩短，肌肉略萎缩，右侧髋关节处压痛（＋），"4"字试验（＋），双髋关节深压痛，内收肌止点压痛。屈伸活动及行走时疼痛加重，不能持久站立。

辅助检查： 血常规示中性粒细胞数 1.89×10^9/L，中性粒细胞百分比 41.3％，淋巴细胞百分比 49.1％，红细胞计数 5.99×10^{12}/L，血红蛋白 176g/L，红细胞压积 55.6％，血小板分布宽度 17.8；尿微量白蛋白 79mg/L。双侧髋关节正位片示双侧股骨头无菌性坏死并半脱位。

诊断： 双侧股骨头坏死。

治疗： 脑针实像透骨扎法。

  部位：枕外隆凸实像 1 点。

  操作：脑针透骨扎法，迅速透皮，匀速直达骨面，然后用杠杆力入骨少许，以出针时有咬针的感觉为宜。

治疗过程：

2018 年 3 月 11 日：二诊时双侧髋关节酸困、疼痛有所缓解，可短时间站立，步行仍需双拐辅助，双髋关节屈伸活动受限。继续行脑针治疗，以实像透骨扎法。

2018 年 3 月 11 日至 4 月 1 日：每日治疗 1 次，共计治疗 15 次。前 6 次治疗后，患者双侧髋关节酸困、疼痛感减轻，可拄手杖行走，髋关节活动度增加。经 9 次治疗后，双侧髋关节疼痛明显缓解，弃拐后可自主步行

50m，长时间步行后双侧髋部、右侧腹股沟区、大腿内侧、臀后侧和膝内侧仍有放射痛。病情好转后出院，建议 1 个月后继续巩固治疗。

2018 年 5 月 10 日至 6 月 2 日：（第 2 疗程）每日 1 次，共计 15 次。经脑针治疗 15 次后髋关节疼痛基本消失，可完全独立行走，无跛行。

痊愈后随访：2018 年 7 月 10 日，患者好转后 1 个月进行回访，未见复发。

病例提供者：周育邦，男，1970 年出生，甘肃高台人，本科学历，副主任医师。1995 年参加工作，毕业于西北民族大学，曾任高台县人民医院医务科长，现任疼痛康复中心主任，撰写《小针刀联合臭氧治疗膝关节骨性关节炎 126 例的临床观察》《清热泻浊通腑方治疗老年性急性痛风性关节炎的临床观察》《穴位埋线治疗脾虚痰湿型腿部肥胖的临床分析》等论文，其中撰写的《难治性癌痛微创介入院外治疗的研究与应用》获市级科技进步三等奖，参与编写《新编实用中医学》专著 1 部。

自 2017 年开始学习宫氏脑针疗法，为 23 期脑针高研班学员、32 期高研班复训学员，现工作于高台县人民医院疼痛康复中心。擅长单用脑针治疗脑卒中、脑瘫、老年痴呆、自闭症、抑郁症、股骨头坏死、哮喘等疾病，以脑针为主结合针刀及其他疗法治疗颈椎病、腰椎间盘突出症、肩周炎、膝骨关节病、面瘫、急性腰扭伤及内科疑难杂症和顽固性皮肤病，均取得明显疗效。自学习宫氏脑针以来，应用脑针治疗患者 4000 余人次。

第二节　内科疾病

一、神经内科

脑出血

姓名：乔某　**性别：**男　**年龄：**74 岁　**职业：**农民
就诊时间：2018 年 5 月 5 日。
就诊地点：邢侗凯旋社区门诊部。

主诉：昏迷3日。

现病史：患者于2018年3月12日无诱因自觉胃部胀满、隐痛，伴渐进性的乏力消瘦，不规律出现黑便。患者至济南齐鲁医院消化内科就诊，查胃镜后确诊胃窦小弯处鳞状细胞癌中期，立即行胃癌根治术，淋巴结清扫，重建消化道手术（具体诊疗不详）。术后第7日，发现腹腔引流管引流出黄褐色血性分泌物，考虑术后吻合口未闭合好，要求患者进一步行胃肠减压、保留引流管、静脉滴注营养液支持治疗后，分泌物有所减少。3日前，患者夜间突然出现昏迷，神志不清，双瞳孔缩小，对光反射消失，霍夫曼征、布氏征阳性，行CT后确诊脑干出血，病情危重，医院出具病危通知书，患者家属要求出院回家观察。次日至我科寻求诊治。**刻下症**：患者昏迷，神志不清，眶上神经按压无反应，角弓反张，肌张力增高，呼吸微弱，脉细沉数，可见尿留置管和腹腔引流管。

既往史及过敏史：家属代诉，高血压病史，住院期间血压控制平稳，否认其他急慢性病病史，否认食物及药物过敏史。

查体：P 115次/分，R 29次/分，BP 100/55mmHg。神志不清，瞳孔对光反射消失，肌力亢进，足底痛刺激反应减弱，巴氏征、布氏征阳性，心率快，双肺呼吸音粗。

辅助检查：住院时资料已存档，未见具体报告。

诊断：脑出血急性期，脑干出血；胃癌术后。

治疗：脑针实像透骨扎法。

　　　　部位：枕外隆凸上实像取点，沿枕外隆凸上至前发迹中点连线，连续每两点1.5~2.0cm间距为标准取点。

　　　　操作：定点，按压部位迅速透皮，匀速抵达骨面，然后用杠杆力入骨少许，拔针有咬针阻力感时出针。

治疗次日患者苏醒，但神志恍惚，又治疗1次，之后家属致电说患者神志见清，可辨识他人。连续治疗5次后，患者可自己下床行走，能自主进少量饮食，尿管、腹腔引流管可拔除。隔日治疗1次，连续治疗10次，至5月30日患者神清，食欲较前明显好转，能自行短距离行走，未见肢体及语言障碍等后遗症出现。

2018年6月15日开始第2疗程，治疗继续选择颅骨实像扎法，共治疗15次，隔日1次。

至2018年7月16日第2疗程结束，患者神志清楚，精神可，能够从事简单的家务劳动，基本回归社会生活。建议患者继续脑针治疗，巩固效果。

痊愈后随访：患者治疗 2 个月后随访，未出现异常的不良反应，每日规律少食多餐，体重增加 4kg，临床痊愈。

按语：人体的某一部位在大脑中都有一个对应位置。人体某个部位出现的信息异常就是自体的这个部位出现信号紊乱的表现。宫氏脑针就是通过颅外改变颅内，中枢调控方面得到改善，间接刺激自身修复功能，从而实现实像操作作用于大脑神经传递功能的全过程，改变了结构异常的功能区域，使周围神经系统的信号传递得到重构。

病例提供者：王振亮，男，1969 年出生，山东德州人，大专学历，执业医师。1996 年毕业于山东中医药大学针灸推拿系，在乡镇卫生院担任疼痛科门诊部主任多年，自 2005 年开展微创业务，治愈了很多疑难病患者。

2015 年 12 月 29 日，宫氏脑针在河南郑州开班，他参加了脑针课，成为第 4 期学习班学员，脑针"礼"字号弟子，现在于临邑县邢侗街道办事处凯旋社区门诊部开展脑针治疗，擅长用脑针治疗疑难杂症，如中风后遗症、脑瘫、自闭症、哮喘、失眠、银屑病、三叉神经痛、强直性脊柱炎、带状疱疹后遗症、幻肢痛、颈椎病、腰椎病、椎间盘突出症、股骨头坏死、各类结石等。自从学习脑针以来，已治疗各类患者 1 万余人次。

脑梗死后遗症（一）

姓名：陈某　**性别：**男　**年龄：**40 岁　**职业：**不详

就诊时间：2018 年 5 月 1 日。

就诊地点：岑溪市水汶镇良乃村村卫生所。

主诉：右侧肢体无力伴右上肢麻木 5 月余。

现病史：患者 5 个月前自觉身体不适，右侧肢体无力且逐渐加重，伴腰骶部胀痛，未予重视。2018 年 2 月 9 日至岑溪市岑城镇卫生院就诊，诊断为"脑梗死，腰椎间盘突出症"，遂住院治疗（具体诊疗经过不详），2 月 14 日病情好转出院。出院后次日病情复发并加重。**刻下症：**右上肢不能抬举，右手握拳状、手指无法屈伸，右下肢抬举及行走无力，腰骶部胀痛。

既往史及过敏史：高血压、脑梗死病史 5 年。否认食物及药物过敏史。

个人史：喜食肥甘厚味、辛辣刺激，喜饮酒。

家族史：否认家族性遗传病史。

辅助检查：（2018 年 1 月 20 日，市人民医院）头颅 MRI ①桥脑软化；②双侧放射冠腔隙性梗死灶。腰椎 DR：腰椎骨质增生，L5~S1 椎间盘病变。血常规、尿常规、生化未见明显异常。腹部超声：肝内光点密集。

诊断：脑梗死后遗症；高血压；腰椎间盘突出症。

治疗：脑针治疗。

治疗过程：

2018 年 5 月 1 日：开始第 1 个疗程，前 3 日每日 1 次，之后隔日 1 次，15 次为 1 个疗程，做完第 1 个疗程观察 20 日复查后评估。治疗后右上肢可以上举，右手指屈伸自如且能握物体。右下肢能略抬起，持拐杖可在平坦地面行动。

2018 年 6 月 20 日：开始第 2 个疗程，隔日 1 次，15 次为 1 个疗程，20 日后评估疗效，患者弃拐杖后可走路及上下楼梯，但右腿仍有轻度跛行，腰骶部胀痛明显减轻，双上肢麻木亦减轻。

病例提供者：邓展南，男，1966 年出生，广西岑溪人，中专学历，中医师。1987 年毕业于广西岑溪市人民医院乡村医生班，现任岑溪市水汶镇良乃村村卫生所所长。

2017 年开始学习脑针疗法，为脑针第 21 期学习班学员。现于广西岑溪市水汶镇良乃村村卫生所门诊开展脑针治疗。擅长单用脑针治疗颈椎病、腰椎间盘突出症、腰椎间盘膨出、腰椎骨质增生、肩周炎、哮喘、中风后遗症、偏瘫、脑瘫等疾病。以脑针结合推拿、针灸、针刀、理疗等疗法治疗眩晕、顽固性头痛、偏头痛、慢性皮肤病、糖尿病足、带状疱疹后遗神经痛等各种疾病。应用脑针治疗患者 3900 余人次。

脑梗死后遗症（二）

姓名：魏某　**性别**：男　**年龄**：57 岁　**职业**：工人

就诊时间：2018 年 6 月 25 日。

就诊地点：福建省泉州市南安市东田镇陈丰实颈腰痛专科。

主诉：左侧肢体无力 14 日。

现病史：患者 14 日前突发左侧肢体无力，行走困难伴言语不利，住院治疗输液 15 日后，症状无明显改善，前来我科寻求进一步诊治。**刻下症**：左下肢行走无力，左手拇指张力高性上翘，饮食及二便正常，言语不利。

查体：左霍夫曼征阳性，左上肢肌力 0 级，肌张力高；左巴宾斯基征阳性，左下肢近端肌力Ⅱ级，远端 0 级。神清，双侧瞳孔等大，眼球活动自如，言语不利，张口舌向左侧歪斜。

辅助检查：头颅 CT 示右侧基底节区陈旧性腔隙灶。

诊断：脑梗死后遗症。

治疗：脑针治疗。

治疗过程：

2018 年 6 月 25 日：脑针治疗 1 次，左手拇指运动灵活，左下肢力量增加，并可自行上下车。

2018 年 6 月 27 日：脑针治疗第 3 次，患者可自己拄拐上下楼梯。

2018 年 6 月 28 日至 7 月 5 日：每日或隔日治疗 1 次，共计 6 次，患者已弃拐短距离行走。

2018 年 7 月 6 日至 7 月 12 日：每日治疗 1 次，共计 6 次，患者左上肢张肌力降低，可行走较长距离，生活可自理。

病例提供者：福建省泉州市南安市东田镇陈丰实医师，资料同前。

脑梗死恢复期

姓名：杜某　**性别：**男　**年龄：**51 岁　**职业：**不详

就诊时间：2018 年 9 月 10 日。

就诊地点：扬州广陵水建中西医结合医院。

主诉：头晕反复发作 1 年，左侧肢体活动不利 2 个月。

现病史：患者 1 年前无明显诱因出现阵发性头晕，2 个月前晨起时发现左侧肢活动不利，不能行走及持物，口齿欠清。神志清楚，无恶心呕吐，后急送中国医科大学附属医院住院治疗，诊断为急性脑梗死。经治疗后，病情稳定出院（具体诊疗经过不详）。出院后患者仍有左侧肢体无力、行走不稳、蹒跚步态、左手不能持物等症状，于我科就诊，门诊以"脑供血不足，颈椎病，脑梗死，高脂血症"收入院治疗。**刻下症：**左侧肢体无力，行走不稳，蹒跚步态，左手不能持物，神志清楚，无恶心呕吐。

既往史：颈椎病、高脂血症病史，否认高血压、糖尿病、冠心病等其他慢性病病史。否认手术史。

过敏史：否认食物及药物过敏史。

查体：颈部肌肉紧张，C4~C5 棘突及椎旁肌肉压痛，颈部活动轻度受限，左肩外展 80°，左上肢肌力 3 级，左下肢肌力 3 级 +，左上下肢肌张力偏高，行走时左足在地面上拖行为主，左侧巴宾斯基征阳性。

辅助检查：生化示总胆固醇 5.3mmol/L，甘油三酯 1.72mmol/L，血流变：单向高黏滞血症（轻度异常）。心电图（－）。经颅多普勒检查：基底动脉血流流速减慢，右侧大脑前、后动脉血流速度减慢。头颅 MRI：双侧大脑半球对称，右侧额顶叶，双侧半卵圆中心，放射冠，基底节区，脑干见多发斑片状异常信号，T1W1 上见等或低信号，T2W1 上为略高信号，FLAIR 上大部分为高信号，部分为低信号。检查结论：右侧额顶叶，双侧半卵圆中心，放射冠，基底节区、脑干多发缺血灶，脑梗死，软化灶。

诊断：脑梗死恢复期；脑动脉供血不足；颈椎病；高脂血症。

疗程设计：

治疗部位：枕外隆凸上、下（高位两点），项韧带钙化点，棘上韧带敏化点，枕外隆凸上每间隔 1cm 一点，至前额发际正中。双侧乳突后上方 1cm 处，双髂后上棘，双髂前上棘，双转子粗隆部，双髌骨、双股骨内、外侧髁，双胫骨内侧髁，双内、外踝，双跟结节，双肩胛冈，双尺骨鹰嘴，胸骨敏化点等。

治疗顺序及频次：顺序，枕外隆凸附近、项韧带附近，头部治疗点，双髌骨等依次排列顺序。频次，每日 1 次，连续 3~5 次后，可每隔 1~3 日 1 次。

针法：实像透骨针法为主。15 次为 1 个疗程，其间可休息半月。

3 个疗程后病情评估：治疗后未再出现头晕，颈部肌肉无明显紧张，颈部压痛消失，颈部活动无受限，左肩外展最大可达 170°（近对侧），左上肢肌力 4 级 +，左下肢肌力 5 级 －，左上下肢肌力接近正常，行走时左足步态同右足，原左足在地面上拖行症状消失，左侧巴宾斯基征阳性。

病例提供者：扬州广陵水建中西医结合医院汪东辉医师，资料同前。

腔隙性脑梗死

姓名：吴某　**性别**：男　**年龄**：72 岁　**职业**：其他

就诊时间：2018 年 5 月 23 日。

就诊地点：鹰潭市余江县中医院。

主诉：进行性神志不清 10 年余，发热 16 小时。

现病史：患者家属代诉患者于 10 年前无明显诱因出现记忆力、计算力、定向力减退，当时诊断为阿尔茨海默症，一直口服盐酸多奈哌齐片。今晨 4 点左右无明显诱因出现发热，测体温 38℃，无畏寒、寒战，无抽搐，伴有呃逆，无恶心呕吐，无视物旋转，无口角㖞斜，偶有咳嗽咳痰，无气喘气促，饮水呛咳，偶有腹痛，无腹泻。为明确诊断，遂来我院就诊，门诊行头颅 CT 示①右侧基底节区腔隙性脑梗死；②脑白质缺血性改变，拟以"中风"收入院。**刻下症**：神志不清，咳嗽咳痰，饮水呛咳，偶发腹痛，无昏迷，无腹泻，无气喘气促，发热，无畏寒，无肢体偏瘫，纳食减少，二便失禁，寐欠安。

既往史及过敏史：患者家属代诉，既往高血压病史 8 年，血压最高达 180/110mmHg，一直口服拉西地平片，血压控制尚可，有慢性胃炎病史，其他无特殊。

查体：T 38.2℃，P 68 次 / 分，R 18 次 / 分，BP 140/82mmHg。神志不清，被动体位，失语。颈项抵抗，心肺无明显异常，腹软，未触及包块。四侧肢体肌力Ⅲ级，肌张力增高，双下肢无水肿。

辅助检查：2018 年 5 月 23 日头颅 CT 示①右侧基底节区腔隙性脑梗死；②脑白质缺血性改变。

诊断：腔隙性脑梗死；高血压 3 级；慢性胃炎。

治疗前病情评估：

1. 患者吴某，因"进行性神志不清 10 年余，发热 16 小时"入院。

2. 入院症见：神志不清，咳嗽咳痰，饮水呛咳，偶有腹痛，发热无畏寒，纳食减少，大小便失禁，寐欠安。

3. 阳性查体：神志不清，失语，嗜睡。四侧肢体肌力Ⅲ级，肌张力增高。

4. 辅助检查：2018 年 5 月 23 日头颅 CT 示①右侧基底节区腔隙性脑梗死；②脑白质缺血性改变。

治疗：脑针治疗，脑针实像透骨扎法。

　　部位：枕外隆凸高位实像。

　　操作：脑针透骨扎法，迅速透皮，匀速直达骨面，然后用杠杆力入骨少许，以出针时有咬针的感觉为宜。

治疗过程：

2018 年 5 月 27 日至 6 月 2 日：共计 6 次脑针治疗，第 1 日治疗后患者神志较前清楚；之后患者每日较前好转，家属诉患者清醒时间延长，可做简单点头、应答动作。

治疗后病情评估：

经脑针治疗 6 次后，今者清醒时间延长，可做简单点头、应答动作。体格检查：心肺腹无异常。四侧肢体肌力Ⅳ级，肌张力较前降低，双下肢无水肿。患者情况较前好转，家属要求出院。

随访：2018 年 7 月 15 日，患者病情好转后进行随访，与出院时情况大致相同。

病例提供者：庄煌辉，男，1969 年出生，江西鹰潭人，医院管理学硕士，副主任医师。现任中国民间中医药研究开发协会骨伤分会经络微创副主任委员、中华针刀医师学会常务委员、江西省中医药学会骨伤常务委员、研究型医院学会科研管理及学科建设常务委员、康复养生协会关节病康复专业常务委员等职务。2018 年开始学习脑针疗法，为脑针第 28 期高研班学员，现于鹰潭市余江区中医院开展脑针治疗。擅长单用脑针治疗脑卒中、脑瘫、自闭症、哮喘、颈椎病、肩周炎、腰椎间盘突出症等疾病，以脑针结合针刀、中医经络微创等疗法治疗截瘫、面瘫、中风后遗症、脑外伤、膝骨关节炎等疾病。自学习脑针以来，已应用脑针治疗患者 2000 余人次。

吴俊，男，1965 年出生，江西鹰潭人，本科学历，硕士学位，主任中医师。现任中国中医药促进会急救专业委员会委员、江西省络病专业委员会委员、江西中医学会肺疾病专业委员会常务委员、江西省中西医结合学会急救专业委员会委员、鹰潭市中医药学会理事、鹰潭市心脏病重症专业委员会副主任委员等职务。撰写并发表的《从瘀论治慢性乙型肝炎 68 例小结》《祛瘀化痰汤治疗肺心病急性发作 60 例体会》《益气化瘀治疗混合性脑卒中 32 例》《龙虎山铁皮石斛治疗 2 型糖尿病临床观察》等多篇论文。2018 年开始学习脑针疗法，为脑针第 28 期高研班学员，现于鹰潭市余江区中医院内科开展脑针治疗。擅长单用脑针治疗脑卒中、脑瘫、自闭症、哮喘、颈椎病、肩周炎、腰椎间盘突出症等疾病，以脑针结合针刀、中医经络微创等疗法治疗截瘫、面瘫、中风后遗症，脑外伤、膝骨关节炎等疾病。自学习脑针以来，已应用脑针治疗患者 5000 余人次。

脑血管意外后遗症

姓名：胡某　　**性别：**男　　**年龄：**48 岁　　**职业：**其他

就诊时间： 2018 年 7 月 7 日。

就诊地点： 鹰潭市余江县中医院。

主诉： 头晕、耳鸣伴左侧躯体胀痛 2 个月。

现病史： 患者于 2 个月前出现头晕伴左侧躯体胀痛、乏力，左侧头面部麻木不适，左耳耳鸣，症状反复。因症状不得缓解，遂在家属陪同下来我院就诊，并要求住院治疗。门诊拟"眩晕"收住入院。**刻下症：** 头晕，左耳耳鸣，左侧躯体胀痛、乏力，颈部活动不适，无胸闷，神疲乏力，纳减，小便清，大便溏薄，一日 2~3 次，寐欠安。

既往史及过敏史： 自诉 20 年前因车祸致下肢外伤，已行左髋关节内固定术、左踝关节内固定术，有输血史。否认药物及食物过敏史，预防接种史不详。

查体： 生命体征平稳，心肺腹未见明显异常。

辅助检查： 颈椎平片提示颈椎退行性变；头颅 CT 示右侧额颞叶异常征象，考虑软化灶。

诊断： 脑血管意外后遗症；颈椎病。

治疗前病情评估：

1. 患者因头晕伴左侧躯体胀痛 2 个月为主症。

2. 现症见：头晕，左耳耳鸣，左侧躯体胀痛、乏力，颈部活动不适，神疲乏力，纳减，大便溏薄，一日 2~3 次。

3. 无阳性体征。

4. 辅助检查：颈椎平片示颈椎退行性变；头颅 CT 示右侧额颞叶异常征象，考虑软化灶。

治疗： 脑针治疗，脑针实像透骨扎法。

  部位：枕外隆凸高位实像。

  操作：脑针透骨扎法，迅速透皮，匀速直达骨面，然后用杠杆力入骨少许，以出针时有咬针的感觉为宜。

治疗过程：

2018 年 7 月 7 日至 7 月 11 日：共计 4 次脑针治疗，患者第 1 日脑针治疗后头晕、耳鸣明显改善，患者隔日行 1 次脑针治疗，患者日常生活、工作等不受限，疗效满意。

治疗后病情评估： 共计 4 次脑针治疗，患者隔日行 1 次脑针治疗，现无头晕、耳鸣，右侧躯体胀痛、乏力明显改善，无颈部活动不适，大便正常，临床痊愈。

随访：2018 年 7 月 25 日，患者痊愈后进行回访，未见复发。

病例提供者：鹰潭市余江县中医院庄煌辉医师，资料同前。

脑出血后遗症

姓名：贾某　**性别**：男　**年龄**：58 岁　**职业**：其他

就诊时间：2018 年 6 月 15 日。

主诉：思维不清、大小便失禁 6 年。

现病史：患者于 2012 年 1 月 11 日突发头痛、头晕伴左侧肢体活动受限，神志不清，时见口吐涎沫。时查头颅 CT 示①左侧枕叶脑出血；②颅内动脉瘤；③高血压 3 级，在第四军医大学唐都医院行开颅手术，术后良好。2013 年 3 月 13 日，患者再次出现头痛、头晕，在当地县医院行头颅 CT ①左侧丘脑出血量约 1.0mL；②双侧基底区多发性脑梗；③动脉瘤夹闭术后；④原发性高血压 3 级。**刻下症**：患者神志混乱，基本不识人，不间断吐涎沫，走路不稳，二便失禁。

诊断：脑出血后遗症；动脉瘤夹闭术后。

疗程设计：15 次为 1 个疗程，前 5 次每日治疗，5 次后隔日 1 次。

治疗过程：2018 年 6 月 15 日第 1 次高位实像两针，枕外隆凸实像 1 点，向上延伸 1.5cm 定第 2 个点。用脑针透骨扎法迅速透皮直达骨面，然后杠杆力入骨。第 2 次至第 9 次的选点是依次向上行实像扎法，每次取 2 个点，第 10 次松解枕外隆凸筋膜，第 11 次扎项韧带钙化点，第 12 次至第 15 次取隆凸上实像，每次取 2 点。

治疗结果：

第 1 次高位实像两针后，二诊患者家属代诉昨日吐涎沫明显好转，且夜间遗尿次数减少。三诊家属代诉患者晚上可以自主排小便。七诊家属诉近 5 年来首次夜间无遗尿。九诊家属诉神志渐清，可识部分熟人，语言渐清，走路渐稳。经 1 疗程治疗，患者症状明显好转，减轻了家属护理工作难度。

随访：2018 年 8 月 15 日回访，患者病情稳定，仍在不断好转。

病例提供者：李永宏，男，1972 出生，陕西咸阳人，大专学历，中医师。任中华针刀医学会会员，中国中医研究院疑难病分会理事，中国汉章针刀医学研究院常委委员。

2016 年开始学习宫氏脑针，为宫氏脑针第 12 期学员，脑针"礼"字号弟子，2018 年北京宫氏脑针研究院授予"技术先进奖"。现任陕西咸阳李永宏疼痛专科负责人。擅长用脑针治疗颈椎病、腰椎病、膝关节病、类风湿关节炎、中风偏瘫、痛风、三叉神经痛、哮喘、神经性皮炎、鼻炎等疾病。3 年来用脑针治疗了许多疑难杂症。

癫痫

姓名：李某　**性别**：男　**年龄**：18 岁　**职业**：学生

就诊时间：2018 年 7 月 6 日。

就诊地点：阳城县王鲜庆诊所。

主诉：间断四肢痉挛伴抽搐 10 余年，加重 3 年余。

现病史：患者 3 岁时因发高热之后导致反复癫痫发作，发作时表现为昏不知人，四肢痉挛抽搐，醒后缓解，平素反应迟钝，同时伴左眼斜视，视物依靠右眼，12 岁时曾查脑 MRI 显示大脑右枕区萎缩。近 3 年来上述症状加重，每日晨起时出现失神伴四肢颤抖，四末厥冷及出现黏汗，唤醒后自行缓解。曾于北京某医院查诊后予阿莫三嗪及奥卡西平各一次 2 片，每日 2 次，口服维持治疗，但无进展，经人介绍就诊。**刻下症**：精神一般，说话语速慢，反应迟钝，左眼斜视，双眼不能聚焦，双眼近视，左侧身体欠灵活，肌体力量较右侧弱，饮食可，二便可。

既往史及过敏史：癫痫病史 10 余年，否认药物及食物过敏史。

查体：双眼活动不灵活，左眼斜视，双眼不能聚焦，双眼近视。左右侧肢体发育可，左手握力小于右手，左下肢力量小于右下肢；神经系统检查，生理反射存在，掌颌反射左（+−）右（−），巴氏征左（+）右（+）。脑针三支神经查体（敏化点）：脊神经前支（+）、后支（+）、后内侧支（+）。

辅助检查：（2017 年 8 月 7 日，晋城市人民医院）脑电图提示在睡眠中可见峰波及锤波、睡眠波及睡眠周期均正常；右侧顶−枕−后颞导联频见中−高幅尖波合波呈散在或连续发放，常波及同侧全导及左侧枕−后颞区，清醒期未见明显异常放电。癫痫样异常放电。

诊断：癫痫综合征。

治疗前病情评估：

1.患者李某，男，18 岁，3 岁时因高热之后导致反复癫痫发作，近 3

年来症状加重，每日晨起出现失神伴四肢颤抖、四末厥冷及黏汗。

2. 脑电图检查已确诊癫痫。

3. 大脑中枢功能异常症状"晨起时出现失神伴四肢颤抖，唤醒后自行缓解"是大脑皮层功能异常，调节失衡所致；"四末厥冷"是躯体感觉神经症状；"出黏汗"是代谢系统功能异常症状；"左侧身体欠灵活，肌体力量较右侧弱"是大脑中枢运动区功能异常所致；"说话语速较慢"是大脑中枢语言区功能异常所致；"反应迟钝"是大脑中枢调节失衡所致；"双眼活动不灵活，左眼斜视，双眼不能聚焦"及"双眼近视"是大脑视觉中枢功能异常，对眼周肌肉调节失衡所致；在脑医学理论中，上述症状所属组织、器官、系统是大脑在外的不同功能构件，也称实像，而它们在大脑内又有与其相互对应的调控区域，也称体像。大脑的外在实像和内在体像是一一对应且时时对应的，当大脑功能异常时其外在相应调控的组织、器官或系统功能也会异常。反之，随着治疗，当大脑功能向正常变化时其外在相应调控的组织、器官或系统的功能也趋向正常。

治疗方案：

1. 脑针调整中枢失衡神经，促进神经功能趋于正常，使其支配器官或系统功能正常运行。具体治疗以高位实像透骨为主，辅以肌筋膜松解，15次为1疗程。间隔15~20日进行下1疗程。

2. 暂时口服阿莫三嗪和奥卡西平，待病情平稳后逐渐减药。

3. 脑针治疗注意相关事项及癫痫相关注意事项已告知患者本人及家属，嘱咐其配合治疗。

复诊改变：

前5次治疗，每次2针，每日1次，晨起时症状减轻，四肢颤抖减少、幅度减小，第5次来诊时诉晨起后仍迷糊欲睡，震颤较前1次幅度大；第6次治疗予枕外隆凸松解＋实像1针，随后治疗改扎实像为1针；第7次来诊时颤抖又减，手脚发温，无黏汗，且双眼瞳孔居中但仍不能聚视；第10诊时继续好转，深度睡眠、睡醒起床时轻微颤抖，双眼可看见完整物体成像，并且右眼可内视至右侧鼻根。疗程结束后，患者已基本无四肢抽搐，且手脚温，无黏汗，睡眠深沉，双眼灵活度增加，视物可无重影。复查脑电图显示效果显著，提示在睡眠中双侧峰波，锤波对称，睡眠波及睡眠周期均正常。思睡期及浅睡期右侧顶区－枕区－后颞区可见大量中高波幅尖波、尖慢复合波呈散发或节律出现，有时可波及右侧中央－颞区、左侧中央－顶区，双极导联可见位置倒置；中度异常。

病例提供者：王鲜庆，男，1972 年出生，山西阳城人，本科学历，主治医师。1996 年毕业于山西中医学院。曾任晋城市阳城县润城医院内儿科主任、疼痛康复科主任，学科带头人。

2016 年 9 月接触脑针，2017 年 4 月学习脑针，为脑针第 20 期高研班学员，脑针"智"字 25 号弟子。现在山西省阳城县王鲜庆中医诊所从事脑针治疗。擅长用脑针治疗各类顽固性颈肩腰腿疼疾病及疑难杂症，诸如颈、腰椎间盘突出，椎管狭窄，股骨头坏死、五瘫（脑瘫、偏瘫—中风后遗症、截瘫、大脑炎后遗症、脊髓炎后遗症），幻痛、顽固性失眠、哮喘、自闭症、抑郁症、癫痫、斜视、带状疱疹后遗症、煤气中毒后遗症、植物人催醒、肿瘤、脉管炎、银屑病等疾病。自学习脑针以来，已运用脑针治疗 7000 余人次。

颈髓损伤、截瘫

姓名：王某　**性别：**男　**年龄：**56 岁　**职业：**不详

就诊时间：2018 年 1 月 31 日。

就诊地点：石家庄市中医院康复科。

主诉：四肢无力、活动不利 20 日。

现病史：患者 2018 年 1 月 11 日骑电车摔伤，当时出现短暂意识不清，四肢无力、活动不利，急至当地市医院，经检查诊断为"颈髓损伤"，紧急转院至河北省第三医院住院治疗。查颈椎 MRI 示 C3~C7 椎间盘突出伴椎管狭窄，以 C5~C6 水平明显，C5~C6 脊髓内异常信号，考虑脊髓变性，颈椎骨质增生。头颅 CT：额部头皮血肿，额骨骨折，额窦筛窦积液，请结合临床，必要时复查。于 2018 年 1 月 18 日行颈椎前路减压植骨融合内固定术，术后给予复方脑肽节苷脂、复方三维 B、杏芎氯化钠、曲克芦丁脑蛋白水解物等静脉滴注，患者病情稳定后出院。遗有四肢无力、活动不利，双上肢感觉减退，下肢痉挛等。今为求康复治疗，转入石家庄市中医院康复科。**刻下症：**患者神志清醒，体形消瘦，不能坐起，平卧床上翻身不能。

既往史：否认冠心病、糖尿病、高血压病史，否认肝炎、结核等传染病病史，否认职业病、中毒、输血病史，多年前有阑尾手术病史，具体不详。2018 年 1 月 18 日于河北省三院行颈椎前路减压植骨融合内固定术。

过敏史：否认食物及药物过敏史。

婚育史：适龄结婚，育有1子1女，配偶及子女体健。

查体：颈椎活动度明显受限，双上肢感觉减退。双手握力减弱，左手屈伸受限，左侧活动受限明显，双下肢不能屈伸，呈痉挛强直状态，双侧肱二、三头肌肌腱反射减弱、桡骨膜反射减弱，以左侧为重。下肢髌腱反射减弱，髌阵挛、踝阵挛能引出，病理征未引出。

诊断：颈髓损伤。

治疗：脑针治疗。

疗程设计：

2018年2月2日开始脑针治疗，前3日，每日扎1次高位实像，每次2针。以后隔日治疗1次，每次2针。15次为1个疗程。

治疗过程：

2018年2月5日查房，经过连续3次脑针治疗，患者双上肢感觉恢复明显，右手握力增强，双下肢痉挛强直状态明显缓解，痉挛次数明显减少。

2018年3月5日，经过1个疗程治疗后，患者颈椎活动度明显改善，双上肢感觉恢复良好，双手握力增强，左手握力较右手差一些，双下肢痉挛状态改善明显，患者可自己翻身起坐，嘱咐患者休息10日，继续第2个疗程的治疗。

患者经过2个疗程治疗后，除左手握力不足外，其余诸症消失，行动自如。该患者于2018年4月16日出院。

病例提供者：胡国强，男，1969年出生，黑龙江鹤岗人，本科学历，主任医师，硕士生导师。1993年7月毕业于黑龙江中医学院针灸推拿专业，现任石家庄市中医院康复科主任，获石家庄市"十百千人才"称号，现任中国民族医药学会针刀医学分会副会长，中国民族医药学会康复分会常务理事，河北省康复医学会常务理事，河北省针灸学会常务理事。主编专著《软组织损伤的诊断与治疗》，撰写论文多篇。

2017年12月在江苏扬州参加宫氏脑针疗法第26期高研班，开始学习脑针疗法，现在河北省石家庄市中医院康复科开展宫氏脑针疗法，配合中药、运动康复疗法，主要治疗中风偏瘫、截瘫、脑瘫、面瘫、颈肩腰腿疼痛及一些疑难病症。2018年8月受石家庄市委组织部委派，到新疆库尔勒市第二人民医院康复科进行技术援疆。自2018年开展脑针疗法以来，用脑针诊治患者 6000 余人。

结核性脑膜炎后遗症

姓名：梁某　**性别**：男　**年龄**：36 岁　**职业**：农民

就诊时间：2018 年 10 月 4 日。

就诊地点：广西岑溪市梨木镇水井村卫生所。

主诉：右侧肢体疼痛伴言语、活动不利 2 年余。

现病史：患者 2 年前无诱因出现高热、头痛、呕吐，曾肌注退热针治疗无效，遂先后至岑溪市中医院、广西医科大一附院就诊，并确诊为肺结核，经对症治疗后，症状好转出院。在次年大年初二，患者无明显诱因下突发神志丧失，胡言乱语，肢体不受控制，二便失禁，遂至广州三九脑科医院就诊，该院当时即建议转至"广州胸科医院"住院，后诊为"肺结核、结核性脑膜炎"，予诊断性抗结核、抗感染、护肝、护胃等处理后，住院 10 日后清醒，但醒后记忆力明显减退，出现周身乏力、语言不利、右侧肢体紧僵疼痛，步行时右侧肢体活动不受控制并有踏空感。出院后返回当地，因言语不利、右侧肢体持续疼痛感，于 2016 年 8 月就诊于梧州市桂东医院神经内科，考虑为"多颅神经炎、继发性肺结核、结核性脑膜炎"，予药物改善循环、营养神经等治疗，言语不利稍改善，但右侧肢体疼痛感无减轻，医生告知此属中枢性疼痛，暂无任何特殊治疗方法，遂返回当地服药静养。此后 2 年来，右侧肢体疼痛、活动不受控症状无明显改善。在 2018 年国庆假期，因闻悉本人遂来就诊。**刻下症**：神志不清，言语不利，右侧肢体疼痛并活动不利。

既往史及过敏史：既往体健，否认糖尿病、高血压病史，否认食物及药物过敏史。

查体：除右侧下肢肌张力稍增高及言语不流利外，其余查体无明显异常。

辅助检查：广州胸科医院脑脊液检查示细胞数增高，以淋巴为主，低糖低氯高蛋白、血 IGRAs 阳性，血脂阿拉伯甘露聚糖抗原：1.703，TB 杆菌复合群特异蛋白：1.293，血结核抗体：阳性；细胞免疫功能低下。广州胸科医院头颅 MRI 提示右侧基底节、右侧颞叶异常信号，考虑脱髓鞘病变，脑萎缩。颅内病灶，考虑结核性脑膜炎。胸部 CT 示右上陈旧性肺结核（为纤维、增殖）。（2016 年 8 月 26 日，广西医科大学第七附属医院）

头颅 MRI：①左侧海马和左侧基底节、右侧颞叶脑水肿，考虑脑炎可能性（左侧海马脑脓肿形成）；②双侧丘脑和左基底节脑软化灶；③脑 MRA：左侧大脑中动脉 M1 段起始部局限狭窄。

诊断：结核性脑膜炎后遗症。

治疗：脑针治疗，脑针实像透骨扎法。

       部位：枕外隆凸高位实像。

       操作：脑针透骨扎法，迅速透皮，匀速直达骨面，然后用杠杆力入骨少许，以出针时有咬针的感觉为宜。

治疗过程：

2018 年 10 月 4 日：脑针治疗第 1 次（高位实像一针，胸椎松解一针），治疗结束当即右侧肢体觉松动感，疼痛减轻。

2018 年 10 月 5 日：继续实像两针，疼痛进一步减轻。

2018 年 10 月 6 日：继续实像两针，治疗结束，除说话时舌僵感及右侧肢体稍乏力感外，右侧肢体疼痛基本消失，右侧肢体活动不便、紧僵感亦基本消失，嘱患者坚持治疗。

随访：追访至 2018 年 10 月 22 日，患者诉除右侧肢体略感乏力外，右侧肢体疼痛未见再发。

病例提供者：中国科学院大学深圳医院中医科覃学斌医师，资料同前。

意识障碍

姓名：欧某　**性别**：男　**年龄**：82 岁　**职业**：不详

就诊时间：2018 年 3 月 15 日。

就诊地点：广西省岑溪市水汶镇良乃村卫生所。

主诉：意识模糊 10 日。

现病史：患者 2018 年 1 月 24 日因肺部感染于岑溪市人民医院住院治疗，效果欠佳，病情逐渐加重，10 日前出现意识模糊，声嘶，喘息状呼吸，患者家属极力要求行脑针治疗。**刻下症**：患者意识模糊，声嘶，喘息，无畏寒发热，无抽搐、紫绀，尿量可，脉沉细。

既往史及过敏史：既往体健，否认食物及药物过敏史。

查体：P 108 次/分，R 23 次/分，BP 132/85mmHg。神志欠清，低呻吟声，呼吸急促，略睁眼、无对答，压眶反射存在、对光反应存在，四肢肌张力不高，心律不齐，双肺听诊湿啰音。

诊断：意识障碍；肺心病；肾功能异常。

辅助检查：（2018 年 1 月 26 日，岑溪市人民医院）血气分析示酸碱度 7.53，氧分压 195mmHg，二氧化碳分压 33.6mmHg，氧饱和度 101%，乳酸 2.2mmol/L，实际碳酸氢根 28.3mmol/L，标准碳酸氢根 29.3mmol/L，实际碱剩余 5mmol/L，标准碱剩余 6mmol/L，氧合指数 527mmHg，阴离子间隙 14.2mmol/L。

治疗：脑针治疗（头部高位实像透骨扎法）。
　　　　部位：枕外隆凸实像 1 点。

治疗过程：

2018 年 3 月 16 日：患者意识略清醒。继续脑针治疗，仍行头部高位实像扎法。

2018 年 3 月 18 日至 4 月 2 日：隔日治疗 1 次。4 次治疗后，患者意识明显清晰，一餐能自主进食半碗稀粥。10 次治疗后，可自己扶拐杖行走。

2018 年 4 月 7 日至 4 月 30 日：隔 4 日 1 次，不用拐杖可自己行走，能与人正常交流，能生活自理。

2018 年 5 月 4 日至 6 月 5 日：隔 10 日 1 次，巩固疗效，临床痊愈。

病例提供者：广西省岑溪市水汶镇良乃村卫生所邓展南医师，资料同前。

顽固性失眠

姓名：玄某　　**性别**：女　　**年龄**：72 岁　　**职业**：工人

就诊时间：2018 年 9 月 4 日。

就诊地点：吉林省延吉市金泉诊所。

主诉：失眠、乏力 10 余年，加重 3 个月。

现病史：患者 10 年前被诊断为丙肝、肝硬化后，失眠反复发作，10 年间服用各种治疗失眠药物维持睡眠，近 3 个月来失眠加重，入睡困难，现求脑针治疗。**刻下症**：入睡困难，情绪不稳，时常放声大哭，上腹部不适，食后腹痛，乏力，精神不振，阵发性耳鸣。

既往史及过敏史：丙肝、肝硬化病史 10 余年，慢性胃炎病史，否认药物及食物过敏史。

查体：P 80 次 / 分，BP 180/80mmHg。心肺未见异常，腹软，叩诊无移动性浊音。

辅助检查：无。

诊断：顽固性失眠；肝硬化；慢性胃炎。

治疗：脑针实像透骨扎法。

部位：枕外隆凸实像 1 点。

操作：脑针透骨扎法，迅速透皮，匀速达骨面，然后用杠杆力入骨少许，以出针时有咬针的感觉为宜，15 次为 1 个疗程。

治疗结果：第 1 针后睡眠改善，第 5 针后乏力症状明显改善，1 个疗程后患者胃痛、耳鸣消失，血压稳定在 140/70mmHg，能很快入睡，睡眠时间可持续 4~5 个小时，疗效满意。

按语：肝硬化、失眠、胃病都是慢性病，按宫氏脑针理念病在高位在中枢，所以按宫氏脑针治疗效果理想。

病例提供者：金香兰，女，1966 年出生，吉林延吉人，学士学位，主治医师。1989 年毕业于延边大学医学系。黑龙江省牡丹江市先锋医院内科住院部主治医师。曾发表论文《维脑路通过敏性休克病例》《心肌病和心肌炎的鉴别与诊断》。成功抢救有机磷农药中毒、鼠药中毒、安眠药中毒、一氧化碳中毒、食物中毒等 50 余例，用耳穴疗法治疗胆结石 20 例。现在吉林省延吉市开办诊所。

2018 年 3 月 30 日参加宫氏脑针实操班。用脑针治疗脑梗死、颈椎病、肩周炎、急性挫伤、腰椎间盘突出症、慢性喘息性支气管炎、膝关节病、顽固性荨麻疹、肝硬化、失眠、胃病等。已应用脑针治疗患者 1500 余人次。

带状疱疹后遗神经痛

姓名：高某　**性别**：男　**年龄**：58 岁　**职业**：不详

主诉：右侧前胸及背部疼痛 3 个月。

现病史：患者 3 个月前右侧前胸部及后背部出现水疱、红色丘疹伴疼痛，于华东慧康医院诊断为"带状疱疹"，予抗炎、抗病毒、活血止痛等治疗，具体药物不详，水疱及红色丘疹逐渐消退，疼痛未见缓解，呈烧灼样刺痛。自诉前胸部及背部疼痛难忍，夜不能眠，同时伴头昏头晕，颈腰部酸痛，门诊以"带状疱疹后遗神经痛，食道癌术后"收入院治疗。**刻下症**：前胸部及背部皮损区疼痛，夜不能眠，衣物或触摸皮损区刺痛痒感加重，伴头昏头晕，颈、腰部酸痛。无胸闷、胸痛、心慌，无恶心呕吐，无畏寒发热，无咳嗽咳痰、纳差，大小便正常。

既往史：4 年前因食道癌曾住院手术治疗，出院后多次于扬州市苏北医院放疗。颈椎病、腰椎间盘突出症病史 3 年余。否认糖尿病、冠心病、高血压等其他慢性病病史。否认肝炎、结核等传染病史，否认外伤史、输血史，否认食物及药物过敏史。预防接种史随社会。

个人史：出生并居住于江苏，无外地久居史，无疫区居住史，无放射性物质接触史。无烟酒不良嗜好。

家族史：父母已故，子女体健。家族中无明显遗传病史及传染病史。

查体：患者神清，精神差，可见右前胸壁及后背部约 12cm×12cm 及 16cm×16cm 大小褐色色素沉着，呈带状分布，边界清楚，无破损，表面无隆起，皮温不高。浅表淋巴结未及肿大。

辅助检查：血常规示白细胞数 $3.0×10^9/L$，淋巴细胞数 $0.8×10^9/L$，中性粒细胞百分比 68.5%，血红蛋白 15.3g/L；生化：高密度脂蛋白胆固醇 2.03mmol/L，葡萄糖 6.35mmol/L；血流变：高切黏度偏低；心电图：窦性心律、电轴不偏、心肌供血不足。

诊断：带状疱疹后遗神经痛；食道癌术后；腰椎间盘突出症；颈椎病。

治疗过程：

2017 年 10 月 23 日：枕外隆凸上及项韧带松解两针，均实像透骨。

2017 年 10 月 24 日：昨日脑针后无痛醒情况。治疗：枕外隆凸上 2cm 一针，C4 棘突部项韧带。

2017 年 10 月 25 日：触摸皮损色素沉着区刺痛痒感较前明显减轻。治疗：枕外隆凸上 3cm 处一针，实像透骨，T7 棘突高敏点。

2017 年 10 月 26 日：C2、C4、C7 棘突项韧带。

2017 年 10 月 31 日：随访，无明显不适症状，无反复。

2017 年 11 月 4 日：诉无不适，枕外隆凸上及项韧带延续部各一针巩固。

病例提供者：扬州广陵水建中西医结合医院汪东辉、孙炼、谢云医师，资料同前。

吉兰－巴雷综合征

姓名：牛某　**性别**：男　**年龄**：66 岁　**职业**：不详

就诊时间：2018 年 9 月 3 日。

主诉：四肢无力伴气短 16 日。

现病史：患者于 16 日前出现四肢麻木，在县医院住院，症状加重，转入省兰大二院，症状持续加重，出现四肢瘫痪，诊断为吉兰 - 巴雷综合征，住院 5 日后出院。**刻下症：**四肢麻木无力，自觉四肢发凉，气短乏力，眠差。

既往史：平素身体健康，无高血压、糖尿病、心脏病史。无外伤史。

个人史：出生地甘肃，无嗜烟酒史。

辅助检查：四肢肌腱反射减弱，不能自主伸展运动。

诊断：吉兰 - 巴雷综合征。

治疗：枕外隆凸实像扎法，15 次为 1 个疗程，每日 1 次。

随访：第 16 次治疗后，休息 10 日。已能弃拐行走，遗留右脚两个脚趾麻，左手、左脚指尖麻，隔日治疗 1 次，共 8 次。全部症状消失，已能做家务，纳眠可，生活可自理。总共治疗 24 次，临床治愈。

病例提供者：李晓卓，女，1974 年出生，甘肃天水人，大专学历，执业中医师，执业中药师。1996 年毕业于甘肃中医学院。2005 在中医杂志发表论文《银屑病治验临床疗效与观察》。2016 年学习蝎毒疗法治疗疑难杂病，擅长治疗月经不调、卵巢囊肿、子宫肌瘤、不孕不育症等疑难杂症。

2018 年 6 月参加 29 期宫氏脑针高研班学习。现在任职于天水磐安建民中医馆。擅长单用脑针治疗脑梗死、心肌梗死、心律失常、哮喘、肺炎、颈腰椎病、肩周炎、慢性膝关节炎、复视、嗅觉失灵、神经性耳鸣耳聋、老年痴呆、椎管狭窄、股骨头坏死、面瘫、肾结石、肾囊肿、急性阑尾炎等疾病及各种疑难杂症。自学习脑针以来，已应用脑针治疗患者 2000余人次。

二、呼吸内科

慢性阻塞性肺疾病（一）

姓名：林某　**性别：**男　**年龄：**92 岁　**职业：**退休

就诊时间：2018 年 7 月 5 日。

就诊地点：中国科学院大学深圳医院（光明）西院区。

主诉：反复咳嗽、气喘 8 年，加重 10 日。

现病史：患者 8 年前无明显诱因出现咳嗽、气喘，多于受凉后出现，一年发作 2 次及以上，长期家庭氧疗，间断维持沙丁胺醇吸入，偶有咳痰，色白或黄，曾于当地医院及外院诊治，诊断为慢性阻塞性肺疾病，经抗感染、平喘止咳等治疗后症状可缓解。10 日前患者受凉后上述症状加重，遂在家属陪同下至深圳伟光医院就诊，查胸部 CT 提示"肺部感染，肺气肿"，以"慢性阻塞性肺疾病急性加重期"收入院治疗，予抗感染、解痉平喘、化痰止咳等对症治疗后症状无明显改善。现为求进一步系统诊治至我院门诊就诊。**刻下症**：咳嗽，痰少或无，气喘，静息状态下可见，动则加重，从病床移步至洗手间（约 5m 距离）气喘明显加重，无发热恶寒，无盗汗及体重减轻，无鼻塞流涕，无咽痛，无胸痛，无心悸，时有头晕，呈昏沉感，颈肩部肌肉僵硬疼痛，行动困难，纳眠差，无夜间阵发性呼吸困难，二便正常。

既往史：既往体质尚可。否认有肝炎、结核、伤寒等传染病病史，否认高血压、糖尿病、冠心病等慢性病病史；否认外伤及手术、输血史；预防接种史不详。

过敏史：否认食物及药物过敏史。

辅助检查：（2018 年 6 月 30 日，深圳伟光医院）胸部 CT 示两侧中肺感染，左侧肺大泡，左侧陈旧胸膜炎，肺气肿。（2018 年 7 月 1 日）CRP 阳性；ESR 22mm/h；肾功：尿酸 476.9μmol/L；肝功能、血脂、血常规、尿常规、粪便常规正常。

诊断：慢性阻塞性肺疾病急性加重期。

治疗：脑针治疗。

治疗过程：

2018 年 7 月 5 日：脑针治疗 1 次，治疗结束，患者气喘即刻减轻。

2018 年 7 月 10 日：共行脑针治疗 5 次，患者哮喘明显减轻，可自行活动，步行 600~700m 后会出现轻微气喘。

治疗后随访至 2018 年 9 月 11 日：患者家属诉经脑针治疗后，气喘未见复发，原有颈椎病导致的头昏头晕亦消失，未复发，目前在老家仍坚持每日下地干农活，一般状况好。

病例提供者：中国科学院大学深圳医院（光明）覃学斌医师，资料同前。

慢性阻塞性肺疾病（二）

姓名：王某　**性别**：女　**年龄**：60岁　**职业**：农民

就诊时间：2018年8月8日。

就诊地点：海南省白沙黎族自治县县人民医院中医科。

主诉：反复咳嗽、咳痰、喘息10余年，再发1周。

现病史：患者10余年前反复出现咳嗽、咳痰、喘息，痰呈白色黏稠状，无咯血、盗汗，每年发病持续3个月以上，每次发作以上呼吸道感染及天气变冷等为诱因。3年来逐渐加重，出现劳力性气促、胸闷，曾多次在当地卫生院及私人诊所诊治，考虑慢性喘息性支气管炎，经治疗后（具体药物不详），症状可控制，但反复发作。1周前上述症状再发，出现咳嗽伴有胸痛、头晕，周身乏力感，无畏寒、发热，无腹痛、腹胀、腹泻，无视物旋转，并在当地私人诊所治疗（具体不详），症状无明显好转，遂至我处要求宫氏脑针治疗。**刻下症**：咳嗽、咳痰、喘息、胸痛、头晕、周身乏力。起病以来，患者纳眠可，二便调。

既往史及过敏史：否认其他急慢性病史，否认药物及食物过敏史。

查体：T 36.5℃，P 86次/分，R 32次/分，BP 130/90mmHg。神清，精神可。桶状胸，双肺叩诊过清音，双肺语颤减弱，双侧肺呼吸音粗，可闻及中等量哮鸣音。心音低钝，心率86次/分，律齐，未闻及病理性杂音。无双下肢浮肿。

辅助检查：血常规示淋巴细胞百分比51%。胸部CT检查示右中肺及双下肺感染改变。

诊断：慢性阻塞性肺疾病；慢性喘息性支气管炎；肺部感染。

治疗前病情评估：考虑慢性阻塞性肺疾病是由支气管痉挛引发，与神经调节功能过于敏化有关，是宫氏脑针的适应证。

疗程设计：每周5次，1个疗程10次，以高位实像为主，配合颈胸椎肌筋膜松解。

治疗：脑针治疗，脑针实像透骨扎法＋颈胸椎肌筋膜松解。

部位：枕外隆凸高位实像＋棘突上韧带压痛点。

操作：脑针透骨扎法，迅速透皮，匀速直达骨面，然后用杠杆力入骨少许，以出针时有咬针的感觉为宜。肌筋膜扎法，选择棘突上韧带压痛点，押手固定肌筋膜，刺手持针，垂直刺入，迅速透皮，沿矢状位正中纵向切割项韧带或棘突上韧带，往返 2 次，刀感以不落空为宜。

治疗效果：经脑针治疗 2 个疗程后，患者现偶有咳嗽，无咳痰、胸闷、气促，无心慌。查体：生命体征正常，心肺听诊无明显异常。辅助检查：血常规示淋巴细胞百分比 40%。

病例提供者：罗海生，男，1977 年出生，广东普宁人，中医本科学历，针灸主任医师。2000 年本科毕业于广州中医药大学中医专业，现任海南省白沙黎族自治县人民医院中医部主任、第六届海南省人大代表、海南省推拿学会副主委。撰写并发表《温针配合丹栀逍遥散加减治疗慢性盆腔炎 58 例疗效观察》《俯卧提抖法治疗急性腰椎后关节滑膜嵌顿 48 例即时疗效观察》《半夏泻心汤为主治疗慢性消化性溃疡 74 例》等学术论文 8 篇。

2017 年 9 月开始学习脑针疗法，为脑针第 21 期学习班学员、脑针"智"字号弟子，现于海南省白沙黎族自治县人民医院中医部开展脑针治疗。擅长单用脑针治疗自闭症、肺气肿、糖尿病、夜游症等疾病，以脑针结合针刀、推拿、理疗、中药等疗法治疗颈椎病、腰椎间盘突出症、肩周炎、膝关节炎、股骨头无菌性坏死、顽固性面瘫、中风后遗症、慢性胃炎、失眠、耳鸣等疾病。自学习脑针以来，已应用脑针治疗患者 10000 余人次。

哮喘 – 慢阻肺重叠综合征

姓名：王某　**性别**：男　**年龄**：55 岁　**职业**：个体

就诊时间：2018 年 7 月 27 日。

就诊地点：中国科学院大学深圳医院（光明）西院区。

主诉：反复咳嗽咳痰 2 年，加重 1 周。

现病史：患者 2 年前因吸电子烟出现咳嗽咳痰，痰色白、质黏，不易咳出，可自行缓解，无喉间喘鸣、打喷嚏，无呼吸困难，无发热、畏寒，无寒战，无鼻塞、流涕等症状。后反复因冷空气、刺激性气味等引起咳嗽伴胸闷，呈阵发性连声咳，无恶寒发热，无鼻塞、流涕等症状，无喉间喘鸣，无呼吸困难，无胸痛及咳血，无潮热盗汗，无消瘦，无心慌，无反酸烧心，咳嗽与季节无明显相关性，咳大量白黏痰后咳嗽可减轻。多次就诊于香港大学深圳医院、南方医科大学深圳医院等，予支气管扩张剂及对症止咳化痰治疗时，症状稍可减轻，但停药则反复。1 周前患者咳嗽咳痰加重，今再来我院就诊，为求进一步诊治，门诊以"咳嗽查因"收住我科。

刻下症：咽痒，遇冷空气、刺激性气味则咳嗽，咳剧时胸口憋闷不舒，咳出大量白色黏痰后咳嗽减轻。患者精神可，睡眠、食欲可，大小便正常，体重无明显变化。

既往史及过敏史：高血压病史 10 年，血压最高为 178/95mmHg，规律服用氯沙坦钾片及苯磺酸氨氯地平片降压，现血压控制尚可；2 型糖尿病史 10 年，现服用诺和龙片 1.0mg，每日 3 次，血糖控制尚可，餐前血糖波动在 4~6mmol/L，餐后血糖波动在 8~10mmol/L；2013 年确诊为银屑病，近 2 年未复发。自诉 2015 年体检发现胆囊结石、肾结石、双下肢动脉斑块形成，未规律治疗。否认有肝炎、肺结核、伤寒等传染病病史，否认冠心病等其他慢性病病史，无外伤及手术史，无输血史，对虫类药及刺激性物品过敏，否认其他食物及药物过敏史，预防接种史不详。

查体：咽部稍充血，双肺呼吸音粗，心脏、腹部查体未见明显异常。

辅助检查：胸片未见明显异常。肺功能提示重度阻塞性通气功能障碍，支气管舒张试验阳性。

诊断：哮喘 – 慢阻肺重叠综合征；高血压 2 级，很高危组；2 型糖尿病。

治疗：脑针治疗；降压、降糖及止咳等对症治疗。

疗程设计：前 3~5 日每日治疗 1 次，然后根据病情调整治疗，一般 3~5 日治疗后改为隔日 1 次，15 次为 1 个疗程。

治疗过程：

2018 年 7 月 27 日：第 1 次接受脑针治疗，选枕外隆凸实像 2 点，针出后患者立即感觉呼吸顺畅，咽喉部瘙痒感明显减轻。

2018 年 8 月 7 日：患者共计行脑针治疗 12 次，咽喉瘙痒不适感及胸闷不舒症状消失，咳嗽基本消失，痰量与入院对比明显减少。

痊愈后随访：2018 年 9 月 13 日，电话回访，其爱人诉对治疗效果很满意，目前除偶见轻微咳嗽及少量白痰外，未见其他不适。

病例提供者：中国科学院大学深圳医院（光明）覃学斌医师，资料同前。

肺间质纤维化、慢性阻塞性肺疾病

姓名：冯某　**性别**：女　**年龄**：68 岁　**职业**：农民

就诊时间：2018 年 8 月 16 日。

就诊地点：甘肃省高台县人民医院。

主诉：慢性气短、气喘 2 年余，再发加重 1 周。

现病史：患者于 2 年前受凉后出现咳嗽、咳痰，痰色白，伴气短、头晕、四肢乏力、颈部僵硬。无胸闷、胸痛，无高热、寒战，无午后低热、盗汗，自行服药后未见明显缓解。曾在酒泉、嘉峪关、西安等地医院间断治疗，并诊断为间质性肺炎，症状时轻时重，长期口服泼尼松 10mg/d 维持治疗。此次就诊前 1 周，因受凉而加重，自行口服药物（具体用药及剂量不详），未见明显好转，现就诊于我院，要求住院治疗，门诊以"肺间质纤维化"收住入院。刻下症：咳嗽、咳痰、气短，头晕、四肢乏力，颈部僵硬，口唇发绀，面色无华，不能平卧及下床活动，食欲欠佳。

既往史及过敏史：肺气肿病史 5 年。否认肝炎、结核、伤寒等传染病史及传染病接触史，否认高血压及糖尿病病史，否认食物及药物过敏史，否认手术及外伤史，否认输血史，预防接种史不详。

查体：T 36.5℃，P 100 次 / 分，R 21 次 / 分，BP 110/70mmHg。桶状胸，肋间隙增宽。双侧呼吸动度对等，双侧语音震颤减弱，无胸膜摩擦感。双肺叩诊过清音，双肺呼吸音粗，双肺可闻及大量细湿啰音及中量干鸣音，无胸膜摩擦音。心前区无隆起，无震颤、摩擦感及抬举性搏动。

辅助检查：血常规示白细胞计数 14.91×10^9/L，中性粒细胞数目 12.28×10^9/L，嗜酸性粒细胞数目 0.54×10^9/L，中性粒细胞百分比 82.4%，淋巴细胞百分比 9.5%，血小板计数 310×10^9/L；红细胞沉降率 74mm/h；生化：白球比 1.34，谷草转氨酶 46U/L，谷氨酰转肽酶 329.5U/L，总胆固醇 5.39mmol/L，甘油三酯 1.73mmol/L，载脂蛋白 A10.79g/L，肌酸激酶 20U/L，α–羟丁酸脱氢酶 323U/L，乳酸脱氢酶 289U/L。肺部 CT 示①肺间质纤维化；②双肺上叶陈旧性结核；③双肺下叶间质性肺炎；④心影增大，左冠状动脉壁钙化；⑤纵隔多发淋巴结肿大；⑥双侧胸膜肥厚粘连。

诊断：肺间质纤维化；慢性阻塞性肺疾病。

治疗：脑针实像透骨扎法。

　　部位：枕外隆凸实像 2 点。

　　操作：脑针透骨扎法，迅速透皮，匀速直达骨面，然后用杠杆力入骨少许，以出针时有咬针的感觉为宜。

治疗过程：

2018 年 8 月 16 日：患者气喘、气短、颈部僵硬及头晕缓解，可下地扶床活动，精神好转，食欲改善，大小便正常。查体：双肺呼吸音粗，双肺闻及少量细湿啰音。叩诊心界不大。心率 78 次 / 分，心律整齐，心音有力，各瓣膜听诊区未闻及病理性杂音。

2018 年 8 月 17 日：患者气喘、气短明显缓解，头晕、四肢乏力等明显减轻，面色红润，口唇无发绀，下地后可在楼道内走动，大小便正常。查体：桶状胸，肋间隙增宽。双侧呼吸动度对等，双侧语音震颤减弱，无胸膜摩擦感。双肺叩诊清音，双肺呼吸音清，可闻及少量细湿啰音，无胸膜摩擦音。

2018 年 8 月 19 日：患者气喘、气短、头晕、四肢乏力等症消失，上下楼梯、中度活动后无明显气喘、气短，大小便正常。病情好转，拟出院。

病例提供者： 甘肃省高台县人民医院周育邦医师，资料同前。

肺通气及换气功能障碍

姓名： 王某　**性别：** 女　**年龄：** 75 岁　**职业：** 退休

就诊时间： 2019 年 1 月 19 日。

就诊地点： 郑州市中心医院。

主诉： 间断咳嗽、咳痰 20 余年，活动后气喘半年，加重伴呼吸困难 3 日。

现病史： 患者原有支气管扩张及慢性支气管炎病史 20 余年，间断咳嗽、咳痰，近半年活动后出现轻度气喘，休息后缓解，曾在淮阳县医院呼吸内科住院诊断为①慢支、阻塞性肺气肿、肺源性心脏病；②支气管扩张合并感染；③心功能 3 级。平时常服药物"丹参片""参松养心胶囊""螺内酯""呋塞米片""甲氧那明胶囊"等，病情时轻时重。2019 年 1 月 5 日因"气喘、呼吸困难加重 3 日"急诊入郑州市中心医院呼吸内科，后因心衰加重转心内科治疗。入院后经抢救治疗 10 余日。**刻下症：** 气喘、呼吸困难明显缓解，心功能恢复正常，已能平卧休息，但肺功能改善不佳，痰鸣音仍明显，且需 24 小时不间断 2 个流量吸氧，停氧不超过 10 分钟 SpO_2（脉搏血氧饱和度）即下降到 80% 以下（正常 SpO_2>95%）。

既往史： 支气管扩张及慢性支气管炎病史 20 余年；肺气肿 10 年，肺源性心脏病 3 年；腰椎间盘突出症 20 年；双下肢膝关节增生 20 年；冠状动脉粥样硬化性心脏病 10 年；腔隙性脑梗死 5 年；抑郁症 2 年。

过敏史：青霉素高敏。

个人史：无异常。

家族史：无异常。

查体：T 36.5℃，P 80 次 / 分，R 20 次 / 分，BP 100/60mmHg。神清，精神可，卧床输液，持续吸氧，双肺可闻及痰鸣音，三尖瓣听诊区可闻及吹风样杂音。

诊断：①肺源性心脏病：肺动脉高压，三尖瓣大量反流，慢性心功能不全，心功能Ⅳ级（NYHA）；②慢支肺气肿，支气管扩张合并感染；③慢性阻塞性肺疾病急性加重期，Ⅱ型呼吸衰竭；④冠状动脉粥样硬化性心脏病，不稳定型心绞痛。

治疗过程：2019 年 1 月 19 日请郑州市骨科医院刘占平主任（宫氏脑针 14 期学员）会诊，刘主任立即行脑针治疗，连续两日高位实像共扎四针，痰鸣音明显减少；后患者除了肺通气及换气功能外其他指标恢复正常，于 2019 年 1 月 24 日出院，在家仍持续吸氧（先用氧气瓶，后用制氧机），停氧不超过 10 分钟 SpO_2 即下降到 80% 以下。在刘主任的指导下，由宫氏脑针 34 期学员董泊从 1 月 27 日开始到 1 月 31 日每日在家高位实像 1 针给患者扎脑针治疗，共计 5 针，因春节过年停止治疗。2 月 5 日后改成间断吸氧，停止吸氧时间 10~48 小时或更长，停氧期间多次监测 SpO_2>92% 以上，且能持续至今，肺通气及换气功能有明显恢复。

患者经脑针治疗后：①精神状况明显好转，饮食量逐渐恢复；②每日停吸氧时间 >12 小时，停氧期间多次测 SpO_2>92%，较少有 <90% 者；③双膝关节疼痛缓解，已能下床行走；④抑郁症缓解；⑤心功能正常且稳定。从 2019 年 2 月 7 日开始，每日高位实像 1 针继续观察治疗中。

病例提供者：董泊，男，1964 年出生，河南淮阳人，专科学历，副主任医师。1986 年毕业于周口地区卫校，1992 年在河医大一附院进修心内科，在镇卫生院从事内科工作并曾担任过业务院长，2003 年始到郑州市河南省煤炭总医院所辖社区卫生服务站从事内科及全科工作至今。曾撰写并发表《葛根素联合丁葛地尔治疗缺血性脑血管疾病》《胺碘酮与加减炙甘草汤合用于房颤转律的治疗》等。

2018 年开始学习宫氏脑针，为 34 期高研班学员。已用宫氏脑针治疗颈椎病、腰椎病、失眠、肩周炎、跟骨痛、帕金森综合征、肺心病、肺通气功能障碍、哮喘、急慢性胃炎、肾结石痛、偏头痛、带状疱疹后遗症等，共计 300 余例。

郑州市骨科医院刘占平医师，资料同前。

支气管炎、支气管哮喘

姓名：王某　**性别**：女　**年龄**：49 岁　**职业**：不详

就诊时间：2018 年 9 月 7 日。

主诉：咳嗽气短、时伴哮鸣 10 余年。

现病史：患者 10 余年前无明显诱因出现胸闷气短，连续讲话时即出现憋气，时有咳嗽，咳嗽时有严重哮鸣音。肩背部有沉重感。曾于多处以"慢性支气管炎"治疗，具体治疗情况不详，无明显改善，反复发作。**刻下症**：胸闷气短，咳嗽，时见痰鸣，伴肩背部沉重感。

既往史：否认高血压、糖尿病、冠心病病史，否认传染病病史。否认外伤史，否认家族遗传病史，否认药物过敏史。

诊断：慢性支气管炎；支气管哮喘。

治疗：脑针治疗。

2018 年 9 月 7 日给予首次脑针高位实像治疗，连续治疗 15 日，每日 1 次，每次 2 针，全部高位实像治疗。

治疗过程：

患者经过 1 次脑针治疗后，自诉气管部位有清凉感，呼吸顺畅。

2018 年 9 月 10 日：脑针高位实像治疗 3 次后肩背部沉重感消失。

2018 年 9 月 13 日：脑针高位实像治疗 6 次后胸闷、气短及咳嗽时哮鸣音减轻。

2018 年 9 月 21 日：脑针高位实像治疗共 15 次，1 疗程结束。

2018 年 9 月 30 日：开始第 2 疗程治疗，患者诉胸闷气短消失、连续讲话无憋气、讲话声音洪亮，咳嗽时哮鸣音明显减轻，并诉脑针治疗后排气增多。

2018 年 9 月 30 日至 2018 年 11 月 7 日共脑针高位实像治疗 17 次，一次 2 针，患者遗留咳嗽时有轻微哮鸣音，余症状未见。

2019 年 2 月 2 日回访，疗效稳定，病情无反复。

病例提供者：邴丽医师，资料同前。

支气管哮喘

姓名：王某　**性别**：男　**年龄**：58 岁　**职业**：农民

就诊时间：2018 年 12 月 15 日。

就诊地点：澜沧县建设路大兴量贩门口弘康诊所。

主诉：反复哮喘 30 年，加重 5 年，再发 1 个月。

现病史：自诉 30 年前因劳累、感冒后开始出现咳嗽、喘息、胸闷、背痛，曾坚持治疗，5 年来咳喘加重，严重影响到日常生活，不能劳动，夜里时常憋醒，喘息明显，2015 年开始使用沙丁胺醇喷雾剂，现在每日必须使用 3 次以上，每年最少住院或门诊治疗近 200 日，1 个月前症状加重，呼吸困难、夜间端坐难眠，全身疼痛来诊所就诊。

既往史：高血压、高脂血症、前列腺炎、双肾结石多年。

个人史及家族史：否认异常。

过敏史：对青霉素、头孢菌素、安乃近、炎琥宁过敏。

查体：T 36.9℃，P 102 次 / 分，R 25 次 / 分，BP 160/105mmHg。神清，急性病面容，扶入诊室，端坐呼吸，见"三凹征"，口唇发绀，双侧瞳孔等大等圆，对光反射正常，颈软，颈静脉轻度充盈，双肺闻及哮鸣音及湿啰音，心率 102 次 / 分，各瓣膜未闻及杂音，腹部及神经系统检查未发现异常，双下肢轻度浮肿，宫氏三支定位查体阳性。

辅助检查：（2018 年 11 月 9 日，澜沧县第一人民医院）葡萄糖 6.23mmol/L；尿素氮 8.10mmol/L；肌酐 118.3μmol/L；尿酸 560μmol/L；总胆固醇 5.13mmol/L；类风湿因子 1.83IU/mL；抗链球菌溶血素 O 23.5IU/mL；心脏彩超：轻度二尖瓣反流，左室舒张功能减退；轻度三尖瓣反流。复查，葡萄糖 4.41mmol/L；尿素氮 9.80mmol/L；肌酐 113.7μmol/L；尿酸 453μmol/L；

诊断：支气管哮喘；高血压 3 级，极高危；低氧血症。

治疗前病情评估：运用哮喘控制测试（ACT 评分表）结果① 1 个月来每日都因哮喘妨碍到日常生活 1 分；②每日不止一次出现呼吸困难 1 分；③每日夜里不止一次哮喘发作醒来 1 分；④每日使用沙丁胺醇喷雾剂急救 2~3 次 2 分；⑤近 4 周哮喘控制很差 2 分。合计 7 分。

治疗：宫氏脑针治疗，脑针实像及松解。

2018 年 12 月 15 日至 12 月 19 日每日 1 次。

2018 年 12 月 20 日至 2019 年 1 月 14 日每 3 日 1 次。

2019 年 1 月 15 日至 2019 年 3 月 15 日每周 1 次。

治疗过程：患者治疗 5 次后未再使用喷雾剂，1 个疗程后血压控制在

135/85mmHg 以下，心率 85 次 / 分，肺部听诊双肺哮鸣音及啰音消失，生活不受影响，可自行来诊所治疗。

治疗 3 个月后病情评估：运用哮喘控制测试（ACT 评分表）结果① 1 个月来哮喘完全没有妨碍到日常生活 5 分；②近 1 个月没有出现呼吸困难 5 分；③每周偶尔夜里咳嗽醒来一次 4 分；④近 2 个多月没有使用沙丁胺醇喷雾剂急救 5 分；⑤近 2 个月已经完全哮喘控制 5 分。合计 24 分。

按语：众所周知，哮喘是一种以慢性气道炎症为特点的异质性疾病，以慢性气道炎症为特征，又有可变性的呼气气流受限，哮喘本质是气道炎症。宫氏脑针治疗有效与否与局部刺激（微入骨）使颅内生物电和脑电流量氧含量增强，促使高位中枢激活释放脑啡肽、内啡肽、内源性大麻素及 Rab 蛋白因子等，发挥抗炎、抗缺血、抗缺氧、调节内分泌及血压等作用；局部力学环境改变同时发生神经调衡作用重塑并启动神经信号，促使吞噬细胞吞噬体与溶酶体结合形成了吞噬溶酶体消灭病原体，与从根本上治愈炎症有关。

病例提供者：杨政敏，男，1967 年出生，云南澜沧人，彝族，本科学历，副主任医师。1988 年 7 月思茅卫校毕业边参加工作边学习，2006 年 1 月昆明医学院临床医学专业毕业，现任中国医师协会呼吸分会基层呼吸医师委员、中国针灸学会穴位埋线分会委员、中国中医药研究促进会埋线分会委员，发表学术论文 10 余篇，2017 年 12 月参加世界针灸学术大会暨 2017 年中国针灸学会年会发表《穴位埋线辅以其他外治法治疗带状疱疹 167 例观察》。

2016 年开始学习脑针，为脑针 26 期学习班学员，先后参加宫氏脑针疗法山西太原公开课、云南昆明公开课、江苏南京实操班，并参加了 2018 年山东济南宫氏脑针年会和 34 期学习班，荣获 2018 年脑针年会优秀论文奖，现致力于推广脑针，在本县弘康诊所开展宫氏脑针疗法，擅长单用脑针治疗带状疱疹、哮喘、脑卒中、子宫腺肌病、面肌痉挛、股骨头坏死、颈肩腰腿痛。努力践行，不断钻研，为宫长祥"信"字号弟子。

肺炎伴呼吸衰竭

姓名：黄某　**性别：**男　**年龄：**85 岁　**职业：**退休

就诊时间：2018 年 8 月 24 日。

就诊地点：福建省南安市码头镇宫占村患者家中。

主诉：呼吸困难伴头晕、乏力3个月。

现病史：患者3个月前自觉呼吸困难伴头晕、乏力，头脑不清，就诊于诗山镇南侨医院（卫生院）后病情未见好转，于2018年5月25日转入南安市医院住院治疗（具体诊疗经过不详），出院后每日吸氧缓解不适，之后病情反复发作，今日病情加重，呼吸困难，端坐呼吸，要求行脑针治疗。**刻下症：**呼吸困难，头晕、乏力，端坐呼吸，自觉头脑不清。

既往史及过敏史：否认其他急慢性病史，否认药物及食物过敏史。

查体：T 37.5℃，P 98次/分，BP 140/90mmHg。

辅助检查：（2018年5月25日，南安市医院）肺部CT影像示右肺上叶及下叶背段多发结节状密度增高影，较大一个大小约1.9cm×1.8cm（肺窗），其内可见小空泡征。右肺上叶尖段可见条索状、小片状、小结节及斑点密度增高影，其内夹杂致密影。右肺上叶后段可见斑片状密度增高影，边界模糊。双肺下叶部分支气管呈柱状扩张。余双肺透亮度增加，肺纹理稀疏，并可见多发小囊状肺纹理稀疏区，纵隔内见多发淋巴结影，部分内见结节状致密影，双侧胸腔未见明显积液征象。诊断意见：①右肺上叶及下叶背段多发结节状密度增高影，性质待定，疑似真菌感染、肺结核，其他待排。②右肺上叶尖段密度增高影，考虑陈旧性病变。③右肺上叶后段密度增高影，考虑炎症。④双肺下叶支气管扩张。⑤肺气肿伴多发肺气囊形成。⑥纵隔内多发淋巴结影，部分伴钙化。

诊断：肺炎；呼吸衰竭。

治疗：宫氏脑针治疗。

部位：枕外隆凸实像2点。

操作：脑针透骨扎法，迅速透皮，匀速直达骨面，然后用杠杆力入骨少许，以出针时有咬针的感觉为宜。针出后患者即感头晕消失，头脑清醒。

治疗过程：

2018年8月25日：患者自觉症状缓解，治疗后1日内无辅助吸氧的情况下未觉呼吸困难，继续行脑针治疗，在昨日第2个选点上1cm处取点一针，行入骨扎法。

2018年8月26日至8月31日：共治疗5次，患者自觉症状好转，由于家境困难，路途遥远，患者要求停止治疗。

痊愈后随访：2018年9月7日，治疗后7日进行回访，患者病情稳定，精神状态佳，生活可以自理。

病例提供者：李光胤，男，1979 年出生，福建南安人，大专学历，执业医师。中共党员，退役军人，曾任厦门解放军 174 医院康复理疗科军医，驻厦 73136 部队卫生队针灸科科主任。现任福建省南安市诗山镇山一村卫生所负责人（光胤诊所）。

2018 年 6 月开始学习脑针疗法，为脑针高研班 31 期学员，现于福建省南安市诗山镇光胤诊所开展脑针治疗。擅长单用脑针治疗各种顽固性疼痛，各类颈肩腰腿痛、手足酸麻胀，中风后遗症，脑瘫，面瘫，哮喘，神经源性炎症疾病等。自学习脑针 9 个月以来，已应用脑针治疗患者 4000余人次。

三、心内科

心瓣膜萎缩

姓名：刘某　**性别：**女　**年龄：**68 岁　**职业：**农民

就诊时间：2018 年 8 月 5 日。

就诊地点：王鲜庆中医诊所。

主诉：心慌、气喘 1 月余。

现病史：患者 2 个月前发生急性脑梗死，右侧肢体偏瘫，经脑针治疗后恢复，1 个月前患者于家中行生姜发汗理疗时，出现心慌、气喘、乏力、汗出，活动后加重，平卧时气喘加重，轻微活动后汗出如油，症状久不缓解，故前来就诊。**刻下症：**心慌、气喘、乏力、汗出，活动后加重，精神一般，纳差，睡眠差，二便可。

既往史：心脏病史（全心瓣膜萎缩，心瓣膜关闭不全，心律不齐）30余年。

过敏史：否认食物及药物过敏史。

经孕史：15 岁月经初潮，经期 4~6 日，周期 26~28 日，月经色、量、质正常，49 岁绝经，无妇科疾患；孕 3 产 3，子女体健。

家族史：无家族性遗传病史。

查体：精神一般，听诊偶可闻及不规律心跳，未闻及明显杂音。神经系统检查：生理反射存在，掌颌反射左、右（+-），巴氏征左（+-）右

（＋），肌力Ⅴ级。脑针三支神经查体（敏化点）：脊神经前支（＋）、后支（＋）、后内侧支（＋）。

诊断：心瓣膜萎缩；心律不齐。

治疗方案：高位实像透骨为主，辅以肌筋膜松解，15次为1个疗程。间隔15~20日进行下1个疗程。

脑针治疗方法及疗效：

前3次高位实像，每日1次，每次两针；2次治疗后出汗控制，睡觉翻身气喘有所好转。

第4~8次：改为每两日1次，高位实像，每次一针，第7次加胸骨实像一针；针后乏力减轻，心悸好转，上楼时喘促好转。

第9~12次：每两日1次，每次一针，高位实像，出汗已基本正常，气短，胸闷均好转，食欲增加，第11次治疗时因天热再次引起胸闷，食欲减退，治疗加项韧带钙化点松解，症状缓解。

第13~15次：每3日1次，每次一针高位实像。第13次时医院体检，听诊偶有心律不齐；第14次时久行后气喘，加胸骨实像一针；第15次治疗后自觉走路有力，出汗较前明显减少。

建议休息恢复一段时间（15~20日），进行下1个疗程治疗。

病例提供者：阳城县王鲜庆王鲜庆医师，资料同前。

四、消化内科

肠梗阻

姓名：杨某　**性别**：男　**年龄**：67岁　**职业**：不详

就诊时间：2018年8月13日。

就诊地点：高台县人民医院。

主诉：上腹部隐痛不适3年余，加重3日。

现病史：患者3年前开始出现上腹部隐痛不适，伴乏力、反酸，无恶心呕吐，无呕血便血，无恶寒发热，2015年在我院行胃镜检查提示胃癌（进展期），病理结果回报为腺癌，为进一步诊治，就诊于兰州大学第二医院，因患者肺功能及体质较差，手术风险大，患者不同意手术，医生建议辅助化疗，故在我院化疗5周期（28日1周期），同时口服化疗药物维持。

3 日前受凉后出现腹部剧烈疼痛，呈阵发痉挛性并逐渐加重，伴有恶心、呕吐、腹胀、肛门停止排气排便，外科给予禁食水、胃肠减压、灌肠、开塞露纳肛等对症治疗，无明显好转，由门诊以"贲门癌、肠梗阻"收入院。**刻下症**：腹部疼痛，呈阵发痉挛性，伴有恶心、呕吐、腹胀、肛门停止排气排便，精神差，饮食差，小便正常。

既往史：慢性支气管炎病史，脑梗死病史 20 年。否认肝炎、结核、伤寒等传染病病史及传染病接触史，否认高血压及糖尿病史，否认食物及药物过敏史，否认手术及外伤史，否认输血史，预防接种史不详。

个人史：否认吸烟、饮酒史。

专科查体：行动困难，腹软，上腹部剑突下及脐周压痛，无反跳痛，未扪及包块。肝、胆囊、脾及肾未触及，移动性浊音可疑，肝浊音界存在，肝、脾及双侧肾区无叩击痛。肠鸣音活跃。

辅助检查：（2015 年）胃镜检查示胃癌（进展期），病理结果示腺癌。（2018 年 8 月 10 日）血常规示白细胞计数 15.27×10^9/L，中性粒细胞数 13.01×10^9/L，红细胞计数 3.98×10^{12}/L，血红蛋白 92g/L，红细胞压积 32.0%，血小板计数 415×10^9/L，血小板压积 0.305%；生化：尿素 12.96mmol/L，葡萄糖 7.31mmol/L。胸腹部 DR 示脊柱侧弯畸形，气管纵隔偏向右侧，双肺野纹理增重、紊乱；右侧肋膈角变钝；主动脉弓迂曲膨隆；双膈下未见明显游离气体影，肠管扩张、积气；可见液平形成。印象：①肺间质性改变；②右侧肋膈角变钝；③肠梗阻。

诊断：肠梗阻；胃底贲门癌。

治疗：宫氏脑针治疗。

　　部位：枕外隆凸实像 2 点。

　　操作：脑针透骨扎法，迅速透皮，匀速直达骨面，然后用杠杆力入骨少许，以出针时有咬针的感觉为宜。

疗程设计：每日 1 次，3 次为 1 个疗程。

2018 年 8 月 13 日：患者在行脑针高位实像治疗后当即感觉腹胀减轻，半小时后腹部痉挛性疼痛减轻，肠鸣音活跃，恶心、呕吐消失，并排出大量糊状便，小便正常。查体：腹软，上腹部剑突下及脐周压痛，无反跳痛，未扪及包块。肝、胆囊、脾及肾未触及，移动性浊音可疑，肝浊音界存在，肝、脾及双侧肾区无叩击痛。肠鸣音活跃。腹部平片示肠内气体减少，未见明显液平。

治疗过程：

2018年8月14日，第2次治疗后，患者自诉腹痛、腹胀、恶心、呕吐等症消失，可下地活动，并拔除胃管，体温恢复正常。查体：腹软，上腹部剑突下及脐周无压痛，无反跳痛，未扪及包块。肝、胆囊、脾及肾未触及，移动性浊音可疑，肝浊音界存在，肝、脾及双侧肾区无叩击痛。肠鸣音4~5次/分。

2018年8月21日，经3次脑针治疗后，患者精神尚可，饮食及睡眠尚可，二便正常。查体：生命体征平稳，腹软，全腹无明显压痛，肠鸣音正常。行腹部及腹腔彩超检查（肝脏形态大小正常，被膜光滑，肝内管状结构分布自然，肝实质回声均匀。肝血管走行正常，彩色血流未见异常。胆囊大小正常，壁光滑，囊腔透声性尚好。脾门处厚2.4cm。膀胱正常。腹腔内未探及明显液性暗区）后未见明显异常。

病例提供者：高台县人民医院周育邦医师，资料同前。

肝内胆管结石

姓名：凌某　**性别：**女　**年龄：**55岁　**职业：**农民

就诊时间：2018年7月14日。

就诊地点：镇雄福德医院。

主诉：阵发性腹痛反复发作40年，复发加重12日。

现病史：患者自诉40多年来，每年适逢春季或秋冬季至少发作1次阵发性腹痛，每次发作初起表现为右上腹隐痛，伴恶心、呕吐及厌食，后逐渐加重，严重时疼痛可持续一周到半月不等，使用消炎止痛药物后病情可缓解。2004年于华西医院诊疗，该院诊断为"肝内胆管结石"，予消炎利胆等治疗后病情未明显改善。2016年于解放军昆明总医院复查，诊断同前，并建议手术，患者拒绝，病情迁延不愈。今年患者发作次数增多，持续时间延长，疼痛程度加重。本次发作于2018年7月14日急诊入院。刻下症：患者痛苦貌，全腹疼痛伴恶心、呕吐，无腹泻，左眼睑下垂，说话时左嘴唇偶见抽搐。

既往史及过敏史：子宫摘除术后28年。否认药物及食物过敏史，预防接种史不详。

家族史：否认家族性遗传病史。

查体： 神清，查体合作，言语流利，双侧瞳孔等大等圆，眼球各方向活动自如，左眼睑下垂，左眼明显小于右眼，无视野缺损。左侧面部肌肉僵硬板滞。张口时嘴角歪向左侧，口型不圆，说话时左眼、左面部、左嘴唇不停抽动。气管居中。双肺呼吸音清，未闻及干湿性啰音，心率72次/分，各瓣膜听诊区未闻及病理性杂音。腹肌痉挛，全腹疼痛，压痛不明显，未触及具体疼痛部位，无反跳痛。四肢功能活动正常。

辅助检查： 腹部B超提示肝内胆管结石，胆囊壁毛糙。

诊断： 肝内胆管结石；慢性胆囊炎急性发作；子宫摘除术后。

治疗前病情评估：

1.患者凌某，女，55岁，肝内胆管结石，慢性胆囊炎急性发作，常规治疗无效。

2.患者急性痛苦貌，全腹痛，压痛不明显，无反跳痛，未触及包块，伴恶心、呕吐，无腹泻。

3.腹部B超提示肝内胆管泥沙样结石，胆囊壁毛糙，其余正常。

治疗： 脑针治疗，脑针实像透骨扎法。

　　部位：枕外隆凸实像1点。

　　操作：脑针透骨扎法，迅速透皮，匀速直达骨面，然后用杠杆力入骨少许，以出针时有咬针的感觉为宜。

疗程设计：

2018年7月14日开始行脑针治疗，每日1次，15次为1个疗程。连续治疗1个疗程。

治疗过程：

2018年7月14日至7月30日：脑针治疗完1个疗程，高位实像透骨扎法为主，周围实像透骨扎法为辅，其间松解1次胸椎脊上韧带。松解1次颈部项韧带钙化点。高位实像从第1~4日，每日上、下午各行1针，至第5日患者疼痛完全控制，之后开始每日1次治疗，直至疗程结束。

治疗后病情评估：

患者目前生命体征平稳，精神较前明显好转，面色红润，饮食可，二便正常。复查腹部B超示肝内胆管结石，胆囊壁无毛糙，其余正常，疗效满意。

病例提供者： 镇雄福德医院白庆虞医师，资料同前。

五、肿瘤科

肺癌

姓名：郑某　**性别**：女　**年龄**：57 岁　**职业**：不详

主诉：咳嗽、咳痰伴胸闷、喘憋 2 月余，加重 10 余日。

现病史：患者于约 2 个月前无明显诱因出现咳嗽、咳痰，痰黄，黏稠不易咳出，自觉胸闷、喘憋明显，未曾诊疗。近 10 余日自觉症状加重，就诊于温州市解放军 118 医院，行 PET-CT 检查后以"右肺鳞癌"收住院，住院治疗 1 周，自觉无明显改善。后于 2018 年 7 月 16 日来泰安市中医医院肝病科住院治疗。**刻下症**：睡眠、饮食均差，面色晦暗，剧烈咳嗽、咳痰，憋喘明显。

既往史：体健，否认药物及食物过敏史。

辅助检查：PET-CT 报告示诊断意见①右肺下叶背段周围型肺癌伴炎症；右侧肺门淋巴结转移。②余左肺上叶不规则斑片影，FDG 代谢略增高，考虑慢性感染性病变，建议治疗后复查除外不典型肿瘤；右肺多发小结节，FDG 代谢未见增高，考虑慢性炎性结节。③左肾小囊肿。④前列腺增生伴小钙化。⑤慢性胃窦炎改变，肠道未见明显 FDG 代谢异常增高灶，必要时结合镜检。⑥颈、胸、腰椎略骨质增生，L4~L5 椎间盘轻度膨出。⑦脑 FDG 代谢未见异常。

诊断：肺癌。

治疗：脑针治疗，取实像。

治疗过程：

2018 年 7 月 16 日，经第 1 个疗程治疗，癌结节缩小（2.2cm × 2.3cm → 1.0cm × 0.9cm），肺癌转移之淋巴结有所减少或缩小。第 1 疗程后胸部 CT 示：①左肺上叶尖段可见约 1.0cm × 0.9cm 小结节灶；双肺多发结节状、粟粒状小结节灶；②右肺门肿大淋巴结；③胸膜增厚粘连。

2018 年 8 月 21 日，经第 2 个疗程治疗，双肺结节明显减少，肺门纵隔内肿大淋巴结消失。胸部 CT 示：①左肺上叶尖段小结节灶较前缩小；双肺多发小结节灶较前明显减少；②肺门纵隔内未见明显肿大淋巴结；③胸膜增厚粘连较前减轻。

按语：患者规律治疗 58 日，右肺门处转移淋巴结缩小。左肺尖先占位病灶，为 2.2cm×2.3cm，治疗 1 个月后降至 1.0cm×0.9cm，现 CT 示病灶明显缩小，已测不出大小。纵隔内转移之肿大淋巴结消失，患者咳嗽、咳痰减少，胸闷、喘憋症状明显改善。（2018 年 8 月，泰安市中医医院）胸部 CT：右肺下叶背段见结节状、片状，磨玻璃样高密度灶，分界不清，邻近胸膜增厚粘连，局部支气管管壁增厚，管腔轻度扩张，左肺上叶尖段见约 1.0cm×0.9cm 小结节灶，周边见片状，粟粒状高密度灶，两肺内另多发大小不一小结节状、粟粒状高密度灶。双肺见多发囊状薄壁含气灶，肺尖为著。肺纹理增多、增粗。右肺门见肿大淋巴结。纵隔内见多发淋巴结，大者约 1.2cm×0.6cm，心影可，冠脉走形区见多发钙化，胸腔无积液。影像诊断：①右肺下叶结节状及磨玻璃样、片状高密度灶，结合病史，考虑右肺癌并右肺下叶炎性病变；②左肺尖及双肺多发结节灶，右肺门肿大淋巴结，转移癌可能性较大，建议随访；③胸膜增厚粘连；④肺大泡。

病例提供者：泰安市中医医院肝病科研究员赵学印、马莘莲。

肝癌伴梗阻性黄疸（一）

姓名：孙某　**性别：**女　**年龄：**52 岁　**职业：**其他
就诊时间：2018 年 5 月 18 日。
主诉：身目发黄、纳差、乏力 2 年余，加重 10 余日。
现病史：患者 2 年前体检发现肝恶性肿瘤，于山东大学齐鲁医院行手术切除，之后肿瘤复发，于北京保法肿瘤医院行微创局部化疗治疗（具体不详）。4 个月前发现身目黄染，伴纳差、乏力，就诊于泰安市中医医院肝病科门诊，以"黄疸"收入肝病科住院。**刻下症：**身目黄染，乏力，恶心、纳差，面色萎黄，纳呆，腹胀，口干，精神可，睡眠佳，小便色深黄，大便调，体重近期无骤减。
既往史：否认脑梗死病史，否认冠心病病史。有剖宫产史。否认外伤史、心脏手术史，无输血史；无肝炎、结核等传染病病史；预防接种史不详。
体格检查：全身皮肤及巩膜重度黄染，无蜘蛛痣，无肝掌，腹部平软，未见胃肠型及蠕动波，脐正常，无凸出及分泌物，未见腹部静脉曲张，无压痛及反跳痛，无液波感及震水声，未触及腹部肿块。肝浊音界正常，肝上界位于右锁骨中线第 4 肋间，肝脏肋下未触及，肝区叩击痛阳性。胆囊未触及，Murphy 征阴性，脾脏未触及。移动性浊音阴性，双下肢无水肿。

辅助检查：（2018 年 5 月 18 日，泰安市中医医院）生化示谷丙转氨酶 112U/L；谷草转氨酶 87U/L；γ- 谷氨酰转移酶 341U/L；谷氨酸脱氢酶 42.7U/L；碱性磷酸酶 535U/L；白球比 1.32；总胆红素 201.6μmol/L；直接胆红素 194.5μmol/L；间接胆红素 7.1μmol/L；前白蛋白 129mg/L；血糖 6.68mmol/L；胆固醇 7.12mmol/L；甘油三酯 2.58mmol/L；高密度脂蛋白 0.5mmol/L；低密度脂蛋白 6.60mmol/L；尿素氮 2.6mmol/L；肌酐 53μmol/L。

诊断：①中医诊断：黄疸（湿热蕴结证）；②西医诊断：肝恶性肿瘤，梗阻性黄疸，药物性肝损害。

治疗：脑针治疗。

治疗过程：

第 1 个疗程：2018 年 5 月 18 日至 2018 年 6 月 17 日，治疗后辅助检查指标明显好转，谷丙转氨酶，谷草转氨酶及谷氨酸脱氢酶已降至正常。（图 3-1）

第 2 个疗程：2018 年 6 月 18 日至 2018 年 7 月 27 日，治疗后辅助检查指标进一步好转，谷丙转氨酶及谷草转氨酶、总胆红素已降至正常范围。（图 3-2）

第 3 个疗程：2018 年 7 月 28 日至 2018 年 9 月 1 日，患者共规律治疗 119 日，黄疸已明显退去，神疲、乏力、纳呆、腹胀等消失，饮食及面色均恢复。谷丙转氨酶及谷草转氨酶、总胆红素等已降至正常范围，治疗效果满意。（图 3-3）

图 3-1　2018 年 5 月 18 日化验单

图 3-2　2018 年 6 月 18 日化验单

图 3-3　2018 年 7 月 28 日化验单

病例提供者： 泰安市中医医院肝病科研究员赵学印、马萃莲。

肝癌伴梗阻性黄疸（二）

姓名： 马某　　**性别：** 男　　**年龄：** 55 岁　　**职业：** 其他

就诊时间：2018 年 7 月 24 日。

就诊地点：泰安市中医医院肝病科。

主诉：身目发黄、纳差、乏力 2 月余，加重 1 日。

现病史：患者于 2 个月前无明显诱因出现身目发黄、纳差、乏力，于山东省立医院就诊，诊断为"肝癌、梗阻性黄疸"，遂行 ERCP 下胆管支架植入术后，为求进一步中西医结合诊治，就诊于泰安市中医医院肝病科，拟以"黄疸"收住院治疗，病情好转后出院。1 日前无明显诱因出现发热，体温最高 39.5℃，于家中口服小柴胡颗粒无改善，后返院就诊。**刻下症**：发热，体温 38.5℃（考虑引流管口感染所致），右上腹疼痛，身目黄染，黄色鲜明，乏力，恶心、纳差，口干，精神可，睡眠差，小便色深黄，大便调。

既往史及过敏史：胆管支架植入术后 2 月余；否认脑梗死史；否认冠心病病史；否认外伤史；无输血史；无肝炎、结核等传染病病史；否认药物及食物过敏史；预防接种史不详。

家族史：否认家族性遗传病史。

查体：T 35.8℃，P 80 次 / 分，R 20 次 / 分，BP 127/81mmHg。

辅助检查：（2018 年 7 月 25 日，本院）肝功能：谷丙转氨酶 54U/L，谷草转氨酶 72U/L，总胆红素 531.7μmol/L，直接胆红素 489.5μmol/L，间接胆红素 42.2μmol/L，碱性磷酸酶 196U/L。肿瘤标志物：甲胎蛋白 42848ng/mL，CA-199 146U/mL，CA-125 35.72U/mL。

诊断：①中医诊断：黄疸（湿热蕴结证）；②西医诊断：肝癌（T3aNxMx ⅢA 期 kps80 分），梗阻性黄疸。

治疗前病情评估：患者身目发黄，眠差，纳呆，精神萎靡，面色晦暗，预后差。

治疗：脑针治疗，脑针实像透骨扎法。

　　部位：枕外隆凸高位实像。

　　操作：脑针透骨扎法，迅速透皮，匀速直达骨面，然后用杠杆力入骨少许，以出针时有咬针的感觉为宜。

治疗过程：

第 1 次治疗：2018 年 7 月 24 日至 2018 年 8 月 30 日。2018 年 8 月 27 日复查：肝功能示谷丙转氨酶 41U/L，谷草转氨酶 60U/L，总胆红素 144.9μmol/L，直接胆红素 136.2μmol/L，间接胆红素 8.7μmol/L，碱性磷酸酶 128U/L。肿瘤标志物：甲胎蛋白 34784ng/mL。

第 2 次治疗：2018 年 8 月 31 日至 2018 年 9 月 12 日。2018 年 9 月 2 日复查：肝功能示谷丙转氨酶 41U/L，谷草转氨酶 61U/L，总胆红素 127.6μmol/L，直接胆红素 121.3μmol/L，间接胆红素 6.3μmol/L，碱性磷酸酶 210U/L。肿瘤标志物：甲胎蛋白 28601ng/mL。

按语：患者规律治疗 50 日，除碱性磷酸酶出现波动外，谷丙转氨酶共下降 13U/L；谷草转氨酶共下降 11U/L；总胆红素共下降 403.4μmol/L；直接胆红素共下降 318.2μmol/L；间接胆红素共下降 35.9μmol/L；甲胎蛋白共下降 14247ng/mL。患者现黄疸逐渐退去，饮食、睡眠基本正常，取得良好的治疗效果。

病例提供者：泰安市中医医院肝病科研究员赵学印、马萃莲。

直肠癌

姓名：袁某　**性别**：男　**年龄**：44 岁　**职业**：其他

就诊时间：2018 年 4 月 8 日。

主诉：下肢麻木无力伴疼痛 2 月。

现病史：患者于 2017 年 2 月体检时查出直肠癌伴多发性肝转移，于上海某医院行直肠半切除术（具体诊疗经过不详），术后排便困难，腹部持续饱胀感。2018 年 1 月患者出现双下肢感觉异常，就诊于北京某医院，查出癌细胞胸腰椎转移，分别行直肠造瘘和胸、腰椎手术，术后出现双下肢截瘫，皮肤感觉缺失，胸、腰椎手术切口积液。在医院治疗一段时间后效果不佳，遂放弃治疗回家休养，现就诊于我处。**刻下症**：双下肢麻木无力、疼痛，消瘦，纳差，不能自主排便，留置导尿管，直肠造瘘。

既往史：直肠癌伴多发性肝转移术后 1 年余。

个人史：平素喜食肥甘厚味、辛辣刺激。

过敏史：否认药物及食物过敏史。

查体：R 22 次 / 分，P 94 次 / 分，BP 102/74mmHg。神清，精神差，苍白贫血貌，下肢运动缺失，肌力 0 级，触觉及温度觉存在。

辅助检查：不详。

诊断：直肠癌，多发性肝转移，胸腰椎癌转移；截瘫。

治疗：脑针治疗（头部高位实像透骨扎法）。

部位：枕外隆凸实像 1 点。

治疗过程：

2018年4月8日：开始脑针治疗，前3次每日1次，之后隔两日1次，15次为1个疗程，做完第1个疗程观察20日复查后评估。治疗3次后患者自主排尿恢复，拔除导尿管，胸、腰椎手术切口积液消失，治疗5次后下肢能收缩，肌力恢复，治疗8次后萎缩的肌群开始恢复，能抬脚。1个疗程结束，下肢活动自如，但还不能站立。

病例提供者：胡明銮，男，1976年出生，浙江温州人，本科学历，副主任医师。2003年毕业于湖南中医药大学，自主创业开办卫生室，开展全科医疗，对疼痛、慢性病调理有独特疗效，2018年被公立医院永嘉南城街道卫生服务中心专家门诊聘任。2018年开始学习宫氏脑针疗法，为脑针第28期学员，一直在永嘉县南城街道城西居委会卫生室开展脑针治疗，擅长单用脑针治疗中风后遗症、脑瘫、自闭症、顽固性失眠、哮喘、颈肩腰腿痛、股骨头坏死，并采用脑针加自己研制的膏药治疗颈椎和腰椎间盘突出症，疗效显著。应用宫氏脑针结合慢性病体质调理治疗内科疑难杂症取得很好疗效。自学习宫氏脑针至今，已用脑针治疗患者约1800余人次。

卵巢癌

姓名：邢某　**性别：**女　**年龄：**23岁　**职业：**其他

就诊时间：2017年3月24日。

主诉：B超发现盆腔肿物8月余。

现病史：患者既往月经规律，初潮13岁，经期2~5日，周期37日，量一般，无痛经，有血块，白带量中等，色淡黄，无异味，近3年月经不规律，月经周期延长至60日，2个月前出现下腹部持续疼痛，性质为针扎样，遂2016年7月14日行妇科B超示盆腔实性为主混合性占位灶，考虑：附件来源可能性大，其他不除外，盆腔片左侧不规则低回声，盆腔积液。患者于2016年7月21日行"肿瘤细胞减灭术"，术后病检示左侧卵巢浆液性乳头状癌，左、右侧宫旁及左侧宫角见肿瘤种植，宫内膜呈增生期改变，慢性宫颈炎伴鳞化，盆腔种植灶。术后行8周期方案化疗。2017年3月23日，患者行放化疗过程中，完善PET-CT示肿瘤转移至腹腔、淋巴结、肝脏等均不排除转移病灶，疾病进展迅速，经多科会诊，考虑卵巢癌晚期，患者及家属拒绝行化疗及姑息性放疗，并放弃治疗，要求出院，就诊于我门诊。刻下症：术后胃肠道不适，食欲减退，体弱，消瘦，丧失生活信心。

过敏史：克林霉素过敏。

查体：双肺呼吸音清，心音有力，腹软，偶有压痛，无压痛及反跳痛。外阴查体未见异常。

辅助检查：（2016 年 7 月 15 日）妇科 B 超示盆腔实性为主混合性占位灶，考虑：附件来源可能性大，其他不除外，盆腔片左侧不规则低回声，盆腔积液。（2017 年 3 月 23 日）PET-CT 示肿瘤转移至腹腔，淋巴结、肝脏等均不排除转移病灶；妇科 B 超示①子宫切除术后；②盆腔可见一混合性回声，大小 5.3cm×2.7cm×4.1cm，界欠清，内部分呈低回声，CDFI 周边可见点状血流信号。

诊断：左侧卵巢浆液性腺癌 Ⅲ c 期，腹腔继发性恶性肿瘤。

治疗：脑针治疗＋温针灸治疗。

疗程设计：2017 年 3 月开始行脑针治疗，并配合温针灸治疗，温针灸选择督脉穴位为主，15 日为 1 个疗程。持续治疗，治疗至 2018 年 9 月。

治疗过程：

第 1 次复查：患者治疗 3 个疗程后，妇科 B 超（2017 年 8 月）所见子宫切除术后，经腹部超声探查盆腔：盆腔内可见一混合性回声，大小约 5.6cm×4.0cm×6.4cm，界欠清，欠规整，内部分呈低回声，相间欠规整无回声区，其周边可见肠管蠕动，CDF1 未见明显血流信号。右侧腹平脐处见以囊性为主的混合性回声区，大小约 4.2cm×2.6cm×3.9cm，边界清，规整，内见多条纤细分隔，CDF1 其内可见点状血流信号。膀胱充盈，壁光滑，内未见异常回声。提示：盆腔内混合性回声区，性质待定，右侧腹平脐处混合性回声区（以囊性为主），上述病灶较前次检查超声未见明显改变，患者及家属倍感欣喜，病情不再进展，得到控制。

第 2 次复查：患者继续巩固治疗，2017 年 10 月复查 B 超表现：子宫切除术后，经腹部超声探查盆腔：盆腔内可见一混合性回声，大小约 5.6cm×3.4cm×4.3cm，界欠清，欠规整，内部分呈低回声，相间欠规整无回声区，其周边可见肠管蠕动，CDF1 未见明显血流信号。右侧腹平脐处见以囊性为主的混合性回声区，大小约 3.4cm×2.6cm×2.9cm，边界清，规整，内见多条纤细分隔，CDF1 其内可见点状血流信号。膀胱充盈，壁光滑，内见异常回声区，深约 1.5cm。提示：盆腔内混合性回声区，性质待定，右侧腹平脐处混合性回声区（以囊性为主）。患者继续积极巩固治疗，右侧腹平脐处混合性回声区（以囊性为主），上述 2 个病灶较前次检查略减小。患者自觉全身症状基本消失，可以正常工作，学习。

第 3 次复查：患者身体状态良好，体力及脑力均正常，可正常生活工作，患者本人及家属对治疗效果非常满意。2018 年 6 月 7 日复查妇科 B 超所见：子宫切除术后，经腹部超声探查盆腔：盆腔内可见一混合性回声，大小约 3.6cm×1.3cm×2.2cm，界欠清，欠规整，内部分呈低回声，相间欠规整无回声区，其周边可见肠管蠕动，CDF1 未见明显血流信号。右侧腹平脐处未见混合性回声区，膀胱充盈，壁光滑，内未见异常回声区。提示：子宫切除术后，盆腔内混合性回声区（病灶较前次检查明显变小），建议定期随访。

第 4 次复查：2018 年 9 月 21 复查妇科 B 超所见子宫切除术后，经腹部超声探查盆腔：盆腔内可见一混合性回声，大小约 3.4cm×1.5cm×1.6cm，界欠清，欠规整，内部分呈低回声，相间欠规整无回声区，其周边可见肠管蠕动，CDF1 未见明显血流信号。右侧腹平脐处未见混合性回声区，膀胱充盈，壁光滑，内未见异常回声区。提示：子宫切除术后，盆腔内以囊性为主的混合性占位灶（病灶较前次检查明显变小），建议超声随访。

患者目前仍每周行两次脑针治疗，并且遵医嘱自行行督脉艾灸治疗。患者日常生活、工作等不受限，疗效满意。

按语： 本患者放化疗过程中，完善 PET-CT 示肿瘤转移至腹腔，淋巴结、肝脏等均不排除转移病灶，疾病进展迅速，经多学科会诊，考虑患者卵巢癌晚期，诊断为腹腔继发性恶性肿瘤，患者及家属拒绝行化疗及姑息性放疗，并放弃继续治疗。出院后患者持续就诊于新疆医科大学第一附属医院针灸推拿科周钰主任门诊，制定脑针治疗方案，结合患者体质，并建议结合温灸治疗。经过 2 年内严密的随访观察，患者目前腹腔内未见占位灶，恢复正常，继发性恶性肿瘤已消失，同时盆腔占位灶以囊性为主的混合性占位灶，随着治疗病灶一直减小，病情已得到控制，恶性肿瘤基本消失。

病例提供者： 新疆医科大学第一附属医院，周钰医师。

神经胶质瘤

姓名： 赵某　**性别：** 男　**年龄：** 39 岁　**职业：** 其他
就诊时间： 2017 年 8 月 25 日。

主诉：右侧面部麻木伴左侧肢体无力 2 周。

现病史：患者于 2017 年 8 月 11 日突然出现右侧面部麻木伴左侧上肢无力，逐渐加重，无头痛发热，无恶心呕吐，无意识障碍。发病后求诊于新疆医科大学第五附属医院，在当地行头颅 MRI 检查示右侧顶叶占位，遂转诊于一附院神经外科，医院建议患者行手术治疗，但患者及家属放弃手术治疗，要求出院，出院后患者就诊于我处门诊。

既往史及过敏史：既往体健，否认药物及食物过敏史。

家族史：否认家族性遗传病史。

查体：神清，言语流利，双侧瞳孔等大等圆，眼球各方向活动自如，无眼睑下垂，无睑结膜充血，无视野缺损，右侧面部感觉麻木，双侧鼻唇沟、额纹对称，口角无偏斜，角膜反射正常，无饮水呛咳，左侧上肢肌力 III 级，左侧下肢肌力 IV 级，右侧肢体肌力正常。双侧巴氏征阴性。

辅助检查：（2017 年 8 月 14 日）头颅 MRI 示①右侧顶叶异常信号，考虑右侧额叶神经胶质瘤；② WILLIS 环变异。

诊断：神经胶质瘤（右侧额叶）。

治疗：脑针治疗，脑针实像透骨扎法。

      部位：枕外隆凸实像 1 点。

      操作：脑针透骨扎法，迅速透皮，匀速直达骨面，然后用杠杆力入骨少许，以出针时有咬针的感觉为宜。

疗程设计：2017 年 8 月 16 日开始行脑针治疗，每日 1 次，15 次为一个疗程。后期根据病情调整治疗疗程。

治疗过程：

2017 年 8 月至 2017 年 12 月：患者治疗 3 个月后，下肢肢体无力明显好转，仍有面部麻木及上肢无力，并于 2017 年 12 月复查头颅 MRI+ 增强示右侧额叶皮层区可见形态不规则稍长 T1 混杂长 T2 信号，外周可见晕片状水肿影，邻近脑实质受压右侧额叶皮层区占位。诊断考虑低级别胶质瘤，建议继续随访治疗。

2017 年 12 月至 2018 年 6 月：继续巩固治疗，患者诉上肢无力完全消失，仍有面部麻木不适。患者目前仍隔日行脑针治疗，日常生活、工作等不受限，疗效满意。

病例提供者：新疆医科大学第一附属医院，周钰医师。

第三节　儿科与认知疾病

脑瘫（一）

姓名：魏某　**性别**：女　**年龄**：40 个月　**职业**：其他

就诊时间：2018 年 6 月 7 日。

就诊地点：深圳马仁辉西医内科诊所。

主诉：出生后言语、行走不能 3 年余。

现病史：奶奶代诉患儿自出生后右手不能活动，双眼严重斜视，无饥饿、吃奶意识，母乳喂养困难，外院行脑部磁共振示多发性大脑皮质发育不全。心脏超声示先天性室间隔缺损。该地医生诊断为先天性脑瘫合并先天性心脏病。近 3 年来逐渐发现患儿言语、行走不能，且站立时间很短，伴嘴角流涎严重，缺乏语言学习能力和思维意识，遂带患儿先后至贵州省人民医院、六盘水市医院等多方诊治均无好转，后经患友介绍来诊。**刻下症**：双眼严重斜视，言语不能，流涎严重伴左嘴角糜烂，左手臂发育正常，活动灵活，右手臂稍细，手腕背屈不能活动，双下肢发育尚可，能站立但两腿间距大，不能行走。

既往史及过敏史：先天性脑瘫合并先天性心脏病 40 个月，正常预防接种。

家族史：否认家族性遗传病史。

查体：神情淡漠，反应迟钝，精神差，中度营养不良，双眼严重斜视，右手臂稍细，手腕背屈不能活动，双下肢发育尚可，活动自如，能站立，两腿间距大，行走不能。

辅助检查：外院行脑部磁共振示多发性大脑皮质发育不全。心脏超声示先天性室间隔缺损。

诊断：先天性脑瘫合并先天性心脏病（室间隔缺损）。

治疗：脑针治疗，脑针实像透骨扎法。

　　部位：枕外隆凸高位实像。

　　操作：戴口罩手套，常规消毒，取点枕外隆凸上，在取点部位迅速透皮，匀速直达骨面，左手固定针体和进针深度，防止用力过大针入颅内，用杠杆力入骨少许，感觉有吸针感出针。

疗程设计：传统 15 次治疗为 1 个疗程，每次连续扎针 5 日，休息 2 日，每日 1 次，1 次 1 针，两疗程之间休息 7 日。

治疗过程：

2018 年 6 月 7 日：经过 1 次治疗，右手腕能活动，双眼斜视改善，视物能聚焦。

2018 年 6 月 9 日：在家人牵手下患儿可走路，两腿内收，走路平稳，右手能抬高，舌能伸出口外，表情开始活跃。

2018 年 6 月 11 日：患儿吞咽功能恢复，能吃半碗米饭，不再哭闹，能不时将舌头伸出口外，口水明显减少，斜视基本恢复，右手出现有意识抓物，能简单理解别人说话，表现非常安静。

2018 年 6 月 28 日：1 疗程治疗结束，患儿进食明显好转，右手可自由传递物品，能正常交流，性格开朗，嘱休息 1 周进行第 2 疗程治疗。

2018 年 7 月 26 日：第 2 疗程结束，在治疗期间患儿逐日好转，疗程结束时除不能言语外，已能独自推凳子走路，其他亦全部恢复正常，建议患儿休息 1 个月继续治疗。

2018 年 9 月 6 日：家属发来视频，患儿已经能独立行走。

2018 年 11 月 9 日：家属发来视频，孩子已经能说简单的语言，走路平稳，基本恢复正常生活。

病例提供者：马仁辉，男，河南信阳人，1972 年出生，专科学历，执业医师。1993 年毕业于信阳卫校，同年底到当地中心卫生院从事内科工作。

2017 年 8 开始学习脑针，为脑针第 23 期学习班学员，脑针"智"字号弟子，现于深圳市龙岗区马仁辉西医内科诊所开展脑针专项治疗，主要治疗脑瘫、自闭症、多动症等。由于脑针疗效突出，同时收治了颈椎病、腰椎病、膝关节病、不完全肠梗阻术后剧烈疼痛、酒精依赖症、多囊卵巢综合征、视神经萎缩、癫痫等近千例病例，均获得满意疗效，尤其收治的脑瘫、自闭症、多动症 50 余例，疗效显著。

脑瘫（二）

姓名：黎某　**性别**：男　**年龄**：2 岁 5 个月　**职业**：其他

就诊时间：2017 年 12 月。

就诊地点：广东三九脑科医院。

主诉：言语、运动发育滞后 1 年 5 个月。

现病史：患儿1岁左右家人发现语言、运动功能发育滞后于正常同龄儿，不会说话，不能站立行走，遂于2017年6月来我院，并在我院康复治疗3次，目前患儿2岁5个月，智力、语言功能低下，能站立行走，行走姿势欠佳，左足下垂外翻，平衡性差，易跌倒。为求进一步治疗，遂就诊于我院，门诊以"脑性瘫痪"收住我院综合康复治疗。**刻下症**：患儿精神、饮食、睡眠可，大小便正常，体重无异常增减，生活完全依赖。

个人史：患儿系G1P1，孕39周加3日难产出生，出生体重3.78kg，出生后缺氧，有轻度黄疸病史，自1岁左右家人发现语言、运动功能发育滞后于正常同龄儿。按时接种疫苗，无不良反应。

家族史：否认家族性遗传病史。

专科检查：粗测智力水平低下，不会说话，能咿呀发声，大致能认人，部分执行家人指令，结合手势部分表达自己意愿，能独自坐，会翻身，不会爬，双手主动抓握差，右侧肢体较左侧灵活，左手拇指内收握拳，能独自站立行走，行走姿势欠佳，左足下垂外翻，对外界反应可，情绪易激惹，有一定情感变化。感觉系统检查未见异常，四肢肌张力增高，以左侧肢体明显，肌力约Ⅳ级，生理反射活跃引出，双侧巴氏征阴性。

辅助检查：骨盆正位片考虑左侧髋关节发育不良并半脱位。

诊断：痉挛型脑性瘫痪；轻度精神发育迟缓；言语和语言发育障碍。

治疗：脑瘫综合康复治疗辅以脑针治疗，综合康复治疗包括针灸、电疗、PT、OT、ST及引导式教育等，每日1次。结合左大腿内收肌及左小腿腓肠肌肌腹内注射A型肉毒素治疗。脑针治疗以枕外隆凸及前后正中线为主，从下到上，每隔1.5cm一针，每次1到2针，住院期间第1周连续7日每日1次，7日后隔日1次。

治疗过程：

患儿自2017年12月21日开始配合进行脑针治疗，治疗3次即有效，走路较稳定，对外界反应改善，以后每次住院都要求配合进行脑针治疗，每次治疗7~15日，至2018年7月共间断治疗60次左右，从走路初步建立到可平稳步行，扶持上下楼梯，从右手抓物困难，到可以低级剪刀式捏取小丸，认知、语言理解能力也有所提高，情绪控制进步，训练配合较前改善，流涎基本控制，患儿目前仍在间断治疗中。以下是近阶段精细运动和粗大运动评估结果对比，见表3-1、表3-2：

表 3-1 精细运动 FMFM-61 评分

日期	A区 视觉追踪	B区 上肢关节	C区 抓握能力	D区 操作能力	E区 手眼协调	能力分	原始得分
2017-9-21	15	22	21	11	7	45.24	76/183
2018-5-7	15	24	23	17	13	49.14	92/183
2018-7-20	15	27	29	22	22	56.48	115/183

表 3-2 粗大运动 GMFM-88 评分

日期	A区% 卧/翻身	B区% 坐位	C区% 爬与跪	D区% 立位	E区% 走/跑跳	总百分比
2017-9-21	100	98	90	62	32	74%
2018-5-7	100	98	90	72	32	75%
2018-7-20	100	98	90	87	51	84%

病例提供者：张永红，女，1967年出生，中医学硕士，副主任医师。1990年毕业于黑龙江中医药大学针灸推拿系，现为广东三九脑科医院康复训练中心主任医师，广东省针灸学会针法专业委员会常务委员，广东省医学会物理医学与康复专业委员会委员，广东省医院协会康复医学管理专业委员会委员，广东省康复医学研究会广东康复名医联盟委员，广东省康复医学会老年康复分会理事。近年来以第一作者在核心期刊发表《从激痛点的治疗效果看经络的能量场结构》《颈部触发点针刺治疗位置性眩晕33例》《浮针治疗颈源性头痛的疗效观察》《CRS-R量表各项在意识状态评估中重要性的统计分析》《支撑型肩关节保护康复器的研发与应用》等。

2017年开始学习脑针疗法，为脑针第32期学习班学员，脑针学术委员会委员，现于广东三九脑科医院开展脑针工作，擅长单用脑针治疗脑瘫、自闭症、脑血管病、脑外伤、植物状态、脑肿瘤、认知障碍、头晕头痛、神经根型颈椎病、坐骨神经痛等，并以脑针结合浮针治疗各类疼痛、面瘫、肩周炎、膝关节炎等疾病，自学习脑针以来，已经应用脑针治疗患者4800余人次，总结撰写了《宫氏脑针对102例脑病的临床疗效观察》。

化脓性脑膜炎

姓名：罗某　**性别：**男　**年龄：**12岁　**职业：**学生

就诊时间：2018年11月12日。

就诊地点：江西省赣州市立医院康复医学科。

主诉：言语不能、躁动不安及意识模糊1个月。

现病史：患者于2018年10月8日下午出现头痛，无发热、头晕、呕吐、肢体抽搐等不适，当时考虑为感冒，遂给予感冒药（具体不详）口服，头痛未见改善。当天21：00家属带至镇上医院就诊，除患者所述头痛不适，未诊断出其他异常，给予抗头痛药物对症处理后症状稍改善。2018年10月9日，下午出现发热，最高39.2℃，仍有头痛，无恶心、呕吐、肢体抽搐、言语不利等，随后再次就诊于当地医院，给予退热药物（具体不详）输液治疗后发热稍好转。随后患者出现右口角流涎，家属未特别重视。2018年10月10日上午患者出现行走不稳、掌指强直，当时言语清楚，无肢体抽搐、恶心呕吐等，体温未测，仍有头痛，遂送至崇义县人民医院就诊，其间出现牙关紧闭、肢体抽搐、言语不能、哭闹烦躁等，并于下午转至赣医一附院。转入该院时患者已出现昏迷，行颅脑CT见双侧、右额叶皮层区异常信号，考虑脑炎。诊断为"化脓性脑膜炎"，在该院PICU治疗第5天患者意识恢复，言语不能，会哭闹及流泪，无发热、呕吐、肢体抽搐等。第6天言语清楚，无烦躁、发热等，自己能行走。经治疗患者于2018年10月20日转普通病房治疗（具体不详），能行走、言语清楚、沟通正常。2018年10月23日患者出现烦躁、头痛、腹痛等不适，并于第2天再次转入该院PICU，给予镇静、止痛等治疗后未见明显改善。后于2018年11月1日转至广东省儿童医院，行颅脑MRI示双侧丘脑、中脑及右侧额叶异常增高信号，拟病毒性脑炎可能性大。给予镇静、抗感染、营养脑神经、补液等对症治疗后患者仍有意识模糊、精神烦躁、呼之不应答、时有尖叫呻吟等。为进一步诊疗，患者于2018年11月9日就诊我院康复科，门诊给予脑针处置后患者烦躁不安、哭闹明显改善。患者家属为系统康复治疗要求住院，门诊拟以"化脓性脑膜炎"收住院。

既往史、个人史、过敏史、家族史：否认异常。

查体：神志欠清，烦躁不安，言语不能，查体不合作，颈部无强直。心肺听诊正常，四肢活动无异常，肌力查体不配合，肌力约5级，肌张力正常；双侧肢体感觉查体不配合。双下肢无浮肿。病理反射等查体不配合。跌倒风险评估：10 分（高危），ADL 评分：55 分（中度依赖）。

辅助检查：（2018 年 10 月 10 日，赣南医学院第一附属医院）颅脑 CT 示双侧、右额叶皮层区异常信号，考虑脑炎。血常规示白细胞 10.90×10^9/L；尿素氮 3.83mmol/L；肌酐 53μmol/L；尿酸 296μmol/L；脑脊液生化：脑脊液葡萄糖 3.9mmol/L；脑脊液氯化物 117.7mmol/L；脑脊液总蛋白 1163mg/L；降钙素原 0.29ng/mL；超敏 C 反应蛋白 0.79mg/dL。（2018 年 11 月 2 日，广东省儿童医院）颅脑 CT：未见异常。（2018 年 11 月 7 日，广东省儿童医院）颅脑 MRI：双侧丘脑、中脑及右侧额叶异常增高信号，拟病毒性脑炎可能性大。脑脊液新型隐球菌细菌涂片、细菌涂片检查、抗酸杆菌、生化、PCR– 五项病毒检测、真菌培养等。（2018 年 11 月 7 日，广东省妇幼保健院）血气分析：酸碱度 7.420；氧分压 14.23kPa；二氧化碳分压 5.54kPa；脑脊液葡萄糖 2.60mmol/L；脑脊液蛋白 753mg/L；补体 C3 0.67g/L；抗链球菌溶血素 520IU/mL。（2018 年 12 月 18 日，赣州市立医院）视频脑电图：大致正常脑电图。

诊断：化脓性脑膜炎；脑炎，自身免疫性脑炎；脑膜炎后遗症；继发性癫痫；鼻窦炎。

治疗：脑针治疗。

治疗过程：

经脑针治疗 5 次，患者烦躁不安、哭闹缓解，偶有哭闹呻吟几声。但仍不欲进食、不说话，呼之无应答。

经脑针治疗 7 次，患者于 2018 年 11 月 15 日进食。此时患者仍不言语，但呼之有眨眼、点头摇头等应答。

经脑针治疗 10 次，患者可自行进食。

经脑针治疗 12 次后，因科主任外出开会故停脑针治疗。至 2018 年 11 月 28 日开始开口说话。

2018 年 12 月 3 日经脑针治疗 1 疗程（15 次），患者言语认知、情感、沟通恢复正常，肢体活动无异常。视频脑电图：大致正常脑电图。专科查体未见异常。并于 2018 年 12 月 22 日好转出院。

2019 年 1 月 7 日患者再次出现胡言乱语，偶有情绪躁动。家属携其于 2019 年 1 月 9 日再次住院行脑针治疗。脑针治疗 3 天后上述症状消失，脑针巩固治疗 1 疗程共 15 次，痊愈出院。

经随访，患者自 2019 年 1 月 25 日出院至今（2019 年 6 月 20 日）。患者完全回归生活，回归校园，未再出现烦躁不安等症状。

病例提供者：杨晓林，男，医学学士，赣州市立医院康复医学科主任，副主任医师。赣州市政协委员，中国软组织疼痛学会江西分会常委，中国民族医药学会委员，江西省神经康复医学会常委，赣州市医学会物理医学与康复专业委员会副主任委员。从事临床 30 年，擅长脑卒中、颅脑损伤、各种颅内感染、骨关节疾病、脊髓损伤、烧伤、糖尿病并发症及小儿脑瘫、自闭症等疾病的高压氧诊治和康复评定与治疗，擅长应用浮针疗法和定点介入技术治疗颈肩腰腿痛等各种痛症和内科、妇科疾病。核心期刊发表论文 3 篇，参与市级课题 2 项。

2017 年 10 月开始学习脑针。宫氏脑针高研班 27 期学员，2018 年年会获脑针"优秀学员"。在脑针治疗急危重症和各种慢性疑难杂症方面有较丰富的经验。

自闭症（一）

姓名：王某　**性别：**女　**年龄：**19 岁　**职业：**无

就诊时间：2017 年 11 月 20 日。

就诊地点：海南省白沙黎族自治县人民医院。

主诉：交流障碍 11 年。

现病史：患者 8 岁时被发现在学校喜欢独处，不喜言语，不愿意和师生玩耍、交流，智力发育较差，甚至锁房门关闭自己。父母曾先后携其到海口、广州三甲医院求医，疗效不显，患者小学六年级退学在家，症状逐渐加重，语言功能基本丧失，与父母及身边人无法交流，后经亲戚介绍前来我院中医门诊诊疗。

既往史及过敏史：否认其他急慢性病史，否认药物及食物过敏史。

查体：T 36.5℃，P 85/ 分，R 20 次 / 分，BP 120/75mmHg。发育迟缓，营养中等，自主体位，神情淡漠，不与人交流，心肺未见异常。

诊断：自闭症。

治疗：脑针治疗，脑针实像透骨扎法。

　　部位：枕外隆凸高位实像。

　　操作：脑针透骨扎法，迅速透皮，匀速直达骨面，然后用杠杆力入骨少许，以出针时有咬针的感觉为宜。

疗程设计：每周3到5次，每次1到2针，1个疗程15次。

治疗过程：经过脑针7个疗程治疗，患者可以与家人有简单的语言交流，能听从大人的指令，与父母主动沟通，能与小朋友玩耍，疗效满意。

按语：自闭症一般认为是童年时期大脑某些递质传导出问题，致使发育不良，通过脑针治疗促使大脑分泌缺失的递质，大脑继续发育，病情趋向好转。此例中的患儿是治疗次数最多、频率最密集的1位，笔者治疗的其他数位患者中大部分是6岁左右患儿，1~4个疗程后，均有不错疗效。脑针疗法具有简、廉、高效的特点，但需要坚持治疗。

病例提供者：海南省白沙黎族自治县人民医院罗海生医师，资料同前。

自闭症（二）

姓名：王某　**性别**：女　**年龄**：5岁　**职业**：无

就诊时间：2018年7月25日。

主诉：患儿不与人沟通，伴不自主小便3年半。

现病史：其母代述患儿在2周岁以前非常活泼，说话交流正常，在2周岁以后慢慢发现患儿不合众，不与小朋友玩，呼之不应，眼神不对视，并自言自语，语言大人无法理解，大小便不自主，小便最长时间2日1次，大便10余日一行，还要大人引导下才能进行，曾于各大医院治疗，效果均不佳。**刻下症**：患儿紧张面容，呼之不应，眼神不对视，自言自语。

既往史及过敏史：既往体健，无食物及药物过敏史。

查体：发育正常，眼睛无斜视，颈项强直（-），心肺（-），腹软，神经系统无异常。

诊断：自闭症。

辅助检查：无。

治疗：脑针治疗（头部高位实像透骨扎法）。

部位：枕外隆凸实像1点。

治疗过程：

2018年7月25日至7月29日：连续5日高位脑针治疗，大小便好转，能自主排尿。

之后治疗2日，休息2日，15次为1疗程，疗程结束后，大小便完全自主，呼之能应，并能眼神对视，与别人接触无抵触，能简单回答问题。

休息 10 日后开始第 2 疗程，1 周 3 次，现第 2 疗程已治疗 5 次，呼叫患儿名字能抬头对视，并挥手和人打招呼，笑容增多，但尚难融入群体。

病例提供者：浙江永嘉县南城街道城西居委会卫生室胡明銮医师，资料同前。

第四节　妇科、生殖疾病

闭经

姓名：张某　**性别：**女　**年龄：**33 岁　**职业：**服务员

就诊时间：2018 年 12 月 14 日。

就诊地点：洛阳市中和医院。

主诉：闭经 7 年余。

现病史：患者 7 年前无明显诱因出现月经量减少，渐至闭经。曾于河南省某三甲医院及不孕不育专科医院行宫、腹腔镜治疗，并多处求诊，均无效。**刻下症：**月经不行，神清，精神好，饮食好，大小便正常，睡眠正常。

既往史：平素体健。2011 年行宫、腹腔镜手术治疗，无输血史。否认有肝炎、肺结核、伤寒等传染病病史。预防接种史不详。

过敏史：否认食物及药物过敏史。

月经史：14 岁月经初潮，经期 3~4 日，月经周期 26 日；未生育。

家族史：否认家族性遗传病史。

辅助检查：2018 年 12 月 14 日妇科 B 超检查未见异常。

诊断：闭经。

治疗：脑针治疗。

疗程设计：2018 年 12 月 14 日开始行脑针治疗，15 次为 1 个疗程。

治疗过程：

前 6 次治疗：2018 年 12 月 14 日至 12 月 22 日，行枕外隆凸上 1 针实像。

第 7 次治疗：2018 年 12 月 24 日，枕外隆凸枕颈部项韧带松解 + 枕外隆凸下 1 针实像。

第 8 次治疗：2018 年 12 月 26 日，颈部项韧带松解。

第 9 次治疗：2018 年 12 月 28 日，枕外隆凸上 1 针实像。

第 10、11 次治疗：2019 年 1 月 2 日及 1 月 4 日，行胸椎棘突敏化点肌筋膜松解 1 针。

第 12 次治疗：2019 年 1 月 7 日，行枕外隆凸上 1 针实像。

第 13 次治疗：2019 年 1 月 9 日，颈部项韧带松解。

第 14 次治疗：2019 年 1 月 11 日，双肩胛骨敏化点各 1 针实像。

第 15 次治疗：2019 年 1 月 15 日，双髂后上棘各 1 针实像。

截至 2019 年 1 月 15 日，患者共行脑针治疗 15 次。2019 年 1 月 16 日患者月经来潮，连续 3 日，经量少，进一步治疗中。

病例提供者： 智忠，男，1970 年出生，河南洛阳人，本科学历，副主任中医师。1993 年毕业于河南省中医学院。曾任洛阳市第一中医院骨科病区主任；曾任海南省三亚市博仁医院院长。现任河南省疼痛康复学会理事；洛阳市中和医院疼痛科主任。2016 年开始学习宫长祥教授亲授脑针疗法，为宫氏脑针第 13 期学员。现于河南省洛阳市中和医院开展脑针工作。擅长单用脑针治疗颈椎病、腰椎病、妇科病、中风偏瘫后遗症等，已治疗 4500 余人次。

不育症

姓名： 刘某　**性别：** 男　**年龄：** 26 岁　**职业：** 农民

就诊时间： 2017 年 10 月 30 日。

就诊地点： 郑州市骨科医院。

主诉： 婚后半年未育。

现病史： 婚后半年未育，患者 2017 年 10 月 10 日于漯河市中医院行精液常规检查，结果示精子活动率 14.67%，活力不正常。彩超示前列腺体积增大并回声不均。现来我科就诊。

既往史： 既往体健，无不良嗜好，否认既往病史。

过敏史： 否认食物及药物过敏史。

查体： 心肺正常，生命体征无异常。

辅助检查：（2017 年 10 月 10 日，漯河市中医院）精液常规检查示精子活动率 14.67%，活力不正常。彩超：前列腺体积增大并回声不均。

诊断： 不育症。

治疗：脑针实像透骨扎法。

  部位：枕外隆凸高位实像治疗，1 次 2 点。

  操作：脑针透骨扎法，迅速透皮，匀速直达骨面，然后用杠杆力入骨少许，以出针时有咬针的感觉为宜。当时感觉效果不明显。

治疗过程：

2017 年 10 月 30 日至 11 月 26 日：第 1 个疗程，间断治疗 15 次后，休息 12 日。

2017 年 12 月 8 日至 2018 年 1 月 31 日：第 2 个疗程，间断治疗 15 次后，休息 1 月余。2018 年 3 月 6 日郑州市第三人民医院精液常规检查：精子活动率 40.0%，a 级 2.8%，a+b 活率 34.4%。

2018 年 3 月 9 日至 2018 年 3 月 26 日：第 3 个疗程，间断治疗 10 次后，休息半个月。

2018 年 4 月 11 日至 2018 年 5 月 20 日：第 4 个疗程，间断治疗 13 次。2018 年 6 月 1 日郑州市第三人民医院精液检查，精子活动率较前明显改善，检验结果示精子活动率 69.1%，a 级 18.9%，a+b 活率 65.6%（正常参考值：a 级 ≥ 25%，a+b ≥ 50%）。

病例提供者：郑州市骨科医院疼痛治疗中心刘占平医师，资料同前。河南中医药大学针灸推拿学院刘洋甫，资料同前。

第五节　头面、五官疾病

偏头痛（一）

姓名：陈某　**性别：**女　**年龄：**45 岁　**职业：**餐饮业

就诊时间：2017 年 7 月 19 日。

就诊地点：白银区长通社区卫生服务站。

主诉：双侧颞部及枕部间歇性疼痛 15 年。

现病史：患者 15 年前因受凉后出现双侧颞部及枕部疼痛，呈交替性、间歇性钝痛。每因洗澡后和受冷风刺激后疼痛发作，疼痛持续约数小时和数日不等，每次发作口服止疼药可缓解（具体药物不详）。患者长年戴帽保暖预防头痛发作。曾先后于四川华西医院行 MRI、白银市第二人民医院行 CT 检查，均提示"枕池蛛网膜囊肿"，诊为"偏头痛"，经口服药物治疗后疼痛稍缓解。此次患者在洗头后出现双侧太阳穴疼痛，呈持续性钝痛，伴恶心，无呕吐。经人介绍来我服务站就诊。刻下症：患者痛苦面容，情绪低落，侧头部疼痛，呈持续性钝痛，伴恶心，无呕吐。

既往史及过敏史：否认其他急慢性病史，无药物及食物过敏史。

查体：T 36.6℃，P 68 次 / 分，R 18 次 / 分，BP 116/72mmHg。精神欠佳，心肺无异常，肝脾未触及，神经系统查体无异常。

辅助检查：（2009 年 3 月 16 日，白银市第二人民医院）头颅 CT 表现，头颅形态大小正常，脑灰白质内未见异常密度影，中线结构居中，两侧脑室对称，大小适中，枕大池内见一长椭圆形囊性低密度影，大小约 7.0cm×3.0cm×2.0cm 大小，境界清晰，CT 值约 10HU，左侧小脑相应受压，余脑沟裂池未见异常，骨窗未见异常。意见：枕大池蛛网膜囊肿。（2015 年 2 月 2 日，华西医院）头颈部 MRI 示枕大池蛛网膜囊肿。

诊断：偏头痛；枕大池蛛网膜囊肿。

治疗：脑针实像透骨扎法 + 局部筋膜松解。

　　部位：枕外隆凸实像 2 点。

　　操作：脑针透骨扎法，迅速透皮，匀速直达骨面，然后用杠杆力入骨少许，以出针时有咬针的感觉为宜。

疗程设计：考虑病程比较长，按疗程治疗，设计 10 次为 1 疗程，前 3 日每日 1 次，第 4 日开始隔日 1 次。

治疗过程：

2017 年 7 月 20 日：患者诉头部沉重感减轻，但双侧颞部疼痛无缓解。继续在枕外隆凸上 2cm 处取 2 点，行实像扎法 2 针。

2017 年 7 月 21 日：患者述从今晨 5 时双侧太阳穴附近疼痛加重，呈持续性钝痛，伴恶心，无呕吐。考虑为治疗反应，继续进行脑针治疗。在昨日选点上 2cm 处选取一点，行实像扎法，在颈部项韧带钙化处选一点，行筋膜松解扎法，松解钙化点。

2017 年 7 月 23 日：患者述头痛缓解，无恶心，全身轻松。继续在上次选点前 2cm 处选两点行实像扎法。

2017 年 7 月 25 日至 2017 年 8 月 4 日：共诊疗 6 次，每次都选两点进行实像扎法，至最后 1 次，头痛完全缓解，疗程结束。

随访：2017 年 8 月 26 日随访，诉未再出现头痛。

病例提供者：高维亮，男，1974 年出生，甘肃白银人，大专学历，全科主治医师。1997 年毕业于兰州医学院临床医学系。现为甘肃白银市长通社区卫生服务站站长。撰写发表了《高血压社区细化管理的体会》《把握好三个环节，建好用好居民健康档案》论文 2 篇。

2016 年开始学习脑针疗法，为脑针 14 期高研班学员。现在甘肃白银市长通社区卫生服务站开展脑针工作。擅长用脑针治疗脑卒中、脑瘫、颈椎病、肩周炎、腰椎间盘突出症、周围神经病、眩晕、各种顽固性头痛、痛风、膝关节炎，并配合中药治疗抑郁性胃疼、哮喘等内科疑难病症。到目前为止，已用脑针治疗各种患者 2000 余例。

偏头痛（二）

姓名：张某　**性别**：女　**年龄**：39 岁　**职业**：工人

就诊时间：2016 年 8 月 4 日。

就诊地点：河北省故城县医院针灸推拿科。

主诉：偏头痛半年。

现病史：患者半年前无明显诱因出现精神障碍、疲劳、哈欠，自诉夏日不敢外出，怕光，后头痛缓慢加重，右侧额颞部疼痛呈持续性。疼痛发作时严重影响工作和生活，需在家休息。曾于北京宣武医院、天坛医院检查治疗，均诊断为"无先兆偏头痛"，服止痛药收效甚微，现求脑针治疗。

刻下症：右侧颞部呈持续性疼痛，乏力，发作严重时畏光，影响工作和生活，无心悸、无盗汗，时有头晕，二便正常。

既往史、家族史：既往体健，否认既往病史及家族史。

过敏史：否认食物及药物过敏史。

查体：疼痛面容，神志清醒，检查配合，右侧额颞部压痛，三支神经查体呈阳性。

辅助检查：脑电图未见异常波。头颅 MRI：脑实质结构正常，其内未见明显异常密度影，脑沟裂不宽，中线结构居中。右侧上颌窦炎。颈椎MRI：生理曲度变直，C6、C7 椎间盘突出。

诊断：无先兆偏头痛。

治疗：脑针治疗。

治疗经过：

2016年8月5日：患者前来门诊诊治，脑针治疗1次，疼痛即刻减轻。

2016年8月9日：患者偏疼痛明显减轻，诉夜间睡眠很好。

2016年8月13日：未诉疼痛。

2018年6月8日：2年后复诊，患者目前可正常工作，未再复发。

病例提供者：河北省故城县医院针推科于树千、于邦硕医师，资料同前。

三叉神经痛（一）

姓名：姜某　**性别：**女　**年龄：**62岁　**职业：**其他

就诊时间：2018年4月15日。

就诊地点：浙江省永嘉县南城街道城西居委会卫生室。

主诉：头痛3年余。

现病史：患者于3年前无明显诱因出现剧烈头痛，前额部为甚，伴有双手麻木，失眠，心慌，双下肢发冷，到当地县医院就诊，查CT及MRI无异常，后采用药物治疗，效果不佳，现就诊于我科。**刻下症：**剧烈头痛，痛苦面容，脸色红，无恶心呕吐，眠差，二便调。

既往史及过敏史：既往体健，否认食物及药物过敏史。

查体：P 84次/分，R 18次/分，BP 110/70mmHg。神志清，瞳孔对光反射存，颈项无强直，心肺查体（－），腹软，神经系统（－）。

辅助检查：无。

诊断：三叉神经痛；颈椎病。

治疗：脑针治疗（头部高位实像透骨扎法）。

　　　　部位：枕外隆凸实像2点。

疗程设计：10次为1疗程，前3日每日1次，两针高位实像，之后隔日1次。

治疗过程：

2018年4月15日：针后患者诉头痛、失眠、心慌、双手麻木缓解，双下肢发冷减轻。

2018年4月16日至4月17日：枕外隆凸每日两针加项韧带松解，患者头痛未发作，睡眠转好，心慌消失。

2018年4月19日至4月30日：隔日治疗2次。10次治疗后，患者自诉头痛不再发作，睡眠正常，心慌、双手麻木消失，但下肢发冷尚存，因家中有事，10次治疗后未再求诊。

随访：2018年5月12日回访，患者诉病情未再发作，临床治愈。

病例提供者：浙江省永嘉县南城街道城西居委会卫生室胡明銮医师，资料同前。

三叉神经痛（二）

姓名：李某　**性别：**男　**年龄：**45岁　**职业：**其他

就诊时间：2018年4月27日。

就诊地点：中国科学院大学深圳医院（光明）西院区。

主诉：左侧耳前、面额部疼痛反复发作10余年，加重2日。

现病史：患者10年前无诱因出现左侧面部疼痛，疼痛反复发作，性质呈针刺样，疼痛部位以左耳前、左侧面额处明显，一般不超过前正中线，每次持续1~2分钟，每日发作数次，熬夜后疼痛发作频率尤为明显，平时刷牙及进食均可诱发疼痛，10余年来，患者因头痛于多处就医，诊为"三叉神经痛"，常规治疗疗效欠佳。**刻下症：**左侧耳前、面额部疼痛，影响睡眠，纳可，二便调。

既往史、个人史、家族史：既往体健，否认吸烟、饮酒史，否认食物及药物过敏史。

查体：左侧面部皮肤浅触觉较右侧稍减退，双侧巴氏征阴性。

辅助检查：未提供。

诊断：三叉神经痛。

治疗：脑针治疗。

治疗过程：

2018年4月27日：予脑针治疗（枕外隆凸上实像）1次，次日复诊，诉疼痛已明显减轻。

2018年4月29日至2018年5月1日：连续治疗3日，患者自觉左侧面部针刺样疼痛，已减轻八成。

2018年5月1日至2018年5月15日：共行脑针治疗5次，左侧面部疼痛消失。

2018年9月8日：治疗4个月后随访，疗效稳定，疼痛未见复发。

病例提供者：中国科学院大学深圳医院（光明）覃学斌医师，资料同前。

三叉神经痛（三）

姓名：唐某　**性别**：女　**年龄**：43 岁　**职业**：工人

就诊时间：2018 年 3 月 27 日。

就诊地点：中国科学院大学深圳医院（光明）西院区。

主诉：右侧面部疼痛反复发作 1 年余，加重 10 余日。

现病史：1 年前患者无诱因出现右侧面部疼痛，疼痛反复，呈发作性，剧烈时呈放电样刺痛，每次持续约 1 分钟，一般每隔 1 小时疼痛即发作 1 次，以右耳前及下颌骨处明显，平时刷牙及进食均可诱发疼痛，曾在我院神经内科诊为"三叉神经痛"，予卡马西平等口服药物治疗，服药时疼痛稍缓解，但停药后疼痛如故。患者曾于 2017 年 2 月 27 日至 3 月 16 日期间，因上症住入中医科，住院后予药物止痛、营养神经、活血，以及针灸、中药封包等对症处理，出院时疼痛有所减轻，右侧面部肌肉仍有明显紧绷感。出院 1 周后，停服卡马西平片，疼痛即再发加重，现求脑针治疗。**刻下症**：右侧面部呈放电样抽痛，痛剧时右侧面部痉挛抽动，刷牙、进食、说话等均可诱发疼痛，影响睡眠。

既往史：既往体健，否认其他病史。

过敏史：否认食物及药物过敏史。

查体：疼痛面容，神清，检查配合，右侧面部频繁发作放电样剧烈抽痛，痛剧时口角因抽痛偏歪，右侧面部皮肤皱褶如橘皮样改变，两侧面部皮肤触痛觉对称；双侧巴氏征阴性。

辅助检查：（2017 年 3 月 14 日，中国科学院大学深圳医院）头颅 MRI 示：①部分空泡蝶鞍；②鼻咽黏膜稍增厚，建议结合临床。（2018 年 3 月 1 日）头颅 MRI 示部分空泡蝶鞍。

诊断：三叉神经痛。

治疗：脑针治疗。

治疗过程：

2018 年 3 月 27 日：门诊予脑针治疗 1 次，治疗结束，患者即觉疼痛明显减轻，右侧面部紧绷感减轻。

2018 年 3 月 27 日至 2018 年 4 月 2 日：共行脑针治疗 5 次，右侧面部抽痛放电样刺痛消失，面颊局部皮肤紧绷皱褶消失（图 3-4）。

随访，至今疼痛亦未再复发。

病例提供者：中国科学院大学深圳医院（光明）覃学斌医师，资料同前。

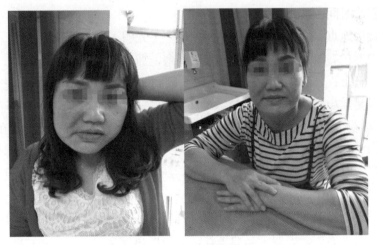

图 3-4　治疗前后面部对比

三叉神经痛（四）

姓名：俞某　**性别**：男　**年龄**：58 岁　**职业**：其他

就诊时间：2018 年 7 月 26 日。

就诊地点：鹰潭市余江县中医院。

主诉：右侧头面部疼痛不适 1 日。

现病史：患者昨日下午 2 点左右因受凉出现头面部疼痛，以右侧眉弓及颧部、右眼周为主，疼痛呈持续性，遂来我院就诊，门诊拟"三叉神经炎？"收入院。**刻下症**：头面部疼痛，以右侧眉弓及颧部右眼周为主，呈阵发性发作，疼痛呈持续性，伴有头晕，鼻塞，无口角㖞斜，无眼部闭合不全，无鼓腮漏气，纳减，二便尚可，寐欠安。

既往史及过敏史：既往鼻窦炎病史 20 余年，间断口服鼻炎康片药物治疗；明确颈椎病病史，其他无特殊病史。否认药物及食物过敏史。

家族史：否认家族性遗传病病史。

查体：T 36.2℃，P 80 次 / 分，R 20 次 / 分，BP 114/70mmHg。痛苦面容；鼻窦压痛。

辅助检查：2018 年 7 月 26 日本院 CT 示①头颅 CT 平扫未见明显异常；

②双侧筛窦、蝶窦炎。

诊断：三叉神经痛；双侧筛窦、蝶窦炎；颈椎病。

治疗前病情评估：

1. 患者男性，以右侧头面部疼痛不适 1 日为主症。

2. 入院症见：头面部疼痛，以右侧眉弓及颞部、右眼周为主，呈阵发性发作，疼痛呈持续性，伴有头晕、鼻塞。

3. 阳性查体：无明显阳性体征。

4. 辅助检查：2018 年 7 月 26 日我院 CT 示头颅 CT 平扫未见明显异常，双侧筛窦、蝶窦炎。

治疗：脑针治疗，脑针实像透骨扎法。

  部位：枕外隆凸高位实像。

  操作：脑针透骨扎法，迅速透皮，匀速直达骨面，然后用杠杆
     力入骨少许，以出针时有咬针的感觉为宜。

治疗过程：

2018 年 7 月 26 日至 7 月 31 日：共计 5 次脑针治疗，第 1 日治疗后患者头面部痛较前明显减轻，头晕、鼻塞亦较前好转。

治疗后病情评估：

经 5 次脑针治疗后，患者无头面部疼痛不适，无头晕、鼻塞等，临床痊愈。

随访：2018 年 8 月 1 日，患者痊愈后进行回访，未见复发。

病例提供者：鹰潭市余江县中医院庄煌辉、杨朝霞医师，资料同前。

三叉神经痛（五）

姓名：张某 **性别**：女 **年龄**：70 岁 **职业**：农民

就诊时间：2018 年 6 月 11 日。

就诊地点：山东临沂市费县薛庄镇卫生院。

主诉：反复右面部疼痛不适 2 个月，加重 1 日。

现病史：患者 2 个月前不明原因开始出现右面部疼痛不适，无口眼㖞斜、言语不清、四肢活动不利等，在当地村卫生室给予服药及针灸治疗后（具体用药名称及剂量不详），症状缓解。之后疼痛反复发作，曾于临沂市人民医院就诊，考虑牙科问题，予拔牙后症状无改善。2018 年 6 月 9 日就诊于临沂市人民医院，该院颅脑 MRI 检查示三叉神经起始部见关系密切血

管影，诊断为"三叉神经痛"，予以卡马西平等药物治疗后症状减轻，但疼痛反复发作。患者今日疼痛加重，影响进食，即求宫氏脑针治疗。**刻下症**：右面部疼痛，纳差，脉弦。

既往史及过敏史：否认高血压、脑梗死病史，无外伤、手术史，无药物过敏史及输血史，预防接种史不详。

家族史：否认家族性遗传病史。

查体：P 70 次 / 分，BP 130/90mmHg。神清，精神差，双侧鼻唇沟正常，口眼无㖞斜，双眼闭合正常。

辅助检查：（2018 年 6 月 9 日，临沂市人民医院）颅脑 MRI 表现示双侧三叉神经起始部见关系密切血管影，所见脑实质未见异常信号，脑室系统无异常。提示：三叉神经起始部见关系密切血管影。

诊断：三叉神经痛。

治疗：脑针治疗，脑针实像透骨扎法。

部位：枕外隆凸上实像 1 针。

操作：宫氏脑针实像扎法，迅速透皮，匀速直达骨面，然后用杠杆力入骨少许，以出针时有咬针的感觉为宜。

治疗过程：

2018 年 6 月 13 日：患者疼痛减轻，继续宫氏脑针治疗，头部实像扎法。

2018 年 6 月 15 日至 6 月 29 日：每周治疗 2 次，共计 4 次，第 3 次治疗后，患者疼痛明显减轻。第 5 次行枕外隆凸下的项韧带肌筋膜松解，其余治疗时选取点为头部正中线、颞骨乳突、躯干部双肩胛冈、双髂后上棘、骶骨骨面，四肢部双髌骨、双内外踝骨面等。6 次治疗后疼痛基本消失。

2018 年 7 月 1 日至 2018 年 7 月 16 日：每周治疗 1 次，共计 3 次后，患者疼痛完全消失。

随访：2018 年 8 月 30 日，患者痊愈 1 个半月后进行随访，未见复发。

病例提供者：明华，男，1975 年出生，山东费县人，大学本科，中西医结合副主任医师。2008 年毕业于山东中医药大学中医学专业，任山东临沂市费县薛庄镇卫生院院长，世界中医药学会联合会外治方法技术分会理事，山东针灸学会针灸推拿技术推广委员会副主任委员，临沂市针灸学会针灸临床专业委员会副主任委员，山东中医药学会整脊专业委员会委员。发表中西医结合专业医学科技论文 10 篇。

2018 年 5 月开始学习宫氏脑针，为脑针第 29 期高研班班委，现于费县薛庄镇卫生院宫氏脑针专家门诊开展脑针治疗。擅长中西医结合方法，脑针、中药结合治疗脑卒中后遗症、脑瘫、哮喘、颈椎病、肩周炎、腰椎间盘突出症、银屑病等，以脑针结合针灸、推拿、理疗等疗法治疗三叉神经痛、急性扭伤、面瘫、股骨头坏死、膝骨关节炎等。自学习脑针以来，已应用脑针治疗患者 2000 余人次。

三叉神经痛（六）

姓名：朱某　**性别**：女　**年龄**：83 岁　**职业**：农民

就诊时间：2018 年 11 月 15 日。

就诊地点：江苏省宿迁市泗阳县医仁中医诊所。

主诉：反复右侧面部电击样疼痛 10 年余，疼痛加重 10 日。

现病史：患者 10 年前因牙疼拔牙后，出现说话、生气、吃饭、洗脸、刷牙时右侧头面部疼痛，表现为电击样剧痛。曾就诊于南京、上海多家医院，行微创切除术并服用中药及卡马西平等药物治疗，效果不佳，反复发作，近 10 日加重，经患友介绍今日来我诊所求脑针治疗。**刻下症**：患者急性痛苦面容，精神焦虑状态，心烦易怒，皱眉咬牙，多在说话、吃饭、洗脸、刷牙时右侧面部疼痛，为电击撕裂样痛，每次持续 5~6 分钟。

既往史、家族史、个人史：否认异常。

过敏史：否认食物及药物过敏史。

诊断：三叉神经痛。

治疗：脑针治疗。

疗程设计：

2018 年 11 月 15 日开始脑针治疗，前 5 日每日治疗 1 次，然后调整治疗，隔日治疗 1 次，15 次为 1 个疗程。

治疗过程：

2018 年 11 月 15 日：行第 1 次脑针治疗，治疗结束，右侧头面部疼痛即明显减轻。1 疗程治疗结束后，疼痛消失，自觉右侧面部每日有 1~2 次跳动，每次持续 3~4 秒钟。嘱咐患者休息 1 周后即进行第 2 疗程。

2018 年 12 月 20 日：开始第 2 疗程治疗，共计 15 次。第 2 疗程治疗后，患者所有症状消失，临床痊愈。

病例提供者：史启居，男，1977 年出生，江苏泗阳人，大专学历。1998 年毕业于淮阴卫生高等学校。曾任泗阳县穿城医院康复科主任，现任泗阳县医仁中医诊所门诊主任。

2018 年开始学习脑针疗法，为脑针第 30 期学习班学员。现于泗阳县医仁中医诊所门诊开展脑针治疗。擅长单用脑针治疗中风后遗症、脑瘫、面瘫、偏头痛、自闭症、颈椎病、腰椎间盘突出症、股骨头坏死、失眠、痛风、三叉神经痛、带状疱疹后遗症、类风湿关节炎、帕金森病、荨麻疹、膀胱炎、前列腺炎、哮喘、癫痫等疾病。自学脑针以来，已应用脑针治疗患者 400 余人次。

面神经炎（一）

姓名：侯某　**性别**：男　**年龄**：61 岁　**职业**：离退休人员

就诊时间：2018 年 8 月 22 日。

主诉：口角㖞斜、面部肌肉僵硬 60 年余。

现病史：患者诉 60 年前（出生后 1 岁时）无明显诱因出现左侧口角㖞斜，未予诊治，随后几十年间逐渐出现左侧面部肌肉僵硬、口腔内存食，吹气时左口角漏气，当时无意识障碍，无恶心呕吐，5 年前在公安县人民医院诊为面神经炎，未予诊治。后经人介绍来我处就诊，要求脑针治疗。**刻下症**：口角向左侧歪斜，左侧鼓腮漏气，左侧面部肌肉挛动，脉细沉数。

既往史及过敏史：高血压病史 10 年余，间断口服硝苯地平缓释片（10mg，每日 1 次）及缬沙坦胶囊（80mg，每日 1 次）；颈肩综合征病史 2 年余。否认药物及食物过敏史。

家族史：否认家族性遗传病史。

查体：P 70 次 / 分，BP 183/103mmHg。神清，表情淡漠，心律尚齐，双肺呼吸音粗，外周动脉搏动有力。

辅助检查：心电图示室上性早搏，传随 ST 变化的左室肥大。血常规、尿常规未见异常。

诊断：面神经炎。

治疗：血压降至正常后采用脑针治疗，脑针实像透骨扎法。

部位：枕外隆凸实像 2 点。

操作：脑针透骨扎法，迅速透皮，匀速直达骨面，然后用杠杆力入骨少许，以出针时有咬针的感觉为宜。

治疗过程：

2018 年 8 月 23 日：患者左侧鼻唇沟明显变浅，面部肌肉僵硬感明显减轻。吃饭时口角内存食明显减少。继续行脑针治疗，实像透骨扎法，以项韧带为中心，取枕外隆凸高位实像点 1 点，记号笔定位后常规消毒，以利多卡因 1mL、注射用水 1mL 局部麻醉后，取宫氏原极针 1 枚，脑针透骨扎法，迅速透皮，匀速抵骨，直达骨面，然后用杠杆力入骨少许，以出针时有咬针的感觉进出针。

2018 年 8 月 24 日至 8 月 27 日：每日治疗 1 次，共计治疗 6 次，6 次治疗后，患者左侧面部僵硬感消失。自诉可放声大笑，大笑时面部肌肉无僵硬感，口角无歪斜，咀嚼时无异常。左右两侧鼻唇沟基本对称。

按语：宫氏脑针特点病在高位则治在高位，该患者 60 年病史，故取枕外隆凸高位实像点。面神经炎仅是神经系统众多疾病中的一个症状而已，把这个症状放到整个神经系统中去，通过神经调衡，则针出显效。

病例提供者：公安县斗湖堤镇社区卫生服务中心康复科马越医师，资料同前。

面神经炎（二）

姓名：盛某　**性别：**男　**年龄：**32 岁　**职业：**农民

就诊时间：2018 年 3 月 3 日。

主诉：左口角㖞斜伴左眼闭合困难 2 周。

现病史：患者 2 周前突发左耳后疼痛，未予重视，次日即出现漱口漏水，左眼闭合受限，笑时左口角㖞斜，就诊于当地诊所，诊断为面神经炎，治疗 2 日（具体用药不祥）无效，随后至市第一人民医院诊治，以"面瘫、面神经麻痹"收住院治疗 2 周（用药 + 扎针 + 贴膏药等），但疗效不佳，现来我处就诊。**刻下症：**漱口漏水，左眼闭合受限，笑时左口角歪斜，纳眠可，二便调。

既往史、个人史、过敏史：既往体健，无其他慢性病史。无烟酒等不良嗜好，否认药物及食物过敏史。

查体：P 68 次 / 分，BP 120/70mmHg。神清，左额纹消失，蹙眉不能，

左眼闭合不完全，虹膜外露，左鼻唇沟变浅，左口角歪向右侧，心肺功能未见明显异常，腹平软，余无特殊。

辅助检查：（2018年2月18日）头颅CT示未见明显异常。

诊断： 面神经炎。

治疗： 脑针实像透骨扎法。

　　　　部位：枕外隆凸的筋膜松解＋实像一针。

治疗过程：

2018年3月4日：患者复诊，诉眼睑可闭合，口角㖞斜明显改善，查体见左眼闭合虹膜不外露，今日给予枕外隆凸上实像一针。

2018年3月5日至2018年3月19日：隔日脑针治疗1次，共治疗10次，完全好转，因赴外地上班停止治疗。

随访： 2018年3月19日治疗结束至今回访，未再复发。

病例提供者： 陈立书，男，1973年出生，安徽宿州人，本科学历，主治医师，全科执业医师，执业药师。1997年毕业于安徽医科大学临床医学系。曾任中华宋庆龄国际基金会疑难病专家委员会常务理事，宿州市三里社区卫生服务站站长。现任世界中联传统医药委员会常务理事，北京汉章针刀医学研究院安徽学术部副主任委员，北京汉章针刀医学研究院安徽学术部宿州会长。2016年开始学习脑针疗法，为宫氏脑针第九期学习班学员，脑针"礼"子号弟子。现于安徽省宿州市陈立书门诊开展脑针治疗。擅长运用脑针治疗脑瘫、偏瘫、截瘫、颈肩腰腿痛及内科疑难杂症。自学习脑针以来已运用脑针治疗患者近万人。

周围性面神经麻痹（一）

姓名： 王某　　**性别：** 男　　**年龄：** 62岁　　**职业：** 农民

就诊时间： 2017年9月11日。

主诉： 口眼㖞斜4个月。

现病史： 患者4个月前发现口角向右㖞斜，左眼闭合不全，鼓腮漏气，在附近诊所服药治疗（具体用药用量不详）并针灸10次，效果不明显，现就诊于我处。刻下症：口角向右㖞斜，左眼闭合不全，鼓腮漏气，纳眠可，二便调。

既往史及过敏史： 发现糖尿病半年。无食物及药物过敏史。

查体：左侧额纹消失，左眼睑下垂，左眼闭合不全，左侧鼻唇沟变浅，口角向右侧㖞斜，鼓腮漏气。

辅助检查：无。

诊断：周围性面神经麻痹。

治疗过程：

2017 年 9 月 11 日至 2017 年 9 月 15 日：连续扎 5 次，项韧带松解及头上实像刺骨。（图 3-5、图 3-6）

2017 年 9 月 18 日至 2017 年 9 月 25 日：共治疗 5 次，仍然扎项韧带及头上实像。

2017 年 9 月 30 日至 2017 年 10 月 4 日：胸椎棘上韧带松解 3 次。

2017 年 10 月 9 日：髋骨实像 1 次。

共治疗 14 次，疗程结束，症状明显好转，休息 10 日后症状进一步好转，基本痊愈。（图 3-7）

随访：至今未复发。

按语：宫氏理论认为神经功能失衡是患病的原因，经过治疗使失衡的神经恢复正常，解决了病因，则由此导致的各种疾病就可痊愈，因为是病因治疗，故远期疗效好。

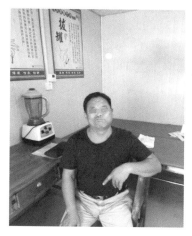
图 3-5　治疗 2 次后图片

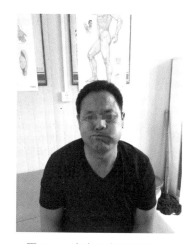
图 3-6　治疗 5 次后图片

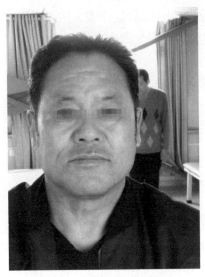

图 3-7　疗程结束后图片

　　病例提供者：朱红恩，男，1970 年出生，本科学历，副主任医师，1997 年毕业于河南中医药大学。2015 年学习脑针疗法，为脑针第 2 期学习班学员，现于河南省镇平县中医院开展脑针治疗，擅长单用脑针或者配合针灸、推拿、理疗、运动疗法治疗偏瘫、脑瘫、截瘫、面瘫、自闭症、疼痛类疾病、头晕、头痛、失眠、哮喘、皮肤病等，已应用脑针治疗患者 2000 余人次。

周围性面神经麻痹（二）

　　姓名：黎某　**性别**：男　**年龄**：52 岁　**职业**：农民
　　就诊时间：2018 年 4 月 9 日。
　　就诊地点：海南省白沙黎族自治县人民医院。
　　主诉：右侧口角㖞斜 20 日。
　　现病史：患者 20 日前无明显诱因出现右侧口角㖞斜，伴右眼闭合不全。曾在外院经针灸、理疗、输液等治疗后症状未见明显好转。今患者为求进一步中医系统治疗，遂今日来我院中医门诊就诊。**刻下症**：右侧口角㖞斜，右眼闭合不全，右侧鼻唇沟变浅，右耳后疼痛，右侧额纹消失，味觉无明显减退，无耳鸣、耳周疱疹，颈部不适伴左上肢麻痛。无恶寒、发热，无咳嗽、咳痰，偶有胸闷、无心慌，无头晕、头痛。自起病以来，患者精神、胃纳尚可，睡眠一般，大小便正常。近期体重无明显减轻。

既往史及过敏史：否认其他急慢性病史，否认食物及药物过敏史。

查体：T 36.5 ℃，P 76/ 分，R 20 次 / 分，BP 120/82mmHg。发育正常，营养中等，自主体位，神志清楚，对答切题。口角向左侧歪斜，伸舌居中，鼓腮漏气；右侧额纹消失，不能蹙眉；右眼闭合不全，眼裂增宽0.5cm；右侧鼻唇沟变浅。

辅助检查：颅脑 CT 未见异常。

诊断：周围性面神经麻痹。

治疗：脑针治疗，脑针实像透骨扎法 + 项韧带筋膜松解。

　　　　部位：枕外隆凸高位实像。

　　　　操作：脑针透骨扎法，迅速透皮，匀速直达骨面，然后用杠杆力入骨少许，以出针时有咬针的感觉为宜。肌筋膜扎法，选择棘突上韧带压痛点，押手固定肌筋膜，刺手持针，垂直刺入，迅速透皮，沿矢状位正中纵向切割项韧带或棘突上韧带，往返 2 次，刀感以不落空为宜。

疗程设计：每周 5 次，1 个疗程 10 次，以高位实像为主，配合项韧带筋膜松解。

治疗疗效：经脑针治疗 3 个疗程后，右侧口角无歪斜，右侧鼻唇沟无变浅，无耳后疼痛，四肢肌张力正常，肌力 Ⅴ 级，生理反射存在，病理反射未引出。

随访：2018 年 9 月 1 日，患者痊愈后 3 个月进行回访，未见复发。

按语：对于顽固性的周围性面神经麻痹要及时辨识，尽早使用脑针，不易遗留后遗症，并且可缩短疗程，大大减轻患者负担。

病例提供者：海南省白沙黎族自治县人民医院罗海生医师，资料同前。

面肌痉挛

姓名：宋某　　**性别**：女　　**年龄**：46 岁　　**职业**：公务员

就诊时间：2017 年 7 月 12 日。

就诊地点：河南省郑州市三泰中医门诊部。

主诉：面部抽搐 3 年，加重半年。

现病史：患者 3 年前无明显诱因出现面部右侧抽搐，眼睛、嘴角较严重，情绪激动、休息不好时加重，每日跳动20次左右，今日前来求治，刻下症：右眼睛不定时跳动，同侧嘴角跳动，头昏蒙，睡眠差，多梦，精神疲倦，胃纳可，二便正常。

既往史：否认有肝炎、结核、伤寒等传染病病史，否认高血压、冠心病等慢性病病史，无外伤史，无输血史，否认食物及药物过敏史，预防接种史不详。

诊断：面肌痉挛。

疗程设计：脑针治疗，14次为1个疗程，2017年7月12日开始行脑针治疗，前7日每日治疗1次，之后为每3日治疗1次。

治疗过程：

2017年7月12日：首次脑部实像两针，患者即感觉头部轻松，视物清晰。

2017年7月13日：诉昨晚休息比往日有所改善，拟上方，脑针实像2针。

2017年7月14日：晚上休息良好，昨日跳动次数减少，拟上方，脑针实像2针。

2017年7月15日：昨日跳动次数明显减少，针眼疼痛，给予患者局部远红外照射，拟上方，脑针实像2针。

2017年7月16日：患者今日来诊诉患侧面部不适较前明显减轻，针眼疼痛减轻，给予患者局部远红外照射，拟上方，脑针实像2针。

2017年7月17日：患者今日来诊诉患侧面部明显感觉舒适，跳动停止，针眼疼痛减轻，给予患者局部远红外照射，拟上方，脑针实像2针。

2017年8月1日：近日出差，劳累奔波，休息差，今日来诊诉颈部僵硬、两肩酸痛，患侧面部有发紧感，跳动1~3次，拟方：枕外隆凸松解加实像1针，隆凸上实像1针。

2017年8月2日：颈部僵硬、两肩酸痛、面部发紧感较前减轻，跳动1~3次，给予患者局部远红外照射，拟方：项韧带松解（钙化点松解），隆凸上实像1针。

2017年8月3日：今日来诊，颈部僵硬消失（针眼有轻微疼痛），两肩酸痛消失，患侧面部发紧感消失，跳动停止，给予患者局部远红外照射，拟方：脑部实像2针。

2018年6月7日：与患者再次联系，询问病情，患者告知病情未再复发。

病例提供者：河南省郑州市三泰中医门诊张战涛医师，资料同前。

干眼症（一）

姓名：王某　**性别：**女　**年龄：**54 岁　**职业：**自由职业

就诊时间：2017 年 7 月 12 日。

就诊地点：河南省郑州市三泰中医门诊部。

主诉：双眼干涩 6 年。

现病史：患者 6 年前无明显诱因出现眼部干涩和异物感，伴有轻微痒感，畏光，视物模糊，易疲劳，休息不好时症状加重，每日跳动 20 次左右，今日前来求治。**刻下症：**患者双目干涩，右眼不定时跳动，同侧嘴角跳动。睡眠差，多梦，精神疲倦，头昏蒙，纳可，二便正常。

既往史：否认有肝炎、结核、伤寒等传染病病史，否认高血压、冠心病等慢性病病史，无外伤史，无输血史，否认食物及药物过敏史，预防接种史不详。

诊断：干眼症。

治疗：脑针治疗，14 次为 1 个疗程。2017 年 7 月 12 日开始行脑针治疗，前 7 日每日治疗 1 次，之后每 3 日治疗 1 次。

治疗过程：

2017 年 7 月 12 日：首次脑部实像 2 针，患者当时即感觉头部轻松，视物清亮。

2017 年 7 月 13 日：诉昨晚休息比往日有所改善，拟上方，取脑针实像 2 针。

2017 年 7 月 14 日：夜间休息良好，双目干涩好转，拟上方，取脑针实像 2 针，继续治疗，按照疗程，观后效。

病例提供者：河南省郑州市三泰中医门诊张战涛医师，资料同前。

干眼症（二）

姓名：刘某　**性别：**女　**年龄：**38 岁　**职业：**工人

就诊时间：2016 年 9 月 8 日。

就诊地点：河北省故城县医院针灸推拿科。

主诉：眼睛干涩、视物模糊 2 年余，加重 1 个月。

现病史：患者 2 年前无明显诱因出现双眼干涩，视物模糊，畏光流泪，伴有黏液分泌物。曾因近视行激光治疗，但上述症状无明显缓解。近1个月上述症状加重，遂求诊于北京同仁医院，该院诊断为重度干眼症，予人工泪液进行治疗，症状可缓解但迁延不愈。**刻下症：**双眼畏强光，久视后眼睛干涩且视物模糊，且常出现红血丝，余无特殊。

既往史及过敏史：既往体健，无不良嗜好，否认食物及药物过敏史。

家族史：否认家族性遗传病史。

诊断：干眼症。

治疗：脑针治疗，脑针实像透骨扎法。

  部位：枕外隆凸高位实像。

  操作：脑针透骨扎法，迅速透皮，匀速直达骨面，然后用杠杆力入骨少许，以出针时有咬针的感觉为宜。

治疗过程：

2016年9月8日：接受脑针治疗结束后，患者眼睛感觉明亮，干涩明显减轻。

2016年9月8日至9月22日：患者共治疗8次，眼睛干涩、视物模糊、畏光流泪基本消失，疗效满意。

随访：2017年6月9日回访，患者正常生活，眼睛清亮，症状消失。患者及其家属表示感谢。

病例提供者：河北省故城县医院针推科于树千、于邦硕医师，资料同前。

突发性失明

姓名：张某 **性别：**男 **年龄：**68岁 **职业：**其他

就诊时间：2017年10月8日。

就诊地点：安徽宿州陈立书诊所。

主诉：左眼失明1月余。

现病史：患者1个月前突然出现左眼失明，于当地县医院诊治，被告知无法医治。后患者辗转于宿州市立医院、皖北矿务局总院诊治，予药物治疗后无效，现求脑针治疗。**刻下症：**左眼失明，情绪焦虑。

既往史：高血压病史6年。

辅助检查：左眼视力0，右眼视力0.5。

诊断：失明 眼底病变？视神经病变？

治疗：脑针治疗，15 次为 1 疗程，前 3 次每日治疗 1 次，之后隔日治疗 1 次。

治疗过程：

第 1 次治疗，选点：枕外隆凸上 2 针，扎针后半小时患者感觉眼前有亮感。

第 2 次治疗，选点：枕外隆凸上 2 针，患者诉今日把手指放在眼前 50cm 处能看见。

第 3 次治疗，选点：枕外隆凸上一针，治疗后患者诉能看见 1m 以外的物品。

第 4 次治疗：患者诉症状与昨日相同，继续在枕外隆凸上实像 1 针。

第 5 次治疗：患者诉近 2 日变化不大，故考虑可能进入平台期。选点：枕外隆凸筋膜松解加实像，针后患者觉视物更加清晰，予测视力：5m 远处测视力表，左眼 0.4。

第 6 次至第 15 次治疗：选点在高位实像，第 15 次治疗后患者左眼完全复明。

随访至今未见复发。

病例提供者：安徽省宿州市陈立书医师，资料同前。

肠梗阻术后双目失明

姓名：陈某　**性别：**男　**年龄：**50 岁　**职业：**司机

就诊时间：2017 年 8 月 10 日。

就诊地点：王忠保中医综合门诊。

主诉：双目失明伴听力下降 1 年。

现病史：患者 1 年前因"肠梗阻"住院接受手术治疗后开始出现双目失明，伴双耳听力下降，该次病程中否认昏迷、抽搐及二便失禁病史。曾先后于江苏省人民医院、上海华山医院、北京协和医院诊治，均病因未明且未愈，后经患友介绍，慕名来我处行脑针治疗。**刻下症：**来诊时患者双目失明，双耳听力下降，全身瘙痒、皮肤不能排汗。

既往史及过敏史：肠梗阻术后 1 年，否认其他急慢性病史，否认食物及药物过敏史。

查体：BP 130/85mmHg。双目失明。三支神经查体强阳性。

辅助检查：外院行多方检查，病因未明。

诊断：肠梗阻术后双目失明（继发性耳聋）。

治疗：宫氏脑针治疗，15 次为 1 疗程。

      部位：枕外隆凸 + 枕外隆凸上 2cm 定一点实像治疗。

      操作：常规皮肤局麻，快速破皮，匀速达骨面，杠杆力进针，
          入骨少许，以出针时有咬针感为宜。

治疗过程：

2017 年 8 月 11 日：病史同前，无特殊不适，继取高位实像治疗（枕外隆凸向上 2cm 依次定点）。

2017 年 8 月 10 日至 9 月 15 日：共计脑针高位治疗 15 次后，患者自诉全身皮肤瘙痒感明显好转，身上见汗出，余症状无缓解。嘱其休息调养 3 周，继续行第 2 疗程治疗。

2017 年 10 月 7 日：开始第 2 疗程第 1 次治疗。采取枕外隆凸实像 + 枕外隆凸上 2cm 定一点实像 + 筋膜松解治疗。前两者操作手法同前。后者筋膜松解扎法：摸准项韧带止点，落空四针，定向松解，以松为度。

2017 年 10 月 8 日：诉能在阳光下看见汽车，继取高位实像治疗（枕外隆凸向上 2cm 依次定点）。

2017 年 10 月 7 日至 11 月 10 日：第 2 疗程共计 15 次治疗后，患者诉能于光照下看见人，分辨出基本颜色，听力较前好转，一般生活能基本自理。患者及家人对恢复情况非常满意。

按语：宫氏脑针，攻无不克，疑难杂症，绝处逢生。

      三支查体，调整功能，安全高效，惠及民众。

病例提供者：江苏省盱眙县王忠保中医综合门诊王忠保医师，资料同前。

咽炎（梅核气）

姓名：王某　**性别**：女　**年龄**：52 岁　**婚姻状况**：已婚

就诊时间：2018 年 4 月 27 日。

主诉：咽部不适 3 个月，近日加重。

现病史：患者于 3 个月前因生气后出现咽部不适，如物梗阻，咳之不出，咽之不下。经本村卫生所及乡医院输液并口服中成药效果不佳，遂来我处求治。**刻下症**：咽部不适，如物梗阻，眠差。

既往史：3 年前曾患轻脑微出血，有高血压病史。无过敏史。

查体：T 36.6℃，P 68 次 / 分，BP 130/80mmHg。

辅助检查：胸片及血常规无异常。

诊断：梅核气（咽炎？）

治疗过程：

第 1 次治疗：根据当前病情，决定先用脑针治疗 10 次，即 1 疗程，前 3 次每日 1 次，之后隔日 1 次。

第 2 次治疗：咽部不适无明显改善，睡眠较前好转。继续高位实像一针，以观后效。

第 3 次治疗：效果无明显改善，今给予枕外隆凸筋膜松解加实像。

第 4 次治疗：症状明显好转，今再给予高位实像一针。

第 5 次治疗：症状全无，后扎实像一针，以巩固治疗。

随访：患者临床痊愈，半年后见面，提及本病，诉未曾再发。

病例提供者：张德先，男，1976 年出生，山西运城人，大专学历，中医执业医师。1995 年毕业于运城市头针卫校，后跟随晋南骨科名家相跃峰主任深造，并结合家传正骨理筋绝技，创办德先疼痛症专科特色门诊，专于颈肩腰腿痛相关疾病的治疗。

2017 年跟随宫长祥老师开始学习脑针疗法，为脑针第 17 期学习班学员，现在自己开办疼痛相关疾病专科门诊开展脑针治疗，擅长单用脑针治疗顽固性颈椎病、腰椎病、肩周炎、股骨头坏死、膝关节病等与疼痛相关疾病，以脑针结合针灸、针刀、中药、正骨理筋治疗急慢性软组织损伤、骨关节损伤、神经功能失调等相关疾病。自学习脑针以来，已应用脑针治疗患者 2300 余人次。

第六节　皮肤疾病

银屑病（一）

姓名：鲍某　**性别**：女　**年龄**：47 岁　**职业**：不详

就诊时间：2017 年 9 月 3 日。

就诊地点：山东省阳信县水落坡镇大孙社区卫生室。

主诉：周身红斑伴瘙痒 3 年。

现病史：3 年前患者由于精神受到刺激，全身出现红斑伴瘙痒，瘙痒难忍时用热水烫洗可轻微缓解，就诊于济南皮肤病研究所，确诊为银屑病，靠药物维持治疗无效，症状持续加重，患者现求脑针治疗。**刻下症：** 周身红斑伴瘙痒难忍，影响睡眠。

既往史及过敏史：否认其他急慢性病史，否认食物及药物过敏史。

查体：T 36.7℃，P 80 次 / 分，BP 120/80mmHg。皮肤可见片状红斑，伴抓痕。

诊断：银屑病。

治疗：宫氏脑针治疗。

      操作：脑针透骨扎法，迅速透皮，匀速直达骨面，然后用杠杆力入骨少许。

治疗过程：

2017 年 9 月 3 日用宫氏脑针治疗，治疗期间停用一切口服及外用药物，高位实像 1 次 1 针，治疗 8 次未见明显改善，继续高位实像治疗 10 次，症状加重，皮肤红，瘙痒加重，嘱患者坚持治疗，治疗到第 12 次症状好转，治疗至第 14 次痒感基本消失，由于特殊情况未再进行治疗。

痊愈后随访：3 个月后电话回访，患者描述治疗 14 次后半月皮疹开始消退，1 个月左右皮肤正常。2018 年 2 月见患者皮肤正常，未用任何药物（图 3-8）。2018 年 7 月电话回访患者无复发。

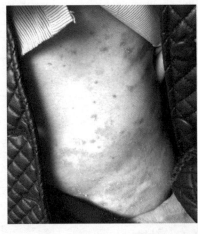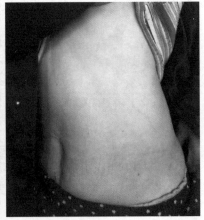

图 3-8　治疗前后皮损对比

病例提供者：孙保印，男，1982 年出生，山东滨州人，中专学历。2000 年毕业于滨州卫校，现任大孙社区卫生室负责人，2002 年在滨州市人民医院进修全科医学 1 年，2013 年在滨州市附属医院疼痛科进修半年，先后学习了银质针、小针刀等多项技术。

2016 年开始跟随宫长祥老师学习脑针，为脑针第 9 期学习班学员，脑针"礼"字号弟子，现在在基层卫生室开展脑针疗法，擅长治疗脑瘫、中风后遗症、截瘫、自闭症、哮喘、颈椎病、腰椎病、关节炎、股骨头坏死、风湿、类风湿等疾病，每日接诊患者 30 余人，自学习脑针以来纯脑针治疗患者两年内达 10000 多人，取得良好的临床效果。

银屑病（二）

姓名：李某　**性别**：男　**年龄**：65 岁　**职业**：不详

就诊时间：2018 年 2 月 15 日。

就诊地点：新疆医科大学第一附属医院昌吉分院。

主诉：全身多处皮肤出现棕红色斑块覆银白色鳞屑 25 年。

现病史：患者 25 年前无明显原因出现头颈、躯干、四肢皮肤瘙痒不适，初起为红色丘疹，粟粒至绿豆大小，以后逐年扩大或融合成为棕红色斑块，表面覆盖多层干燥的银白色鳞屑。后症状逐渐加重，皮肤呈扁平苔藓样，就诊于新疆医科大学第一附属医院，诊断为"银屑病"。之后反复在新疆省内多家医院就诊，经口服及外用药物等多种方法治疗，短期内症状有所缓解，但仍反复发作，1 个月前因症状加重，遂来我科门诊治疗。**刻下症**：全身多处皮肤出现棕红色斑块覆银白色鳞屑，见苔藓样变。

既往史：糖尿病病史 3 年，口服二甲双胍控制血糖。否认高血压、冠心病、甲亢等病史，否认肝炎、结核等传染病病史，否认外伤、手术史，否认输血史，无药物过敏史。

个人史：患者出生于新疆，无疫区生活史，无不良生活习惯和嗜好。

婚育史：23 岁结婚，育 1 子 1 女，家人均体健。

家族史：否认家族性遗传病病史，否认先天性疾病病史。

专科检查：全身多处皮肤见棕红色斑块，边界清楚，周围有炎性红晕，基底浸润明显，表面覆盖多层干燥的银白色鳞屑。轻轻刮除表面鳞屑，逐渐露出一层淡红色发亮的半透明薄膜，再刮除薄膜，则出现小出血点。皮损形态：颈部小面积皮损呈点滴状，后背及四肢呈地图状（图3-9）。

辅助检查：血常规、生化全项、心电图、腹部B超均正常。

诊断：银屑病。

治疗前病情评估：

1. 患者李某，男，65岁，诊断为"银屑病"，否认既往家族有相关遗传病史。

2. 治疗前患者表现为头颈、躯干、四肢全身皮肤瘙痒不适，皮损区呈棕红色斑块，表面覆盖多层干燥的银白色鳞屑。

3. 查体：全身多处皮肤见棕红色斑块，边界清楚，周围有炎性红晕，基底浸润明显，表面覆盖多层干燥的银白色鳞屑。轻轻刮除表面鳞屑，逐渐露出一层淡红色发亮的半透明薄膜，再刮除薄膜，则出现小出血点。皮损形态：颈部小面积皮损呈点滴状，后背及四肢呈地图状。

治疗方案：脑针治疗，取实像。

疗程设计：2018年2月16日开始行脑针治疗，15次为1个疗程。后期根据病情调整治疗疗程。

治疗过程：

患者第1疗程治疗5次后，四肢及后背部皮肤棕红色斑块颜色明显变淡，银白色鳞屑减少，皮肤瘙痒感明显减轻。

治疗1个疗程（15次）结束后全身皮损区域棕红色斑块消失，银白色鳞屑消失，皮肤瘙痒感不明显。

第2疗程中全身皮损区域均明显改善，治疗方式改为1周2次，仍然15次为1个疗程。

治疗第3个疗程，皮损无明显复发，继续脑针治疗，改为1周1次，15次为1疗程。

治疗后病情评估：

近6个月治疗，目前患者全身皮损均消失，治疗期间无复发现象，原皮损区域皮肤色泽与正常皮肤色泽相比稍暗，无明显瘙痒症状。（图3-10）

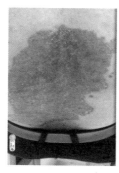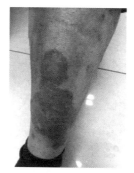

图 3-9　治疗前腰部、腿部皮损

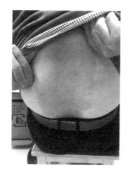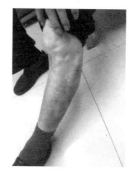

图 3-10　治疗后腰部、腿部皮损

病例提供者：张鹏，男，1978 年出生，新疆昌吉人，中医学学士。2004 年学士毕业于新疆医科大学中医学院针灸推拿专业，现任新疆医科大学第一附属医院昌吉分院针灸推拿科副主任。主持科研项目两项，撰写并发表《无痛肩关节粘连松解术临床研究》《调神疏肝健脾针法治疗慢性疲劳综合征临床研究》，共撰写学术论文 10 余篇。

2017 年开始学习脑针疗法，为脑针第 24 期学习班学员，现于新疆医科大学第一附属医院昌吉分院开展脑针治疗。擅长单用脑针治疗脑卒中、脑瘫、银屑病、顽固性头痛、顽固性眩晕、帕金森病、颈椎病、肩周炎、腰椎间盘突出症等疾病。自学习脑针以来，已应用脑针治疗患者 5000 余人次。

湿疹

姓名：王某　**性别**：女　**年龄**：57 岁　**职业**：面点师

就诊时间：2018年3月13日。

就诊地点：长春馨康中医院。

主诉：面部皮疹伴瘙痒3个月，加重散至腹部、腰背部2周。

现病史：患者3个月前开始无明显诱因出现面部皮疹伴瘙痒，瘙痒严重时影响睡眠，呈进行性加重，自行口服抗过敏药（具体名称、剂量不详），效果欠佳。2个月前于某皮肤病医院治疗，诊断为"湿疹"，予口服药粉（自制）、肌肉注射、涂抹药膏（自制）、静脉输液等多种治疗，40多天后明显好转，停药15天后即暴发，面部及腰背、腹部大范围皮疹。经亲属介绍于2018年3月13日来我院求治。刻下症：面部大范围斑块状皮疹，高于皮肤，尤以额部及鼻翼两侧严重，腹部及腰背部呈点状大范围分布，余未见明显异常。

既往史：原发性高血压2年，未规律口服降压药物，否认糖尿病、冠心病等其他慢性病病史。

过敏史：否认药物及食物过敏史。

查体：P 84次/分，BP 160/100mmHg。神志清楚，精神不振，两眼灵活，表情自然，呼吸平稳，发育正常，营养良好，语声正常。舌质厚腻，苔薄黄；脉沉细。

诊断：泛发性湿疹。

治疗：脑针实像扎法10次（1疗程），前3日每日2针，第4日开始隔日2针。

部位：枕外隆凸及上实像。

操作：脑针透骨扎法，迅速透皮，匀速直达骨面，然后用杠杆力入骨少许，以出针时有咬针的感觉为宜。

治疗过程：

2018年3月13日：行第1次治疗，扎2针脑针实像。

2018年3月14日：可见面部皮疹变灰白，出现皮屑，瘙痒略减轻，行第2次治疗，取2针脑针实像。

2018年3月15日：皮疹灰白明显，皮屑增厚，瘙痒明显减轻，行第3次治疗，取2针脑针实像。

2018年3月22日：面部皮疹略红，基本平于皮肤，皮屑基本脱落，腹部及腰背部点状密集程度明显减轻，瘙痒偶有发作，基本不影响睡眠，继行前法。

2018年3月27日：面部皮肤略红，稍有色素沉着，腹部、腰背部散在点状结痂尚未脱落，其余正常，继行前法。

2018年3月29日：面部皮肤略红，稍有色素沉着，腹部、腰背部散在点状结痂尚未脱落，其余正常，行最后1次脑针治疗。临床治愈。

2018年10月5日：患者愈后6个月随访未复发。

病例提供者：长春馨康中医院潘丽华医师，资料同前。

白癜风

姓名；郭某　**性别**：男　**年龄**：54岁　**职业**：其他

主诉：皮肤散在白斑10余年。

现病史：患者10年前无明显诱因胸背部皮肤出现散在白斑，界限清晰，感觉无异常，10年间于多家医院诊治均疗效不佳，起初见于躯干，后逐渐延及全身及面部，为求进一步诊治，就诊于我科。**刻下症**：周身及面部多处可见白斑，无痛、痒、麻木等感觉异常，纳眠可，二便调。

既往史及过敏史：平素体健，无高血压、糖尿病、心脏病等病史。否认外伤史。否认手术史。否认药物及食物过敏史。

个人史：出生并久居于青海湟中，无嗜烟酒史。

辅助检查：血常规（－）。

诊断：白癜风。

治疗：脑针枕外隆凸实像扎法。

疗程设计：

第1疗程：2018年5月27日至2018年6月22日，共治疗15次。可见面部、额角白斑内出现肤色新生组织，白色斑片范围缩小。

第2疗程：2018年7月31日至2018年8月21日。目前患者继续治疗中，周身皮肤、面部、颈部白色斑块范围进一步缩小，疗效满意。

病例提供者：汪东荣，男，1969年出生，青海湟中人，大专学历，乡村医师。具有丰富的临床工作经验，多年来立足农村，在最基层的医疗卫生工作岗位上工作。

2018年5月开始学习脑针，为脑针第30期高研班学员。2018年10月29日参加了深圳光明新区医院的跟师学习，为临床熟练应运脑针打下了坚实的基础。现于青海省湟中县多巴镇多二村卫生室开展脑针治疗。擅长单用脑针治疗脑卒中、脑瘫、自闭症、哮喘、颈椎病、肩周炎、腰椎间盘突出症、失眠、乳腺增生、股骨头坏死、强直性脊柱炎等疾病。自学习脑针以来，已应用脑针治疗患者 1500 余人次。

第七节　其他疾病

发作性睡病

姓名：邵某　**性别**：男　**年龄**：57 岁　**职业**：个体

就诊时间：2018 年 11 月 4 日。

主诉：频发性睡眠发作 10 余年，加重 2 年。

现病史：患者于 10 年前因为工作压力导致短暂性的睡眠时间过长，在当地诊所口服调节神经的药物未果，出现头晕、乏力、嗜睡，曾就诊于某诊所，诊断不明，未进行相关检查。最近 2 年症状加重，时出现频繁性的睡眠发作。身体常有倦怠感，但欲寐，无恶心呕吐、发热，食欲可，大小便正常。

既往史及过敏史：既往体健，否认其他急慢性病史，否认食物及药物过敏史。

查体：P 70 次 / 分，R 18 次 / 分，BP 130/75mmHg。患者精神略恍惚，双侧瞳孔对光反射良好，心音清，双肺呼吸音清，四肢肌力、肌张力正常。

辅助检查：无。

诊断：睡眠障碍症；发作性睡病。

治疗：脑针实像透骨扎法。

　　　　部位：枕外隆凸上实像取点，沿枕外隆凸上至百会穴边缘，再从顶骨高起至前发迹边缘，连续每两点 1.5~2.0cm 间隔为标识取点。

　　　　定点：以项韧带为中心，沿走向位置抵达枕骨，边缘上 0.5cm 为 1 个标识点。

　　　　操作：医生站在患者左侧，患者取坐位，双手下垂，前额置于治疗床上，助手消毒标识点，医生右手拇指、食指持针柄，针尖抵达定点部位，左手拇指按压针尖，右手发力迅速透皮，再慢慢调整方向使针垂直缓缓匀速抵达骨面，再调针身与骨面呈倾斜角度，针下角入骨，右手拇指、食指、中指夹持针身，腕部下垂带动手指，慢慢用杠杆力下压摇动针柄。左手指下压固定针身时要先感知骨的韧性反馈情况，韧性大，右手杠杆力的幅度要小，韧性小，杠杆力摇摆的幅度大。

治疗过程：

脑针治疗，15 次为 1 个疗程，先连续治疗 5 次，以后可治疗 2 次休息 1 日，1 个疗程即 20 日；也可根据患者体质来调节治疗进展情况。

第 1 次治疗：枕外隆凸上实像 1 针，术毕，患者顿感眼前发亮，头脑清醒，神清。第 2 日又在枕上中线处取 2 点，精神进一步好转，患者诉昨日治疗 1 次，今日睡眠的发作时间减少。连续治疗 13 次，患者睡眠发作症状基本消失。

痊愈后随访：2018 年 12 月 30 日，患者治疗后接近 2 个月后电话回访，述头脑不清、整日困倦的状态彻底消失，未再复发，精神好转，体重增加 3kg，基本达到临床治愈。

按语：发作性睡病又称睡病综合征，其临床主要表现为白天有不可抗拒的短暂睡眠发作，发作时虽力求保持清醒，但不能自制，很快即进入睡眠状态，睡眠一般持续数分钟，每日可发作多次。发作不择时间、地点及活动情况。虽然睡眠发作常在环境单调令正常人也会入睡的情况下发生，但也可发生在具有危险性的情况下（例如驾车、横穿马路、高空危险作业等进行的途中）。醒后感到精力充沛、头脑清楚。如果睡眠发作时阻止其入睡则易烦躁、易怒，又可以醒后数分钟后突然入睡。虽然白天有频繁的睡眠发作，但患者的夜间睡眠往往不能令人满意，易被可怕的梦境打断。有时表现为突然出现的不自主低头或突然倒地，但意识始终清楚，通常只持续几秒钟，一般每日会发作数次。

还有表现为入睡前或醒前的生动的梦样体验，亦可见幻视和幻觉。可表现为像做梦一样的经历，这些幻觉非常生动，患者常常叙述这些幻觉比一般的梦更可怕，因为这种梦境是从真实的（醒着的）环境中而来，区分现实状态与梦境十分困难。还有种情况是发作性睡病患者从睡梦中醒来时发生的一过性的全身不能活动或不能讲话，仅呼吸和眼球运动不受影响，称睡眠抑制，可持续数秒到数分钟，因此这种感觉体验得到了强化，绝大部分患者睡眠时呼唤和推摇可中止发作。

这就是发作性睡病临床表现的几种方式。也可以说，此病的发生与发作不外乎是大脑对神经系统的调控发生了变化，使得神经元输入与输出得不到良好的对应衔接，副交感神经受到抑制，失去了它原有的作用，使得大脑对神经系统的干预产生了错觉。当然一个症状的发生不一定是单个神经系统的结果，有可能是大脑作用于多个神经元的连锁反应，作用于神经轴突与树突的对应链接接受刺激并将冲动传入细胞体，并将神经冲动由胞体传至其他神经元或效应器。当神经角质发生了变化，对应它的调控系统就会发生不良反应，这些反应有可能作用于副交感神经，那么神经系统的功能就失去了它原有的正常运转。我们可以通过调整大脑，跳出周围结构来总体量化，把紊乱的神经细胞激活重新排列，纠正起绝对作用的神经递质，使得产生正常运转的神经纤维传出系统，细胞、细胞质等都会慢慢趋于正常化，交感与副交感神经的功能也得到良好的修复，发作性睡病患者的神经系统也得到恢复，这样机体的代谢运转功能趋于正常，也就是说脑针刺激骨组织，神经得到复原，机体得到重塑，也是一种功能构建量化反应后的结果。

病例提供者： 宫长祥，汉族，山东济南人，1965出生，毕业于山东中西医结合大学（现名山东力明科技职业学院）。从事疼痛和疑难病临床研究20余年，脑针疗法发明人。

曾任济南市按摩医院业务副院长，中国中医药信息学会宫氏脑针分会名誉主任委员，北京宫长祥脑针医学研究院院长，宫氏脑针疗法发明人，国家中医药管理局高新适宜技术首席推广人，济南市天桥区十大拔尖人才。从事疼痛临床研究20余年，精通疼痛疗法，结合临床实践，认为疼痛的真正原因不是神经压迫理论、无菌性炎症理论、软组织粘连理论、经络不通理论，而是由于神经系统的功能失衡所致，独创发明了宫氏脑针的神经调衡理论和宫氏脑针疗法。

自2015年至2018年，宫氏脑针在学术推广上通过组织举办"宫氏脑针实操班""宫氏脑针高级研修班"，培训宫氏脑针学员6000多人。宫氏脑针学员中有博士生导师、博士后、院士、硕士和在校学生；三甲医院院长、副院长、主任医师、科主任和技术骨干；民营医院院长、副院长及基层诊所医生等。其中，泰安市中医院博士生导师赵学印教授在内的200多名高研班学员已拜宫长祥为师，成为宫氏弟子。

王振亮医师整理，资料同前。

不宁腿综合征

姓名：孟某 **性别**：女 **年龄**：39 岁 **职业**：工人

就诊时间：2017 年 11 月 8 日。

就诊地点：河北省故城县医院针灸推拿科。

主诉：双下肢酸痛不适 2 年。

现病史：患者半年前无明显诱因自觉夜间睡眠时腿部不适，需不停活动下肢或下地行走，进而引发严重的睡眠障碍，日间嗜睡，工作能力下降。患者于北京协和医院就诊（具体过程不详），专家确诊为"不宁腿综合征"，予多巴胺药物治疗，效果不佳，现来我科就诊。**刻下症**：夜间睡眠时腿部不适伴酸胀感，需不停活动下肢，严重时需下地持续行走可轻微缓解，眠差，日间嗜睡，工作能力下降。

既往史、个人史、家族史：既往体质尚可，无传染病史，无家族性遗传病史。

过敏史：否认食物及药物过敏史。

辅助检查：头颅 MRI 和脑电图未见明显异常。

诊断：不宁腿综合征。

治疗：脑针治疗。

疗程设计：2017 年 11 月 8 日开始行脑针治疗。前 15 日每日治疗 1 次，直至病情明显减轻，后改为隔日 1 次，根据病情进行调整。

治疗过程：

2017 年 11 月 8 日至 11 月 23 日：每日治疗 1 次，治疗期间，患者日间嗜睡及夜间睡眠均有不同程度改善。

2017 年 11 月 24 日至 2018 年 1 月 9 日：每隔 3 治疗 1 次，患者病情明显好转，腿部不适偶尔发生。

2018 年 1 月 11 日至 4 月 11 日：每周治疗 1 次，治疗 3 个月后症状消失，无夜眠酸痛，工作热情饱满。家属前来表示感谢。

随访：2018 年 9 月 9 日，痊愈 5 个月后进行回访，患者诉工作、夜间睡眠情况良好，未复发。

病例提供者：河北省故城县医院针推科于树千、于邦硕医师，资料同前。

多部位疼痛

姓名：王某　**性别**：男　**年龄**：29 岁　**职业**：铁路职工

就诊时间：2017 年 7 月 20 日。

就诊地点：郑州市骨科医院。

主诉：全身不适 10 余年，加重 3 年余。

现病史：患者 10 余年前开始出现右侧偏头痛，伴失眠、多梦。6 年前开始出现双侧肩部酸困不适，上举困难。4 年前因车祸后出现胸背部疼痛及难以挺胸。3 年前因左侧膝关节半月板损伤行手术后出现双侧踝关节肿胀及脚后跟部疼痛，并出现烦躁易怒、情绪不稳。发病至今，上述症状反复交替出现，患者经多方治疗，诸症均无改善，情绪严重时产生轻生的念头。**刻下症**：精神一般，心情烦躁，右侧偏头痛，胸、背部疼痛，双侧肩部酸困不适，上举困难，双侧踝关节肿胀及脚后跟部疼痛，需药物辅助睡眠。

既往史及过敏史：既往病史同上，否认食物及药物过敏史。

查体：生命体征平稳，心肺查体未见异常，未见明显阳性体征。

诊断：偏头痛；失眠；颈肩综合征；足跟痛；左膝关节半月板损伤术后。

治疗：脑针实像透骨扎法。

　　　　部位：枕外隆凸高位实像治疗，1 次 2 点。

　　　　操作：脑针透骨扎法，迅速透皮，匀速直达骨面，然后用杠杆力入骨少许，以出针时有咬针的感觉为宜。高位实像 2 针。患者当时反映头紧、头痛明显减轻，肩膀、背部的紧胀感明显缓解。

治疗过程：

2017 年 7 月 21 日：复诊仍然予高位实像 2 针。患者反映上述症状均又明显减轻。

2017 年 7 月 22 日：患者自诉治疗后夜间即刻入睡，且睡眠质量很好。自觉情绪比较稳定，背部轻松，下肢麻木及酸胀感明显缓解，腿部有力，走路轻松。继续予高位实像 2 针治疗。

2017 年 8 月：患者诉全身的疼痛、紧胀、酸困不适等症状已基本消失，情绪非常稳定，对治疗十分满意。

按语：该例患者集多种症状于一身，并且多种方法治疗效果不佳。如果没有宫氏脑针医学的理念那是不敢接诊的！它体现了宫氏脑针医学的"同源同治"思想。何也？万病归——神经系统病、万病归源——大脑！再次证明宫氏脑针医学神经调衡理论的创新性与实用性。

病例提供者： 郑州市骨科医院疼痛治疗中心刘占平医师，资料同前。河南中医药大学针灸推拿学院刘洋甫，资料同前。

干燥性疾病

姓名： 晏某　**性别：** 男　**年龄：** 59 岁　**职业：** 不详

就诊时间： 2018 年 12 月 10 日。

主诉： 口干、舌燥 31 年。

现病史： 患者于 1987 年春节因感冒后出现咽痛，随即出现口干、舌燥，但无发热、咳嗽、呕吐等症，曾多次在巴州人民医院以"慢性咽炎"治疗，但病情无明显改善，反复发作，1997 年就诊于新疆医科大学附属医院，诊为"上呼吸道感染、慢性咽炎"，治疗后症状稍有减轻，但随后复发。患者今日来我院中医科就诊，我科以"慢性咽炎"收入院。

既往史： 否认高血压、糖尿病、冠心病病史。否认传染病史。2015 年行胆囊切除术，否认外伤史，否认家族遗传性病史，否认食物及药物过敏史。

查体： T 36.5℃，P 80 次 / 分，R 20 次 / 分，BP 120/80mmHg。扁桃体无肿大、无脓性分泌物，滤泡稍增生，咽部无充血。舌质暗红，苔薄腻；脉沉细。

诊断： 干燥性疾病；慢性咽炎。

治疗： 脑针治疗。

治疗过程： 给予脑针高位实像治疗，前 3 日每日 1 次，每次 2 个部位；以后每隔 1 日治疗 1 次，15 次为 1 疗程。

病情转归： 患者经过 3 次脑针治疗后，口干、舌燥明显缓解，经 15 次一个疗程治疗后，症状完全消失，半个月后复诊，病情无反复。

病例提供者： 石家庄市中医院康复科（援疆医生）胡国强，资料同前。

患肢痛（幻象痛）

姓名： 陈某　**性别：** 男　**年龄：** 34 岁　**职业：** 公务员

就诊时间： 2017 年 2 月 10 日。

就诊地点： 郑州市骨科医院。

主诉： 右足大趾跖趾关节处肿痛 3 年余。

现病史： 患者 3 年前不慎碰伤导致右侧足大趾跖趾关节处肿胀、疼痛伴活动受限，曾于商丘市遍寻各大医院，又先后于郑州大学一附院、河南省人民医院、北京积水潭医院就诊，行各项检查均未见明显异常，虽经多方治疗，但效果不佳。3 年来患者上述症状反复未愈，需单拐辅助行走。

刻下症： 右侧足大趾跖趾关节处肿胀、疼痛，活动受限，单拐行走。

既往史及过敏史： 既往体健，否认食物及药物过敏史。

家族史： 否认家族性遗传病史。

查体： 神清，查体合作，生命体征平稳，心肺检查未见异常。

辅助检查： 北京积水潭医院 MRI 示右足第一跖骨头髓内淡片水肿，右足软组织轻度水肿。

诊断： 右侧踇趾跖趾关节外伤后幻象痛。

治疗： 脑针治疗，脑针实像透骨扎法。

  部位：枕外隆凸高位实像，1 次 2 点。

  操作：脑针透骨扎法，迅速透皮，匀速直达骨面，然后用杠杆力入骨少许，以出针时有咬针的感觉为宜。

效果：高位实像 2 针治疗后，患者诉患肢立即轻松，肿痛明显缓解，可不拄拐行走。

治疗过程：

2017 年 2 月 12 日：患者右侧足大趾跖趾关节处疼痛明显减轻，可以负重行走。

2017 年 2 月 15 日：见患者已经完全丢拐，独立行走。继续予高位实像 2 针，巩固治疗。

随访：2017 年 2 月 21 日，对患者进行随访，患者诉症状完全消失。

按语： 幻肢痛（幻象痛）患者现在普遍存在，而且没有十分有效的治疗方法，属于比较棘手的医疗难题，医学界普遍认为是患者的心理作用所致，然而幻肢痛（幻象痛）在残疾人身上极为常见，普通人四肢健全，医生可能有治疗的办法，但是对于四肢不健全的残疾人来讲，即使缺失肢体却仍痛，这就给现有的技术手段带来了很大的困难，治疗无从下手。宫氏脑针医学理论认为：幻肢痛（幻象痛）是中枢神经敏化后在脑内形成了固定的突触连接而引起的慢性中枢性疼痛。通过原极针（脑针）治疗，由颅外影响颅内而达到中枢性镇痛的目的。

病例提供者：郑州市骨科医院疼痛治疗中心刘占平医师，资料同前。河南中医药大学针灸推拿学院刘洋甫，资料同前。

颈心综合征

姓名：严某 **性别**：男 **年龄**：54 岁 **职业**：不详

主诉：头晕伴心前区疼痛 2 年余。

现病史：患者 2 年前无诱因出现头晕，眼球发胀，视物昏花，头部不能转动，转动则头晕加重，心前区疼痛，夜间发作频繁，伴有胸闷、心慌，入睡困难，曾于多家医院就诊，诊断"颈椎病"，并行颈椎手术，疗效不佳。后于上海虹桥医院就诊，诊断为"焦虑症"，服药仍无效，症状无缓解。**刻下症**：头晕头昏，眼球发胀，头部转动时眩晕加重，心前区疼痛，胸闷、心慌。

既往史：轻度高血压、脑梗、颈椎病病史，无糖尿病病史。

过敏史：否认食物及药物过敏史。

查体：神清，精神萎靡，烦躁不安，颈部肌肉僵硬，C2~C6 横突椎旁有轻度的压痛，臂丛神经牵拉试验（－），心肺听诊无异常，腹软，肝脾未触及。

辅助检查：（2018 年 1 月 15 日，江苏省盐城协和医院）颈椎 CT 描述，颈椎生理弧度存在，序列正常，部分颈椎椎体缘少许骨质增生。小关节骨质增生不明显，椎管前后径未变窄，硬膜囊未受压，椎旁软组织未见异常。诊断：颈椎轻度退行性改变。（2018 年 3 月 12 日，江苏省盐城协和医院）颈侧彩超描述：双侧颈动脉走行正常，双侧颈动脉内膜稍毛糙，稍增厚，回声稍增强，血管内血流充盈良好。未见明显斑块回声，双侧颈动脉血流频谱大致正常。提示：双侧颈动脉轻度硬化。头颅 CT 描述：脑实质内未见明显异常密度影，灰白质界面清楚，脑沟、脑裂无改变，脑室系统对称，无明显扩大、移位，中线结构居中。提示：颅内 CT 平扫未见明显异常。

诊断：颈心综合征。

治疗：脑针实像透骨扎法。

部位：枕外隆凸实像 1 点。

操作：脑针透骨扎法，迅速透皮，匀速直达骨面，然后杠杆力入骨少许，出针时有吸针的感觉为宜。

治疗过程： 一诊后患者感觉头晕减轻，双目视物清晰，当晚心前区疼痛减轻，已能入睡，但睡眠浅。前后治疗5次，患者症状逐步减轻，治疗10次后症状全部消失。

痊愈后随访： 患者未见复发。

按语： 颈心综合征症状表现除颈椎病症状外，还常累及心血管系统，如心前区疼痛，类似冠心病伴心绞痛，椎骨增生或椎周无菌性炎症刺激了交感神经，也可以因椎体动脉供血不足，引起反射性的冠状动脉收缩致胸闷胸痛。本人在临床上已遇到十几例这样的患者，极易误诊。用脑针调节神经中枢，取得了较好的效果。

病例提供者： 谢中灵，女，1953年出生于中医世家，江苏盐城人，本科学历、副主任医师、副教授。1984年毕业于南京中医药大学。曾在盐城市中医院（三甲医院）针灸科，从事针灸、针刀工作。2012年受聘于盐城协和医院任疼痛康复中心主任，曾在国家级、省级杂志发表10多篇论文。每日治疗患者最多达百余人，多次接受当地新闻媒体报道。

2017年12月开始学习脑针疗法，为脑针26期学习班学员。现在在盐城协和医院除开展针灸、针刀以外同时开展了脑针疗法，擅长单用脑针治疗脑卒中、小脑萎缩、面肌痉挛、顽固性失眠、颈椎病等多种疾病。自学脑针以来，专用脑针治疗患者1700多人次。

痉挛性斜颈

姓名： 王某　**性别：** 女　**年龄：** 48岁　**职业：** 家庭主妇

就诊时间： 2016年8月5日。

就诊地点： 福建省泉州市南安市东田镇陈丰实颈腰痛专科。

主诉： 颈部阵发性抽动伴肩部疼痛4年。

现病史： 患者4年前出现头痛，颈部酸痛，后逐渐发展为左侧斜颈伴阵发性痉挛，与人说话或情绪激动时阵挛加重，曾在某中医院针灸1年多未改善，现就诊于我科。**刻下症：** 颈部偏向左侧伴阵发性痉挛，左肩疼痛，疼痛剧烈时夜间无法入睡，消瘦，痛苦面容，不思饮食，无法正常工作和生活。

既往史、个人史、家族史、过敏史： 母亲有类风湿关节炎，否认其他既往病史，否认食物及药物过敏史。

查体：疼痛面容，神志清醒，检查配合，颈肩部疼痛、阵发性痉挛。

辅助检查：HLA-B27 阳性。

诊断：痉挛性斜颈；强直性脊柱炎。

治疗：脑针治疗，以高位为主。

治疗过程：

2016 年 8 月 5 日至 8 月 14 日：每日治疗 1 次，共计 6 次，患者疼痛明显减轻，夜间偶尔痛醒，阵挛减少。

2016 年 8 月 15 日至 8 月 28 日：每日或隔日治疗 1 次，共计 9 次，患者左肩已不疼痛，夜间可睡，望诊高低肩已不明显，无阵挛，饮食正常，精神饱满。

1 年后随访，疼痛消失，未发作。

病例提供者：福建省泉州市南安市陈丰实医师，资料同前。

神经性尿频

姓名：龙某　　**性别**：男　　**年龄**：30 岁　　**职业**：自由职业

就诊时间：2018 年 9 月 3 日。

就诊地点：镇雄福德医院。

主诉：左下腹隐痛伴尿频 1 月余。

现病史：患者于 2018 年 7 月 30 日发现左下腹隐痛，伴有二便下迫，病情逐渐加重，之后每日日间需小便 30 多次，夜间 2 次，经常伴有里急后重感，否认恶心、呕吐，否认发热、腹泻，曾就诊于他处（未详诉），行超声等检查未发现明显异常，经口服中药及西药无效，今日来我院就诊。**刻下症**：左下腹隐痛，压痛未见加重。左下肢牵扯样痛，双下肢未见肿胀。平均每半小时小便 1 次。小便颜色正常，大便次数、性状正常。

既往史：2 年前因胆结石行胆囊摘除术，术后恢复良好。

过敏史：否认食物及药物过敏史。

个人史、家族史：否认异常。

查体：神清，言语流利，双侧瞳孔等大等圆，眼球各方向活动自如，无眼睑下垂，无睑结膜充血，无视野缺损，面部五官正常，双肺呼吸音清，心率 82 次 / 分，各瓣膜听诊区未闻及杂音。腹平软，右上腹部可见手术瘢痕。左下腹隐痛，压痛不明显，左下肢牵扯样痛，无功能活动障碍。

右下肢正常。

辅助检查：B 超示胆囊已摘除，脾胰双肾、输尿管膀胱未见异常。血常规、尿常规、大便常规未见异常。

诊断：神经性尿频。

治疗前病情评估：

患者龙某，男，30 岁，目前患者表现为左下腹隐痛，尿频，每日 30 多次。阳性查体：左下腹压痛不明显，下腹微胀，左下肢牵扯样痛，无功能活动障碍。

治疗：脑针治疗，实像透骨扎法。

疗程设计：2018 年 9 月 3 日开始行脑针治疗，每日 1 次，15 次为 1 个疗程。连续治疗 1 个疗程，复查。

治疗过程：

2018 年 9 月 3 日：行枕外隆凸实像透骨扎法 1 针，患者觉腹痛即舒。

第 2 日复诊：患者自诉小便次数明显减少。左下腹疼痛消失，左下肢疼痛明显减轻。继续予高位实像透骨扎法 1 针。

第 3 日复诊：小便次数 1 日 5 次，腹痛已解，左下肢疼痛消失。

患者愈后继续行脑针治疗数次巩固疗效。

治疗后病情评估：

目前患者症状消失，临床痊愈。

病例提供者：镇雄福德医院白庆虞医师，资料同前。

双侧下肢无力待查

姓名：张某　**性别**：女　**年龄**：51 岁　**职业**：农民

就诊时间：2017 年 9 月 29 日。

就诊地点：郑州市骨科医院。

主诉：双下肢无力 3 年余。

现病史：患者 3 年前不明原因出现双下肢无力，曾按"膝关节骨性关节炎"行关节腔玻璃酸钠注射液灌注治疗，效果不明显。多方治疗效不佳，现求脑针治疗。**刻下症**：双下肢无力，坐下、蹲起及行走均困难，常年怕冷。

既往史：精神病史 30 余年，时常哭笑无常。

过敏史：否认食物及药物过敏史。

查体：心肺正常，生命体征无异常。查体无明显阳性体征。

辅助检查：自诉头颅、颈椎、腰椎 CT、MRI 及双侧下肢肌电图均未见异常。

诊断：双侧下肢无力待查。

治疗：脑针实像透骨扎法。

　　部位：枕外隆凸高位实像治疗，1 次 2 点。

　　操作：脑针透骨扎法，迅速透皮，匀速直达骨面，然后用杠杆力入骨少许，以出针时有咬针的感觉为宜。高位实像 2 针后，针出症消，双侧下肢无力基本消失，站起、蹲下活动自如，畏寒明显好转，头脑较前清醒，眼睛较前明亮，哭笑无常有所改善。

治疗过程：

2017 年 9 月 30 日：予高位实像 2 针再次巩固治疗。但因路远、条件所限而中断治疗。

随访：症状反复，嘱其按疗程继续治疗。

病例提供者：郑州市骨科医院疼痛治疗中心刘占平医师，资料同前。河南中医药大学针灸推拿学院刘洋甫，资料同前。

糖尿病足

姓名：潘某　**性别：**男　**年龄：**51 岁　**职业：**其他

就诊时间：2018 年 2 月 12 日。

主诉：左足内踝部溃烂 2 个月。

现病史：患者 2 个月前无明显外因见左足内踝部溃烂，于 2018 年 1 月 18 日就诊于水汶镇中心卫生院，查空腹血糖 36.1mmol/L，遂转诊至岑溪市人民医院治疗，未见好转。2018 年 1 月 31 日转诊至南宁医科大住院治疗，仍未见好转，且左足内踝部溃烂程度加重，2018 年 2 月 11 日自动要求出院回家过年，遂就诊于我处。**刻下症：**左足内踝部溃烂（图 3-11），双下肢麻木伴冰凉感，行走活动受限，时有头晕胸闷。

既往史：糖尿病史数年（叙述欠清）。

过敏史：否认食物及药物过敏史。

查体：神清，体温、血压正常。

辅助检查：空腹血糖 18.9mmoL/L。

诊断：糖尿病足（左内踝部）。

治疗：①宫氏脑针治疗（15 针为 1 疗程）；

②烂足局部清创，外敷臭氧理疗半小时。

治疗过程：

2018 年 2 月 12 日：枕外隆凸定 1 点实像治疗，操作：实像透骨扎法，常规皮肤消毒，快速破皮、匀速达骨，杠杆力进针入骨少许，以出针时有咬针感为宜，术后患者无任何不适。

2018 年 2 月 13 日：病情如前，无特殊不适，继续取高位实像治疗（枕外隆凸向上 2cm 依次定点）。

2018 年 2 月 14 日：病情略有好转，无特殊不适，继续取高位实像治疗。

2018 年 2 月 16 日：病情好转，继续取高位实像治疗。

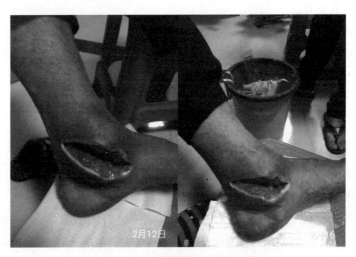

图 3-11　治疗前左足内踝皮损

2018 年 2 月 18 日至 3 月 10 日：隔日 1 次，宫氏脑针治疗共 15 次，患者配合服药，血糖控制在 8.0mmoL/L 以下，溃烂足明显好转，行走正常，已无头晕胸闷，双下肢已无冰凉感，但仍感麻木。隔 20 日来进行第 2 个疗程（宫氏脑针治疗）。（图 3-12）

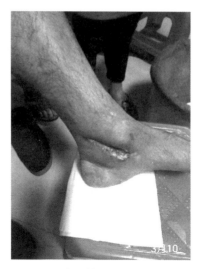

图 3-12　治疗第 1 疗程后左足皮损

2018 年 3 月 31 日：开始第 2 个疗程（宫氏脑针治疗），隔 3 日 1 针，仍取高位实像治疗。2018 年 5 月 10 日完成 15 次脑针治疗，血糖控制在 7.0mmoL/L 以下，烂足溃烂面愈合，愈面良好，双下肢已无感麻木，整体状况良好。（图 3-13）

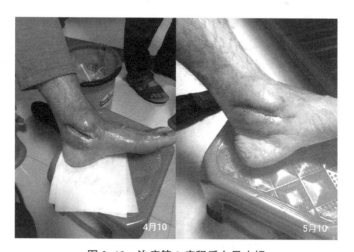

图 3-13　治疗第 2 疗程后左足皮损

病例提供者：广西省壮族自治区梧州岑溪市水汶镇良乃村卫生所邓展南医师，资料同前。

痛风

姓名：刘某　**性别**：男　**年龄**：31 岁　**职业**：其他

就诊时间：2017 年 7 月 15 日。

就诊地点：郑州市骨科医院。

主诉：双膝关节、踝关节反复肿痛 4 年余，加重 3 日。

现病史：患者双膝关节、踝关节反复肿痛 4 年余，曾诊断为"痛风"，经多方治疗效果不佳。3 日前因饮食不节致双膝关节、踝关节肿痛加重。

刻下症：双膝关节、踝关节肿痛，疼痛严重时跛行。

既往史：痛风病史 4 年余。

过敏史：否认食物及药物过敏史。

查体：心肺正常，生命体征无异常。

辅助检查：（2017 年 7 月 15 日）生化 UA：786μmol/L，CRP：25.41mg/L、ASO 阳性，ESR：49mm/h。膝关节 MR：双膝关节退变、双膝关节前后交叉韧带退变，双膝关节积液。双侧踝关节未查。

诊断：痛风；膝关节风湿性关节炎；滑膜炎。

治疗：脑针实像透骨扎法。

　　　　部位：枕外隆凸高位实像治疗，1 次 2 点。

　　　　操作：脑针透骨扎法，迅速透皮，匀速直达骨面，然后用杠杆力入骨少许，以出针时有咬针的感觉为宜。高位实像 2 针，治疗后患者诉疼痛立即消失。因工作忙、路远未坚持治疗。

随访：诉无复发。

病例提供者：郑州市骨科医院疼痛治疗中心刘占平医师，资料同前。河南中医药大学针灸推拿学院刘洋甫，资料同前。

夜游症

姓名：莫某　**性别**：男　**年龄**：9 岁　**职业**：学生

就诊时间：2018 年 5 月 15 日。

就诊地点：海南省白沙黎族自治县人民医院。

主诉：反复夜间迷糊游走 4 年。

现病史：患者 5 岁开始出现夜间从睡眠中突然起床，神志未清醒下在床上爬动或下地走动，面无表情，醒后发现已在异处。其父母曾多方求医，确诊为"夜游症"，经中西医治疗均无见效，后经介绍前来我院中医门诊诊疗。

既往史及过敏史：否认其他急慢性病史，否认食物及药物过敏史。

查体：T 36.5℃，P 85 次 / 分，R 20 次 / 分，BP 120/75mmHg。神志清楚，发育正常，营养中等，自主体位，对答切题，心肺未见异常。

诊断：夜游症。

治疗：脑针治疗，脑针实像透骨扎法。

    部位：枕外隆凸高位实像。

    操作：脑针透骨扎法，迅速透皮，匀速直达骨面，然后用杠杆
        力入骨少许，以出针时有咬针的感觉为宜。

疗程设计：每周 2 次，1 个疗程 10 次。

治疗疗效：经过脑针治疗 10 次，夜游症消失。

随访：2018 年 9 月 9 日，患者痊愈后 2 个月进行回访，未见复发。

按语：夜游症脑针理论认为是高级中枢神经兴奋性异常引起，通过脑针治疗降低中枢神经兴奋性，从而可以治愈。

病例提供者：海南省白沙黎族自治县人民医院罗海生医师，资料同前。

子宫全切术后大小便失常

姓名：徐某　**性别**：女　**年龄**：52 岁　**职业**：农民

就诊时间：2018 年 9 月 12 日。

就诊地点：监利县程集社区卫生服务中心。

主诉：子宫全切术后大小便失常 4 年。

现病史：患者 2014 年 6 月因阴道不规则出血至荆州市第一人民医院诊断为"子宫肌瘤"，并行子宫全切术。术后并发肠粘连，再次行剖腹手术 1 周后，患者因家庭经济原因，带药出院后回家调养。后逐渐出现大小便失常，术后至今，曾至省市三级综合医院、中医院求诊，症状无明显好转。**刻下症**：尿频、尿急、尿不尽，每日 20 余次，伴尿道口灼热感，大便每日约 5 次，溏稀伴里急后重感。纳可。无颜面浮肿，无下肢肿胀。

既往史：既往体健，否认肝炎、结核等传染性病病史。否认食物及药物过敏史。

体格检查：T 36.8℃，P 84 次 / 分，R 20 次 / 分，BP 110/74mmHg。神

清，皮肤黏膜及巩膜无黄染，全身浅表淋巴结无肿大、无压痛。头颅大小形态正常，未见畸形。双侧瞳孔等大等圆，眼部无充血，扁桃体无肿大，颈软，双侧甲状腺未扪及肿大。双肺呼吸音清，未闻及明显干湿性啰音。心前区无隆起，各瓣膜听诊区未闻及明显杂音。四肢肌力、肌张力正常，生理反射存在，病理反射未引出。

专科检查：腹平坦，腹软，未见胃肠型及蠕动波，无明显压痛反跳痛。耻骨联合中点上缘可见长约12cm手术切口瘢痕。肝脾未及，叩诊左下腹呈鼓音，无移动性浊音，肠鸣音正常。

辅助检查：（2018年8月30日，同济医院）肾功能正常，输尿管、膀胱、尿道、尿道口未见病理改变。肠镜示直肠、肛管、肛门未见明显异常。

诊断：肠粘连；泌尿系感染；子宫全切术后。

诊治思路：患者有内脏感觉神经、内脏运动神经、躯体感觉神经的表现，属于感觉神经末梢释放致炎物质，产生局部的红肿热痛，即神经源性炎症，病变位于中枢，适宜脑针治疗。

治疗过程：

2018年9月12日：枕外隆凸上缘实像1针，向上距离1.5cm行第2针，出针后患者诉腹部有热流感窜动，腹部疼痛较前明显减轻。2018年9月16日第五诊，患者诉小便次数较前减少，约10次/日，尿道口灼热感减轻，大便2次/日。2018年9月22日行脑针治疗10次后，患者诉大小便基本恢复正常。2018年9月29日行脑针治疗15次后（1个疗程），患者诉大小便均正常，同时多年的失眠也告痊愈。

病例提供者：宋从柏，男，1955年出生，湖北荆州人，大专学历，中医师。1985年毕业于湖北中医学院函授班，执业多年来，一直在湖北省监利县程集镇卫生院社区门诊工作。撰写并发表《中西医结合治疗带状疱疹并发神经炎50例》《三联疗法治疗面部激素依赖性皮炎30例疗效观察》《脑针治疗子宫全切术后大小便失禁一例》等5篇论文。

2018年3月开始学习宫氏脑针疗法，为脑针第28届高研班学员。现继续在社区门诊工作，擅长单用脑针治疗中风后遗症、腰椎间盘突出症、肩周炎、股骨头坏死、银屑病等疾病，取得了良好疗效，近1年来，用脑针治疗患者300余人次。

附　录

脑针发展年谱

2015 年

8 月

宫氏脑针首届学习班举办，全国 68 名医生参加学习，宫氏脑针正式对外交流。

2016 年

8 月

国医大师、国家工程院石学敏院士带领 12 人医学专家团队，到宫氏脑针衡水临床基地进行考察。在电视采访中，石学敏院士表述："宫氏脑针能治疗许多大医院治不了病，很了不起！""宫氏脑针会为社会做出大的贡献，而且现在还不能画句号！""用一支小小的脑针就治好了那么多难于治愈的疾病，可以说就是奇迹！"

12 月

12 月宫氏脑针首届年会举办，参会人员 700 余人。

2017 年

2 月

2017 年 2 月 8 日，"宫氏脑针疗法"列入了国家中医药管理局传统医药国际交流中心高新适宜技术推广项目，函件正式以"宫氏脑针疗法"的名称定名。

3 月

2017 年 3 月 14 日，北京中医药大学"脑针治疗脑瘫"课题通过专家组鉴定。以北京中医药大学针灸推拿学院院长赵百孝教授、中国中医科学院博士生导师荣培晶教授、北京大学享受国务院政府特殊津贴王生教授、康复领域龙头院校南京医科大学教授等专家组成鉴定组参加评审，给予宫氏脑针疗法"国际领先"的评价。

11 月

2017 年 11 月 18 日宫氏脑针公开课，被正式列入广东省继续教育项目。

2017 年 11 月 22 日宫氏脑针公开课，被正式列入海南省继续教育项目。

2017 年 12 月宫氏脑针第二届年会举办，参会人员 500 余人。

2018 年

3 月

2018 年 3 月，宫氏脑针疗法写入国家卫生健康委"十三五"规划教材，在这本北京中医药大学博士生导师郭长青教授任主编的中医药类大学本科教材中，对宫氏脑针疗法在治疗脑瘫、偏瘫、截瘫、小儿脑性瘫痪及疼痛和部分内科疑难病方面的疗效给予肯定。

12 月

宫氏脑针第三届年会举办，参会人员 500 余人。

2019 年

3 月

2019 年 3 月 8 日，北京宫氏脑针康复中心在国家奥体中心成立。国家中医药管理局机关服务局局长、中国中医药信息学会副会长朱佳卿到场讲话，对宫氏脑针康复中心的成立，表示衷心的祝贺和大力的支持。

5 月

2019 年 5 月 29 日"健康中国"宫氏脑针赴德国"一带一路"交流会。

8 月

2019 年 8 月 2 日，中国中医药信息学会宫氏脑针研究分会在武汉成立，国家中医药管理局机关管理局局长、中国中医药信息学会副会长朱佳卿和来自全国各地的脑针学员 600 多人参加了宫氏脑针研究分会成立大会。第一届学术委员会通过选举产生的会长、终身名誉会长，分别由北京中医药大学周立群教授、宫氏脑针发明人宫长祥先生担任。此外，入选首届理事成员共 168 人。

11 月

2019 年 11 月 15 日于安徽省界首市人民医院，首个宫长祥脑针工作站成立，界首市市长、界首市卫生健康委等相关领导参加揭牌仪式。

12 月

2019 年 12 月 7 日 CCTV 发现之旅热播宫氏脑针创始人宫长祥之《宫氏脑针 厚德佑人》，脑针获权威媒体认可。

全国高等中医药教育教材《针刀刀法手法学》脑针部分节选

宫氏脑针

宫氏脑针原名神经调衡理念及原极针疗法，后来根据该疗法的施术部位主要在头部、理论依据是神经的功能失衡的特点而得此名称，国家中医药管理高新适宜技术认证文件中正式定名"宫氏脑针疗法"。脑针的"脑"既代表了施术部位，也有神经的含义。宫氏脑针因其在治疗脑瘫、偏瘫、截瘫、婴儿瘫及大脑炎后遗症这"五瘫"及疼痛和部分内科疑难病方面有突出疗效。

一、宫氏脑针的理论依据

神经系统是人体内起主导作用的功能调节系统。人体的结构与功能均极为复杂，体内各器官、系统的功能和各种生理过程都不是孤立进行的，而是在神经系统的直接或间接调节控制下，互相联系、相互影响、密切配合，使人体成为完整统一的有机体，实现和维持正常的生命活动。同时，人体又是生活在经常变化的环境中，神经系统能感受到外部环境的变化，接受内外环境的变化信息，对体内各种功能不断进行迅速而完善的调整，使人体适应体内外环境的变化。

神经系统由中枢部分及其外周部分组成。中枢部分包括脑和脊髓，分别位于颅腔和椎管内，两者在结构和功能上紧密联系，组成中枢神经系统。外周部分包括 12 对脑神经和 31 对脊神经，它们组成外周神经系统。

外周神经系统分布于全身，把脑和脊髓于全身其他器官联系起来，使中枢神经系统既能感受内外环境的变化（通过传入神经传输感觉信息），又能调节体内各种功能（通过传出神经传达指令），以保证人体的完整统一。正因为神经系统是人体内起主导作用的功能调节系统，神经系统疾病及神经系统的功能改变无疑会影响人体各器官及其他系统的功能，也就会出现各器官及其他系统的疾病。传统理念认为发生于中枢神经系统、周围神经系统、自主神经系统及感觉、运动、意识、自主神经功能障碍为主要表现的疾病称为神经病。其实，除以上神经系统疾病的自身表现外，其他各器官及系统的疾病表现也有很大原因是神经疾病及神经功能障碍引起的，只不过是传统理念归在了各器官及系统的自体疾病中。从这个意义上讲，"神经病"的外延实际上相比传统意义上的概念外延还要广泛。

宫氏神经调衡理念认为，神经系统的疾病或有各种原因引起神经系统的功能障碍影响了神经对人体各器官及系统的功能调节称为神经功能失衡。神经功能失衡发生的部位又分为中枢神经系统和周围神经系统，而中枢神经系统和周围神经系统在形态和机能上都是完整不可分割的整体，所以神经功能失衡又称为神经系统的功能失衡。传统的理念大多认为神经系统自身很少出现问题，即使是出了问题也是被动的，如神经的卡压、神经的牵拉、软组织的无菌性炎症对神经的刺激、骨质增生及骨关节的移位对神经的刺激等。总之，神经是受害者。这就形成了一切从结构出发来考虑问题，治疗亦是为去除神经卡压及受刺激因素的治疗思路。按此思路设计的治疗临床上却并不能取得良好效果，至今仍有许多的颈、肩、腰腿痛不能很好地解决，仍被称为疑难杂症。实际上，神经自身出问题才是最大的问题。无论是神经自身出现病理的改变，还是由于机体内环境的改变影响了神经的功能，我们的机体就会出现各种各样的疾病或症状，特别是注意到神经功能失调后的症状，治疗从调整神经功能的角度出发，这些疾病及症状就会很快消失，复杂的疾病变得简单化。

根据神经系统的工作特点，特别是大脑的工作特点，宫氏脑针汲取了脑科学及祖国医学的整体观思想。其中脑科学中的大脑功能区（体像），即人的机体中的各个功能器官及组成各器官的功能构件在脑内都有的相应功能区，它和功能构件是一一对应和时时对应关系。我把组成各器官的功能构件称为实像，这样正好与体像相对应。根据体像与实像的一一对应和时时对应的关系，临床上设计了实像透骨扎法。

二、病因

引起神经功能失衡的病因除了神经的自身疾病外，还有一个重要病因就是机体内的力学环境的变化也影响神经系统的功能发挥。因此，通过肌筋膜纵行切开的方式调整机体内的力学环境成为宫氏脑针的一种治疗手段，我们称为"肌筋膜松解"，与前述提及"实像透骨扎法"是宫氏脑针的两个主要治疗手段。

三、脑针的治疗范围

脑针的治疗范围主要有：
（1）神经系统疾病：脑瘫、偏瘫、截瘫、婴儿瘫、大脑炎后遗症等；
（2）股骨头坏死、风湿、类风湿及各种颈、肩、腰腿痛；
（3）心律失常、哮喘等部分内科杂病。

四、施术部位及扎针技巧

（一）施术部位

1. 实像透骨扎法的选点

在头部的选点：从枕外隆凸开始沿头部的正中矢状线至头顶，每1.5~2cm 选一点；从头顶至前发际是沿正中附近的高脊选的，也是每1.5~2cm 的距离定一点。躯干部位的实像点：双肩胛冈、髂后上棘骨面、骶骨骨面等。四肢的实像点：双尺骨鹰嘴、双肩峰骨面、双股骨大转子骨面、双髌骨骨面、双股骨内、外髁骨面、双胫骨平台下骨面、双内外踝骨面及双跟骨骨面。

理论上实像点的选择是开放性的，在此理论指导下还有实像点有待临床与研究中去开发和实践。

2. 肌筋膜松解的选点

从枕外隆凸开始依次向下，枕外隆凸定位第一点，项韧带的硬化处及钙化点可以选多个点，接着继续向下是各个胸椎棘突的选点及腰椎棘突的选点。

（二）扎针技巧

实像透骨扎法的要点是迅速透皮，匀速直达骨面，然后用杠杆力入骨少许，以出针时有咬针的感觉为宜。肌筋膜的松解，全部是沿身体的纵轴线纵行切开即可。

五、疗程设计

一般来说慢性病 15 次为 1 个疗程，急性病 10 次为 1 个疗程。15 次 1 个疗程者，治疗期间加上中间休息的时间，完成疗程需 20 日左右；10 次 1 个疗程者，完成疗程需 15 日左右。治疗时，无论是扎实像透骨还是肌筋膜的松解，每次都选 1~2 个点治疗。

六、注意事项

除了身体极度虚弱及有凝血障碍者外，一般均可治疗。治疗过程中防止针眼感染。

七、典型病例

姓名：罗某　**性别**：女　**年龄**：19 岁　**民族**：汉族

就诊时间：2017 年 2 月 15 日。

主诉：双上肢屈曲上举，躯干扭动不止，行走十分困难。

现病史：患者系第一胎，孕 40 周顺产，出生体重 3kg，出生时缺氧，全身发紫，窒息，尖叫 3 天 3 夜，颅内压高，用降颅压得药物（具体药名不详），无抽搐，无黄疸，混合喂养。患者 1 岁在黔东南州人民医院做 CT 确诊脑瘫，在该院输液（具体药名不详），针灸，按摩 2 年，有微改善。7 岁在郑州某医院，做康复治疗，并配合针灸按摩 2 年。9 岁在西安某医院做颈部手术，试图改善徐动，无效。15 岁在昆明做生物因子治疗，无效。17 岁在武汉黄家湖医院做针刀治疗 3 个月，无效。近年未做任何治疗。

专科检查，肌张力评定：右上肢肌张力正常，左上肢肩内旋 1 级。右下肢髋内旋屈膝 1+ 级，左下肢髋内旋 1+ 级，屈髋 1+ 级。躯干肌张力左旋 1 级、右旋正常，左右侧屈 1 级。反射发育评定：双侧腹壁反射（+），双膝腱反射（+），躯干侧弯反射（+），STNR（+）。姿势与运动发育评定，仰卧位：头部转动慢，不稳，且向后方伸展。不能做到双手合拢，抬头时全身很紧张，且不稳，不能过中线抓物，翻身呈非对称姿势，躯干十分僵硬；俯卧位：抬头呈过度后仰姿势，能双肘支撑，但躯干过度伸展。坐位：能勉强用双手抓物从仰卧位坐起，不能从左右侧翻身坐起，头部不能在中线位置保持，前倾身体时，躯干代偿严重，且不能左侧坐位，也不能从坐位转到四点位，也不能完成从地上坐到凳子上的转换。爬和跪：腹爬时呈拖行姿势，且动作缓慢，身体不对称，可以手膝负重，但不能伸手向前，四点爬时呈蛙式，全身用力，但能交替，两侧不对称，不能高爬。能做到直跪，但躯干伸展代偿严重，不能从单膝转换；站位：不能从高凳扶物站起，能独站一小会，但躯干代偿严重，且头部严重向前方探出，双手呈飞机样姿势，不对称。其余均做不到。走、跑和跳：不能扶物行走，独走时十分紧张，且不稳，一两步后就会失去平衡。其余不能做到。

诊断：脑性瘫痪（徐动型）。

治疗过程：

2017年2月16日，治疗部位：枕外隆凸实像1点。

2017年2月17日至2017年2月20日，治疗部位：枕上的头部实像1点。右手撑地时手指可以伸直，无紧张感。

2017年3月4日，右手肌张力减轻，锻炼行走时右手可以放下，走路时的姿势也较之前稳定，身子后倾较前好转，站立较前变直。

2017年3月14日，完成2个疗程的治疗。患者的徐动大大改善，走路明显稳定，走路时上举的双上肢可放下。患者及父母对治疗效果非常满意。

参考文献

［1］Canale ST，James MD.Campbell's Operative Orthopaedics［M］. People's Medical Publishing House，2009：1193-1207.

［2］林庆，李松．小儿脑性瘫痪［M］．北京：北京医科大学出版社， 2000.

［3］Borodic GE，Ferrante R，Pearce LB，et al.Histologic assessment of dose-related diffusion and muscle fiber response after therapeutic botulinum A-toxin injections［J］.Movement Disorders，2009，9：31-39.

［4］Crenshaw S，Herzog R，Castagno P，et al.The efficacy of tone-reducing features in orthotics on the gait of children with spastic diplegic cerebral palsy［J］.Pediatr Orthop，2010，20（2）：210-216.

［5］Abhtt R，Tebbins J.Selective dorsal rhizotomy：outcome and complications in treating spastic cerebral palsy［J］. Neurosurgery，2009(33) 85，1-7.

［6］Boop FA，Woo R，Maria BL. Consensus statement on the surgical management of spasticity related to cerebral palsy［J］.J Child Neural，2008， 16（1）：68-69.

［7］秦泗河，陈哨军，于炎冰．脑性瘫痪的外科治疗［M］．北京：人 民卫生出版社，2008.

［8］Carriero A，Zavatsky A，Stebbins J，et al.Correlation between lower limb bone morphology and gait characteristics in children with spastic diplegic cerebral palsy［J］.J Pediatr Orthop，2009，29（1）：73-79.

［9］Steinwender G，Saraph V，Zwick EB，et al. Fixed and dynamic equinus in cerebral palsy：evaluation of ankle function after multilevel surgery ［J］.J Pediatr Orthop，2011，21（1）：102-107.

［10］Farmer SE，James M.Contractures in orthopaedic and neurological conditions：a review of causes and treatment［J］.Disabil Rehabil，2001，23（13）：549-558.

［11］李树春.小儿脑性瘫痪［M］.郑州：河南科学技术出版社，2000.

［12］林庆，李松，刘建蒙，等.我国六省（区）小儿脑性瘫痪患病率及临床类型的调查分析［J］.中华儿科杂志，2001（10）：40-42.

［13］王克玲，施荣富，袁会珍，等.脑性瘫痪的研究进展［J］.临床荟萃，2007，22（20）：1579-1621.

［14］袁青，王琴玉，靳瑞.头穴不同留针时间治疗小儿脑性瘫痪对照观察［J］.中国针灸，2006，26（3）：209.

［15］袁海斌，李理，成莲英，等."靳三针"治疗脑瘫患儿智力障碍86例临床分析［J］.中医儿科杂志，2008，4（5）：44.

［16］米曙光.头针滞针法治疗小儿脑瘫临床观察［J］.中国针灸，2002，22（7）：461.

［17］陈俊军，马越华，张惠佳.聪脑通络针法治疗小儿脑瘫56例临床观察［J］.湖南中医学院学报，2002（3）：60-61，68.

［18］史鸽，刘芳琴，陈红武.儿童脑性瘫痪综合治疗方法的探讨［J］.现代中西医结合杂志，2002，11（3）：212-213.

［19］樊明法，樊蓉，何川，等.蟒针加指针治疗脑瘫及其刺法的探讨［J］.中国针灸，2001，21（6）：327-329.

［20］施炳培，卜怀娣，李惠，等.针刺治疗小儿脑性瘫痪精细运动功能障碍61例［J］.上海针灸杂志，2007，26（9）：6.

［21］施炳培，卜怀娣，赵瑞芳，等.针刺对小儿脑病骨钙素影响的观察［J］.上海针灸杂志，2004，23（12）：18-19.

［22］杨李，吴德，唐久来，等.引导式教育结合Frenkel训练法对脑瘫患儿平衡功能的疗效研究［J］.中国当代儿科杂志，2009，11（3）：207-209.

［23］李艳萍.运动疗法加引导式教育对脑瘫患儿康复治疗［J］.沈阳医学院学报，2006，8（2）：116-117.

［24］谢财忠，唐军凯.脑性瘫痪功能康复训练的技法分析［J］.中国临床康复，2006，10（24）：128-130.

［25］任世光，王淑哲.高危新生儿早期干预程序和方法［J］.中国儿童保健杂志，2007，15（1）：4-6.

［26］马善军，薄祥军.感觉统合训练在脑瘫儿童康复中的应用［J］.中华医学研究杂志，2009，9（6）：353-354.

［27］苏珍辉，张惠佳，丁玉莲，等.应用 Rood 技术改善脑损伤综合征患儿的运动功能障碍［J］.中国临床康复，2005，9（27）：174-175.

［28］李家宁.PNF 技术在脑性瘫痪康复中的应用［J］.航空航天医药，2010，21（8）：1443.

［29］高晶，岳虹霓，毛红梅，等.肌电生物反馈综合治疗促进痉挛性双瘫型脑瘫患儿下肢运动功能的疗效观察［J］.中国康复医学杂志，2010，25（1）：42-45.

［30］中国康复医学会儿童康复专业委员会，中国残疾人康复协会小儿脑性瘫痪康复专业委员会，《中国脑性瘫痪康复指南》编委会.中国脑性瘫痪康复指南（2015）：第一部分［J］.中国康复医学杂志，2015，30（7）：747-754.

［31］张晓庆，张建斌，鲍超，等.针灸治疗小儿脑瘫研究近况［J］.中医药导报，2015，21（8）：79-82.

［32］中华医学会儿科学分会神经学组.小儿脑性瘫痪的定义、诊断条件及分型［J］.中华儿科杂志，2005，43（4）：261-262.